Les écrans de fumée

Lauréats - Prix scientifique L'Harmattan

La collection Lauréats - Prix scientifique L'Harmattan publie chaque année les thèses et mémoires de master primés en sciences humaines et sociales, droit, littérature et critique littéraire.

Dernières publications

Jérémy MALOIR, *Les ministres en révolution (1789-1794)*, 2021.
Laurence HENRY, *L'éthique à l'épreuve de la rencontre du corps handicapé*, 2021.
Magali Cécile BERTRAND, *L'enseignement du yiddish en France. Subjectivité et désirs de langue,* 2021.
Emilie PONCEAUD GOREAU, *La diffusion de la préscolarisation en Inde du sud*, 2021.
Julie LAVIELLE, *Sociologie des mobilisations pour la mémoire en Colombie,* 2021.
Cécile DENIS, *La résistance allemande et autrichienne en France*, 2021.
Pierre DASI, *Penser et représenter la nature à l'école sous la Troisième République,* 2021.
Anne BESSETTE, *Du vandalisme d'œuvres d'art. Destructions, dégradations et interventions dans les musées en Europe et en Amérique du Nord depuis 1970,* 2021.
Guillaume JAEHNERT, *Catherine Deneuve & Yves Saint Laurent, un style entre écran et podium*, 2020.
Charly VALLET, *La production d'énergie solaire par les personnes publiques locales*, 2020.
Johanna BENREDOUANE, *La renonciation en droit de l'aide sociale. Recherche sur l'effectivité des droits sociaux*, 2020.

Erwan Pointeau-Lagadec

Les écrans de fumée

Film et cannabis en France (1969-2002)

L'Harmattan

5-7, rue de l'École-Polytechnique – 75005 Paris
www.editions-harmattan.fr
ISBN : 978-2-343- 24433-4
EAN : 9782343244334

SOMMAIRE

Introduction

La thèse de l'accommodement culturel

À l'instar de dieu dans la théologie chrétienne, le cannabis est à la fois un et trois. Pour narrer son histoire jusqu'à nous, la tripartition chronologique des relations entre l'Homme et les substances psychoactives, théorisée par le psychiatre Pierre Deniker en 1966, s'avère ainsi particulièrement pratique[1].

Au commencement était *cannabis sativa*. Cette haute plante aux tiges cannelées, dont les feuilles résineuses et multifoliées sont reconnaissables entre toutes, semble avoir quitté son berceau centre-asiatique à l'époque néolithique, à la faveur des vents et des déplacements humains[2] : on la retrouve en Chine, dans la pharmacopée du héros civilisateur Shennong, dès le IIIe millénaire av. J.-C. ; elle est mentionnée dans le sous-continent indien par les textes védiques aux alentours de 1500 av J.-C. ; Hérodote signale son utilisation psychotrope par les Scythes de la mer Noire au Ve siècle av. J.-C. ; à la même époque, elle gagne le nord et l'est du bassin méditerranéen, où les Romains l'emploient notamment pour tisser des cordages de marine ; à partir du VIIe siècle, les conquêtes arabo-musulmanes l'emmènent vers le Maghreb et l'Afrique subsharienne ; dès le XVIe siècle, elle traverse l'Atlantique sur les bateaux des marchands et des négriers européens, achevant son tour du monde en s'implantant sur l'ensemble du continent américain au cours des décennies suivantes. Tout au long de cette première période - « la période *archaïque* qui remonte à la nuit des temps » -, les peuples et les civilisations qui se sont

[1] Pierre Deniker, *La Psycho-pharmacologie*, Paris, Presses Universitaires de France, 1966, 126 p.

[2] Notons qu'un travail récent s'appuyant sur l'étude génomique de la plante situe l'origine de sa domestication en Chine, aux alentours de 12.000 av. J.-C. : Guangpeng Ren *et alii.*, « Large-scale whole-genome resequencing unravels the domestication history of Cannabis sativa », *Science Advances*, n° 29, 2021/7.

saisis de *cannabis sativa* l'ont globalement fait pour deux raisons : la solidité de ses fibres et ses propriétés psychoactives.

S'il sert d'abord à désigner une plante, le terme « cannabis » sert ainsi également à désigner une drogue. Bien que sa consommation pour atteindre des états modifiés de conscience soit attestée antérieurement, il a fallu attendre le long XIXe siècle - « la période *classique* » de l'histoire des usages de substances psychotropes - pour que cette caractéristique de *cannabis sativa* soit mise à profit de manière notable et désacralisée en Occident. Alors que les chamanes scythes ou les disciples de Shiva s'enivraient des vapeurs de sa combustion dans le cadre de pratiques cérémonielles, les soldats français qui débarquent en Égypte sous les ordres du général Bonaparte, en 1798, ingèrent la résine qui en est extraite avant tout pour tromper l'ennui de leur cantonnement forcé dans le pays des anciens pharaons. Dans leur sillage, une poignée de cliniciens et d'écrivains romantiques s'entichent de la substance, lui prêtant qui des vertus analgésiques, qui la capacité d'explorer les pathologies mentales, qui encore celle de favoriser le génie créatif. Cet engouement médico-artistique pour le cannabis atteint son apogée à Paris dans les années 1840, avec la tenue de plusieurs soirées d'expérimentation du produit chez le peintre Fernand Boissard de Boisdenier : son ami, Théophile Gautier, en a livré un récit célèbre mais volontairement romancé dans son conte fantastique, *Le Club des hachichins*[3]. Charles Baudelaire, qui s'y est parfois rendu, participe également à populariser la pratique au travers de la publication des *Paradis artificiels*, en 1860. Si elles témoignent de l'existence d'un usage ludique ou expérimental du cannabis en Europe au mitan du XIXe siècle, ces deux œuvres ne nous apprennent cependant pas grand-chose concernant la réalité de sa consommation : de fait, jusqu'aux années 1960, l'accession à l'ivresse par son entremise ne concerne que quelques minorités bien précises, se trouvant le plus souvent à la croisée de la bohème artistique, de la marginalité urbaine et de la petite délinquance[4].

Tout change avec la révolution juvénile et contre-culturelle des *Sixties*. Aux côtés du rock, de la route, des cheveux longs, des sagesses orientales, mais aussi des buvards de LSD, la consommation du cannabis devient tout à la fois signe de dissidence sociale, vecteur de communion générationnelle et outil d'évasion intérieure pour une partie des enfants

---

3 À ce sujet, on lira : Erwan Pointeau-Lagadec, *Le Club des hachichins : du mythe à la réalité*, Paris, Le Manuscrit, 2020, 112 p.

4 À ce sujet, on lira : Jean-Jacques Yvorel, *Les Poisons de l'esprit. Drogues et drogués au XIXe siècle*, Paris, Quai Voltaire, 1992, 320 p. et Emmanuelle Retaillaud-Bajac, *Les Paradis perdus : drogues et usagers de drogues dans la France de l'entre deux-guerres*, Rennes, Presses Universitaires de Rennes, 2009, 467 p.

du *baby-boom* et de la prospérité d'après-guerre. Parti des campus de la côte ouest des États-Unis au début de la décennie, le mouvement atteint la France entre 1969 et 1971, touchant d'abord les étudiants et les « petit-bourgeois » des centre-villes avant de gagner la jeunesse populaire des grands ensembles, dans les années suivantes[5]. Que sait-on au sujet de cette troisième période de l'histoire du produit, la période « moderne » pour reprendre le vocable de Pierre Deniker, dont nous ne sommes toujours pas sortis ? Les rares études menées à son sujet font ressortir deux traits saillants[6]. Premièrement, le cannabis y est devenu une drogue d'usage courant, sa prévalence ayant connu une augmentation lente mais continue à partir des années 1960, puis une véritable explosion dans les années 1990. À l'ère de la massification de sa consommation, le joint ne rassemble plus uniquement quelques poignées de déviants ou d'originaux, mais plusieurs centaines de millions d'individus à travers le monde, la grande majorité s'égayant ponctuellement dans ses vapeurs de manière non-problématique[7]. Pays le plus consommateur d'Europe, la France compte ainsi depuis une vingtaine d'années près de 500.000 usagers quotidiens et un million et demi d'usagers réguliers. Deuxièmement, la consommation du produit y est devenue illégale. À partir du tournant des années 1970, la plupart des gouvernements du monde se sont ralliés à la position prohibitionniste américaine en inscrivant l'interdiction de la pratique dans leur loi. La France n'a pas manqué de suivre le mouvement en adoptant la loi du 31 décembre 1970, qui proscrit la culture, le commerce, l'usage, mais aussi la « présentation sous un jour favorable », d'une série de substances psychoactives désignées sous le terme de « stupéfiants »[8]. À l'ère de la massification de sa consommation, le cannabis a donc acquis son troisième et dernier statut : celui de modificateur de conscience illicite.

Le tableau ainsi dressé reste cependant très incomplet. En effet, comment expliquer la forte croissance de la prévalence du produit dans

---

5 À ce sujet, on lira : Gérard Mauger, « L'apparition et la diffusion des drogues en France (1970-1980). Éléments pour une analyse sociologique », *Contradictions*, n° 40-41, 1984, p. 131-148.

6 Du côté des historiens, on mentionnera tout de même les travaux d'Alexandre Marchant, et notamment : *L'Impossible prohibition. Drogues et toxicomanie en France (1945-2017)*, Paris, Perrin, 2018, 563 p.

7 Concernant les aspects médicaux et épidémiologiques de la consommation du cannabis, on lira pour la France : Jean-Michel Costes (dir.), *Cannabis, données essentielles*, Saint-Denis, OFDT, 2007, 232 p. ; et pour le monde : UNODC, *World Drug Report 2017. Booklet 1. Executive Summary, Conclusions and Policy Implications*, Vienna, United Nations Publications, 2017, 34 p.

8 À ce sujet, on lira : Jacqueline Bernat de Celis, *Drogues, consommation interdite. La genèse de la loi du 31 décembre 1970*, Paris, L'Harmattan, 1996, 252 p.

l'Hexagone au cours des dernières décennies, malgré son interdiction ? Dit autrement, comment comprendre que le joint soit devenu si banal dans notre environnement et dans notre quotidien alors que sa consommation est illégale ? Ou encore - mais l'idée est la même -, comment expliquer l'échec patent, documenté et largement reconnu de la loi du 31 décembre 1970 en matière d'usage de cannabis[9] ? La réponse à cet angle mort de la recherche en sciences humaines et sociales réside peut-être dans le concept d'accommodement culturel, développé par Howard Parker, Judith Aldridge et Fiona Measham. Dans *Illegal Leisure. The Normalization of Adolescent Recreational Drug Use*, les trois sociologues établissent six indicateurs pour permettre d'évaluer le degré de normalisation d'un usage de drogue au sein d'une population, soit son accession au périmètre des pratiques considérées comme légitimes par la collectivité : la disponibilité de la substance - ou la facilité qu'il existe de s'en procurer ; le nombre de ses expérimentateurs ; celui de ses consommateurs ; la possibilité que s'accordent ses membres de l'essayer ou de devenir un jour consommateurs ; la familiarité cognitive qu'entretiennent ceux-ci avec la substance, même les abstinents ; et l'accommodement culturel à son égard - ou l'existence d'un imaginaire collectif attestant de son acceptabilité sociale[10].

À s'en tenir aux cinq premiers, la consommation du cannabis apparait comme une pratique largement normalisée dans l'Hexagone[11]. Mais qu'en est-il du dernier, celui relatif aux représentations la concernant et, finalement, sa place dans notre culture commune ? N'avons-nous pas, malgré l'interdit qui pèse sur eux, développé une certaine tolérance à l'égard du joint et de ses effets ? Ou, pour reprendre le titre de cette introduction, dans quelle mesure la thèse de l'accommodement culturel permet-elle d'expliquer la relation ambigüe que les Français entretiennent avec le haschisch et la marijuana depuis près d'un demi-siècle ?

---

9 Pour s'en convaincre, on lira par exemple le rapport du Conseil d'analyse économique - organisme rattaché à Matignon - paru en 2019 : Emmanuelle Auriol et Pierre-Yves Geoffard, « Cannabis : comment reprendre le contrôle ? », *Les notes du Conseil d'analyse économique*, n° 52, juin 2019, 12 p.

10 Howard Parker, Judith Aldridge and Fiona Measham, *Illegal Leisure. The Normalization of Adolescent Recreational Drug Use*, London, Routledge, 1998, 177 p. 152-157.

11 Pour s'en convaincre, on lira par exemple : Julien Lefour, « La culture du cannabis en France », *Alcoologie & addictologie*, vol. 28, 2006/2, p. 149-154 ; Christian Ben Lakhdar et David Weinberger, « Du marché du cannabis au marché du THC en France. Implications pour le système d'offre et les politiques de lutte contre les trafics illicites de stupéfiants », *Revue Française de Socio-Économie*, n° 7, 2011/1, p. 123-145 ou encore Olivier Le Nézet, « Cannabis », *in* Maude Pousset (dir.), *Drogues et addictions, données essentielles*, Saint-Denis, OFDT, 2013, p. 214-225.

C'est pour appréhender cette facette inexplorée de l'histoire contemporaine de la France que nous nous sommes plongé dans la filmographie nationale. Qu'il soit cinématographique ou télévisuel, le long-métrage de fiction constitue en effet un « prisme [...] de l'époque dans laquelle il est immergé[12] », susceptible de révéler au chercheur les peurs, les fantasmes, les valeurs mais aussi le niveau de développement technique, l'état des normes ou le fonctionnement économique de la société qui l'a créé, médiatisé, consommé et parfois patrimonialisé. Quelle meilleure voie d'accès au passé de notre imaginaire commun, en somme, que cette production culturelle composée d'images en mouvement sonorisées et scénarisées, située à la croisée de la création artistique et de l'exploitation commerciale ? En explorant systématiquement les fonds des principaux centres d'archives audiovisuelles du pays - Inathèque, Bibliothèque du film, Forum des images, etc. -, nous sommes parvenu à constituer un corpus de 110 œuvres françaises contenant au moins un moment cannabique, soit une succession plus ou moins longue et complexe de plans dépeignant la consommation du stupéfiant. Cette masse d'extraits filmiques a été passée au triple tamis de l'analyse sémiologique, de l'analyse sociologique et de l'analyse culturaliste, afin de nous permettre de déduire les représentations sociales du produit de ses mises en fiction tout au long de la chronologie considérée[13].

Celle-ci débute en 1969, soit au moment où le cinéma français commence à dépeindre de manière continue les usages de cannabis qui se banalisent dans l'Hexagone. Elle s'achève en 2002, alors que les taux de consommation de la substance atteignent un record historique chez les jeunes, que les films mettant en scène la pratique approchent la dizaine chaque année, et que le milieu de l'audiovisuel s'apprête à vivre une révolution sous l'effet conjugué de la démocratisation des technologies numériques et de la concurrence des plateformes de visionnage en ligne. Entre temps, les représentations fictionnelles du haschisch se sont multipliées, gagnant la télévision à la fin des années 1970, apparaissant sur grand écran à un rythme modeste mais stable jusqu'à la fin des années 1980, puis explosant à partir du début des années 1990, à l'instar de la prévalence du produit **(Fig. 1)**.

---

12 Jean-Michel Frodon, *L'Âge moderne du cinéma français. De la Nouvelle Vague à nos jours*, Paris, Flammarion, 1995, p. 13.

13 Pour plus de détails concernant la méthodologie d'analyse des films et du corpus, on lira : Erwan Pointeau-Lagadec, « La santé publique à partir de l'image : la consommation de cannabis au prisme du cinéma depuis la fin des années 1960 », *Le Temps des médias*, n° 23, 2014/2, p. 49-52.

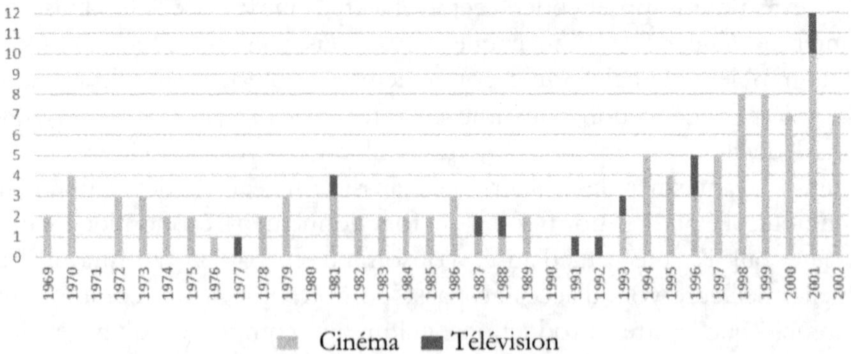

Fig. 1 : Nombre de films français par année contenant au moins un moment cannabique (1969-2002)

En parallèle de cette banalisation quantitative du joint sur les écrans, les mises en scènes de son usage semblent être devenues bienveillantes au cinéma et - dans une moindre mesure - à la télévision. C'est ce double phénomène que les lignes qui suivent entendent éclairer, dans une perspective chronologique, d'abord, afin de mettre au jour les grandes étapes de l'accommodement culturel des Français au cannabis depuis la fin des années 1960, puis dans une perspective synchronique, afin d'identifier les ressorts rhétoriques, psychologiques et proprement filmiques, ayant conduit à cette inflexion du regard porté sur le premier des stupéfiants.

PREMIERE PARTIE

Histoire des représentations filmiques et sociales du cannabis en France (1969-2002)

Pas plus que le cannabis n'est devenu un produit de consommation courante du jour au lendemain dans l'Hexagone, les Français ne se sont subitement habitués à sa présence dans leur culture et dans leur environnement. En effet, la massification de ses usages et l'accommodement à son endroit ont été des processus graduels, prenant conjointement naissance à l'extrême fin des années 1960. Si le premier a fait l'objet de nombreux travaux de la part des sociologues et des épidémiologistes, le second reste largement inexploré et méconnu, tant des chercheurs que du grand public.

En fait d'imaginaire social de la substance, le point de rupture initial se situe en 1969. Comme le prouve l'analyse de la filmographie nationale, cette année a vu émerger un répertoire d'images cinématographiques du cannabis d'une ampleur inédite, et le regard porté sur sa consommation s'adoucir, par rapport à un ancien régime des représentations filmiques du produit particulièrement sombre et moralisateur.

À partir du milieu des années 1970, la crise économique et ses conséquences sociales ont remplacé la révolution juvénile et la contre-culture hippie dans la cinématographie cannabique : si le rythme de ses dépictions est resté stable jusqu'au tournant des années 1990, le joint a perdu de son exotisme à l'écran en devenant l'instrument d'agrément quotidien du « Français moyen », voire le palliatif à sa morosité. Dans le même temps, la télévision s'est pour la première fois mise à dépeindre son usage, participant - à rebours des objectifs prophylactiques qu'elle s'était fixés - à la prise de conscience collective de l'ancrage désormais profond de la pratique dans le pays.

La dernière décennie du XXe siècle n'a finalement vu que s'affirmer les dynamiques déjà en germe depuis une vingtaine d'année : à l'instar de sa prévalence, le nombre des mises en fiction tant télévisuelles que cinématographiques du cannabis a explosé au cours de cette période, et les représentations bienveillantes le concernant ont définitivement pris le pas sur celles insistant plutôt sur son caractère toxique, addictif ou illégal.

CHAPITRE I

L'ancien régime des représentations filmiques du cannabis (années 1930 - 1969)

Avant 1969, seuls deux longs-métrages français semblent avoir mis en image la consommation de la marijuana. Il s'agit de *Comtesse Haschisch* et *Razzia sur la chnouf*. Tournées en noir et blanc, ces productions témoignent d'un état révolu de l'imaginaire collectif du cannabis, car antérieur à l'ère de la massification. Explicitement dénoncée comme un vecteur de déchéance, voire de mort, la substance occupe une place centrale dans les intrigues de ces œuvres pourtant si différentes. Malgré le peu d'informations dont nous disposons à son sujet, la première s'apparente à certains films de propagande sortis aux États-Unis à la même époque, alors que la seconde revêt les caractéristiques « typiques du genre policier français[14] » des années 1950. Toutes deux jalonnent une même dynamique que viendra bouleverser l'irruption sur la scène de l'histoire de la contre-culture américaine : la lente imposition de la consommation de drogue comme thème et comme motif filmique du cinéma national.

Année	**Titre du film**	**Média**	**Réalisateur**	**Genre(s)**	**Nombre de moments cannabiques**	**Durée cumulée des moments cannabiques** *(en secondes)*	**Nombre de consommateurs représentés**
Années 1930	*Comtesse Haschisch*	Cinéma	Inconnu	Drame, aventure	?	?	?
1955	*Razzia sur la chnouf*	Cinéma	Henri Decoin	Policier, drame	1	170	11
2 films		**Cinéma : 2**			**?**	**?**	**?**
		Télévision : 0					

Tableau 1 : Films français réalisés avant 1969 contenant au moins un moment cannabique

[14] Daniel Morgan, « Cinéma dans les journaux, journalisme au cinéma ? La censure de *Razzia sur la chnouf* et la représentation des stupéfiants dans la presse française des années 1950 », *Kinétraces*, n° 1, 2015, p. 117.

Comtesse haschisch ou les circulations transatlantiques de l'imaginaire cannabique dans les années 1930

Exhumé par la Cinémathèque française dans les années 1990, *Comtesse Haschisch* constitue un objet filmique difficilement identifiable. Son réalisateur nous est inconnu, tout comme l'ensemble des membres de son casting. Son titre même est repris d'une simple inscription figurant sur les bobines au moment de leur redécouverte. Apparemment incomplet, probablement jamais exploité, ce long-métrage réalisé dans les années 1930 a dû être restauré avant de faire l'objet d'une unique diffusion publique, en 2006, dans le cadre de la seconde édition des « Nuits excentriques », événement cinéphilique co-organisé par la Cinémathèque et le site Nanarland. Malgré ces informations lacunaires, l'œuvre nous intéresse au plus haut point : en plus d'être, probablement, le premier film français à avoir mis en image la consommation du cannabis, celle-ci affiche de nombreux points communs avec certaines productions américaines de propagande anti-marijuana produites à la même époque. Peut-on, pour autant, déduire de cette ressemblance et de cette concomitance autre chose qu'un hasard ?

Les premières représentations du cannabis et des autres drogues au cinéma

Comme le soulignent Éric Corbobesse et Francis Vergne dans l'entrée « Cinéma » du *Dictionnaire des drogues et des dépendances* : « les "films de drogue" sont présents [depuis] l'apparition du [7e art][15] ». *Comtesse Haschisch* s'inscrit ainsi dans une histoire déjà vieille de plusieurs décennies au moment de sa réalisation.

Dès le début du XXe siècle, quelques productions - principalement anglo-saxonnes - se mettent en effet à représenter la consommation d'opium, alors en pleine croissance en Occident. La pratique sert de support à la mise en scène du vice, comme dans *The Chinese Opium Den* (W.K. Laurie, 1894), de prétexte à l'apparition des premiers effets spéciaux, comme dans *Un horrible cauchemar* (Ferdinand Zecca, 1901) et *The Visions of an Opium Smoker* (R.W. Paul, 1905), ou, plus rarement, d'adjuvant au héros dans le cadre d'enquêtes policières, comme dans *The Mystery of the Leaping Fish* (Christy Cabanne et John Emerson, 1916).

Il faut attendre les années 1930 pour que le cinéma américain ne s'intéresse au cannabis. Dans *Murder at the Vanities* (Mitchell Leisen,

---

[15] Éric Corbobesse et Francis Vergne, « Cinéma », *in* Richard Denis, Jean-Louis Senon et Marc Valleur (dir.), *Dictionnaire des drogues et des dépendances*, Paris, Larousse, 2009, p. 179.

1934), Gertrude Michel chante, par exemple, *Sweet Marijuana Brown*, alors que *Night of Terror* (Benjamin Stoloff, 1933) met en scène deux hommes – dont un policier – partageant un joint. Entre temps, le climat avait pourtant drastiquement changé à Hollywood en matière de représentation des usages de stupéfiants **(Fig. 2)**.

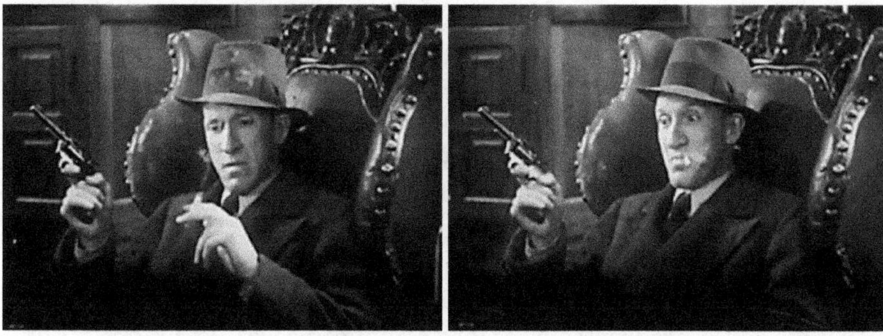

Fig. 2 : *Night of Terror* (Benjamin Stoloff, 1933)

Drogue, censure et cinéma dans l'Amérique des années 1920

Au début du XXe siècle, les États-Unis prennent la tête d'une croisade internationale visant à faire interdire le commerce et la consommation de la plupart des drogues en circulation. Dans le sillage des conférences de Shangaï (1909) et de La Haye (1912), le grand écran est progressivement mis au service de ce mouvement de réprobation morale et hygiéniste : dans les années 1920, nombre de réalisateurs batissent ainsi leur carrière sur la dénonciation de la toxicomanie. À la même époque, la principale association professionnelle de producteurs américains (Motion Picture Association of America ou MPAA) place à sa tête William Hays, un Républicain d'obédience presbytérienne, partisan de l'ordre et de la vertu publique. Afin d'éviter la mise en place d'une censure fédérale qu'appelle de ses vœux une opinion conservatrice choquée par la multiplication des scènes de violence, de beuverie et de sexe au cinéma, ce dernier s'emploie à établir un ensemble de règles visant à encadrer la représentation de ces pratiques, accusées de « corrompre la santé morale des enfants [et] des adultes[16] ». Le Code Hays, qui voit officiellement le jour en 1930, cible également la drogue. Si la mise en image du trafic est explicitement proscrite, celle de la consommation fait l'objet de plus de mansuétude : seuls du tact et de la modération sont initialement

16 Francis Bordat, « Le code Hays. L'autocensure du cinéma américain », *Vingtième Siècle. Revue d'Histoire*, n° 15, 1987/3, p. 5-8.

demandés aux producteurs et aux réalisateurs dans le traitement de ces scènes.

Le *Federal Bureau of Narcotics* et la drugsploitation américaine des années 1930

La croissance de la consommation de marijuana au sein de la classe moyenne blanche et la création d'un *Federal Bureau of Narcotics* (*FBN*), en 1932, changent la donne. Plus qu'une simple agence de lutte contre les stupéfiants, cette dernière devient rapidement une « machine de relation publique prohibitionniste[17] » sous la houlette de son premier directeur, Harry J. Anslinger. Opposant implacable au cannabis, qu'il accuse de tous les maux, ce dernier instille un climat de défiance et de paranoïa à son encontre, dont profitent quelques cinéastes malins. S'engouffrant dans la brèche de la dénonciation des usages d'opium qu'avaient inaugurée leurs prédécesseurs dans les années 1920, le Français Louis Gasnier, et les Américains Elmer Clifton et Dwain Esper, tournent en quelques années plusieurs longs-métrages s'attachant à dépeindre les dangers de la marijuana avec un didactisme sans nuance. Les titres de leurs œuvres donnent le ton : *Assassin of Youth* (Elmer Clifton, 1935), *Reefer Madness (Tell your children)* (Louis Gasnier, 1936) et *Marihuana : Weed with Roots in Hell* (Dwain Esper, 1937). Toutes trois présentent des similitudes troublantes : la mise en scène d'une jeunesse fragile et sans repère, qu'un incontrôlable désir de jouir conduit à commettre les pires atrocités sous l'effet de la drogue ; la représentation de la marijuana comme première marche vers des psychotropes plus durs ; son association systématique au stupre et sa fâcheuse tendance à rendre la population blanche apathique et improductive, à l'image des clichés alors associés aux Noirs et aux Mexicains etc. Leur piètre qualité artistique et leur évident opportunisme à traiter une thématique anxiogène sur un mode sensationnaliste, permet d'affilier ces productions au genre relativement confidentiel de la *drugsploitation*, ou films à petit budget sur la drogue[18].

Peut-on aller jusqu'à dire que le directeur du *FBN* s'est servi du cinéma pour faire accepter par les Américains son projet d'interdire le cannabis sur le territoire national ? Certes, *Assassin of youth* - le titre du film d'Elmer Clifton, sorti en 1935 - est, mot à mot, la formule qu'a employée Harry Anslinger pour qualifier la substance dans un article

---

[17] « A prohibitionnist public relations machine » [traduction de l'auteur] : Paul Manning, *Drugs and Popular Culture in the Age of New Media*, London, Routledge, 2013, p. 42.

[18] Eric Schaefer, *"Bold! Daring! Shocking! True!" A History of Exploitation Films, 1919-1959*, London, Duke University Press, 1999, p. 217-252.

paru en juillet 1937, soit au moment de l'adoption du *Marihuana Tax Act*, qui instaure une taxation prohibitive de tous les acteurs de la filière du chanvre[19]. Pour alimenter la thèse de la propagande d'État, évoquons également le témoignage d'Hildegarde Esper, épouse de Dwain Esper et scénariste de *Marihuana* : à plusieurs reprises, celle-ci a affirmé que le futur directeur du FBN lui avait commandé *Sinister Harvest*, un documentaire sur les ravages du haschisch tourné en Égypte, en 1930[20]. La plupart des chercheurs ayant travaillé sur le sujet réfutent cependant cette lecture des événements. Michael Starks, auteur d'une histoire illustrée de la drogue au cinéma entre 1894 et 1978, affirme ainsi que les œuvres en question ont été réalisées « indépendamment de la volonté d'Anslinger.[21] » S'il est certain que la communauté de représentations entre la *drugsploitation* et les discours de ce dernier ont participé à légitimer une propagande fédérale qui répétait à satiété que la marijuana représentait un danger moral et sanitaire de premier ordre pour la jeunesse américaine, il semble exagéré de voir dans ces films plus que l'exploitation cinématographique des peurs qui parcouraient alors la société états-unienne, de la part de quelques producteurs hostiles aux drogues ou ayant flairé un bon filon commercial.

L'énigme Comtesse Haschisch

C'est dans ce contexte qu'a été réalisé *Comtesse Haschisch*, en France, aux alentours de 1935. Ce long-métrage met en scène la descente aux enfers du fier et intègre capitaine Mario qui, après avoir rencontré la Comtesse Haschisch, « demi-mondaine [au] charme vénéneux », se retrouve impliqué dans un trafic international de cannabis, dont chacune des étapes est filmée avec minutie, à la manière d'un documentaire. La consommation du produit joue un rôle central dans le déroulement de l'intrigue, puisque c'est à cause d'elle que le héros conclut le marché qui le mènera à la mort. Traqué par les douaniers, le capitaine Mario finit noyé dans les eaux de la Méditerranée, à l'issue d'une course-poursuite rocambolesque **(Fig. 3)**.

D'avis de critique, l'œuvre est de piètre qualité. Scénario incohérent, jeu d'acteur affligeant et réalisation maladroite, confèrent à ce film un « comique puissant, au-delà de tous les critères en usage. » Que *Comtesse*

---

19 Harry J. Anslinger and Courtney R. Cooper, « Marijuana: Assassin of Youth », *The American Magazine*, n° 124, 1937/1, p. 150-153.

20 Eric Schaefer, *loc. cit.*, p. 231.

21 « Independently with Anslinger's blessings » [TdA] : Michael Starks, *Cocaine Fiends and Reefer Madness. History of Drugs in the Movies (1894-1978)*, Berkeley, Ronin Publishing, p. 102.

Haschisch soit un nanar nous importe peu : il est, probablement, le premier film français à avoir mis en image l'usage de marijuana. D'une manière générale, il a fallu attendre cette époque pour que les drogues apparaissent véritablement dans le cinéma hexagonal. Raymond Bernard est ainsi l'un des précurseurs en la matière : dès 1930, il filme les prostituées des bas-fonds parisiens prisant de la cocaïne dans *Faubourg-Montmartre*. Dans *Escale* (Louis Valray, 1934) et *La Garçonne* (Jean De Limur, 1935), c'est l'opium qui est pour la première fois mis à l'honneur : dans le second, sa consommation est dépeinte comme le pire des vices, aux côtés de l'homosexualité féminine. Si l'irruption de ces deux substances sur le grand écran national peut s'expliquer par l'inquiétante progression de leurs usages à l'époque, *Comtesse Haschisch* reste une énigme. En effet, pourquoi avoir tourné ce film dont la seule intention apparente est d' « avertir sur les dangers de la marijuana[22] », alors que sa consommation était quasi inexistante sur le territoire français dans les années 1930 ?

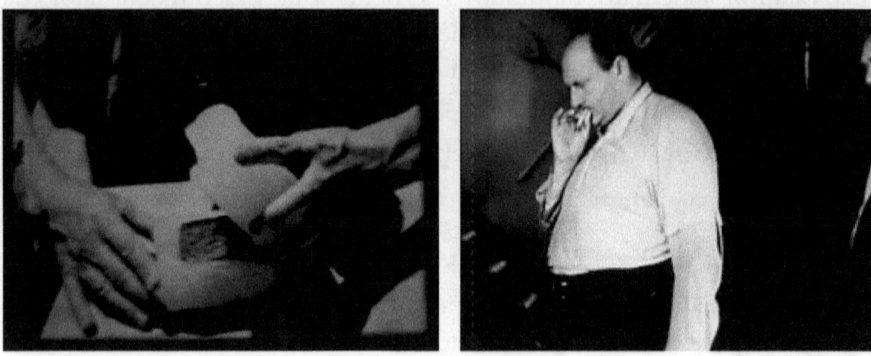

Fig. 3 : *Comtesse Haschisch* (réalisateur inconnu, années 1930)

Nous en sommes ici réduit à des conjectures. Par bien des côtés, l'œuvre s'apparente aux films de propagande anti-cannabis produits à la même période aux États-Unis : même dimension pédagogique, même destin tragique pour le personnage principal, même dépiction caricaturale des effets du haschisch, même association de la pratique à la violence et au vice, etc. On peut imaginer qu'un cinéaste français, fin connaisseur du cinéma américain, a désiré adapter une recette qui connaissait un certain succès outre-Atlantique, alors que les stupéfiants commençaient à devenir un thème légitime du 7e art en Europe. Pourquoi pas Louis Gasnier, le réalisateur de *Reefer Madness* (1936), qui a multiplié les allers-

[22] Philippe Arnaud, « Comtesse Haschisch », *in* Philippe Arnaud (dir.), *La Persistance des images. Tirages, sauvegardes et restaurations dans la collection films de la Cinémathèque française*, Paris, La Cinémathèque française, 1996, p. 103.

retours professionnels entre la France et les États-Unis au cours de sa carrière ? Si l'hypothèse paraît peu crédible au vu de l'amateurisme dont fait montre sa réalisation, *Comtesse Haschisch* témoigne néanmoins d'une circulation transatlantique de l'imaginaire du produit bien antérieure aux années 1960. En effet, au-delà de son involontaire bouffonnerie, la dimension hors-sol de ce long-métrage ne laisse pas de surprendre : les représentations du cannabis qu'il recèle ne correspondent ni à la prévalence du produit ni à la place dans le débat public qu'il occupait alors dans la France des années 1930. Cette première production cannabique s'apparente ainsi à un greffon états-unien artificiellement implanté sur le corps de la filmographie nationale : d'où, peut-être, son inachèvement avant exploitation et sa disparition de la mémoire cinéphilique française.

Razzia sur la chnouf ou l'inertie des représentations cannabiques dans la France du premier XXᵉ siècle

On sait plus de choses concernant *Razzia sur la chnouf*, réalisé par Henri Decoin en 1955. Contrairement à *Comtesse Haschisch*, ce polar a connu un véritable succès, puisqu'il a réuni plus de deux millions de spectateurs au moment de sa sortie en salles. Il met en scène Jean Gabin, dit le Nantais, véritable boussole morale évoluant dans le monde interlope des trafiquants et des consommateurs de stupéfiants. De la morphine à l'opium en passant par la cocaïne, tous les psychotropes en circulation dans le Paris d'après-guerre y sont représentés. En ce sens, l'œuvre s'intègre à une dynamique plus vaste de retour à l'écran des drogues dans les filmographies d'abord américaine, puis française. S'il entretient des liens avec son unique prédécesseur dans la manière de traiter l'usage de marijuana, *Razzia sur la chnouf* témoigne surtout de l'inertie de l'imaginaire national du produit tout au long du premier XXᵉ siècle.

Cinéma, cannabis et autres drogues dans les États-Unis d'après-guerre

La dénonciation cinématographique des usages de drogues, qui avait caractérisé les années 1930 aux États-Unis, a tendance à s'essouffler avec l'éclatement de la Seconde Guerre mondiale[23]. Il serait cependant erroné de croire que les liens qui s'étaient tissés entre Hollywood et le *FBN* se délitent alors totalement : la réalisation d'un film de propagande anti-

---

[23] Michael Starks, *op. cit.*, p. 103 et Susan C. Boyd, *Hooked: Drug War Films in Britain, Canada and the United States*, Toronto, University of Toronto Press, 2009, p. 53.

opium comme *To the Ends of the Earth* (Robert Stevenson, 1948) montre la persistance d'une convergence d'intérêts - sinon de vues – entre certains réalisateurs, les censeurs et les acteurs de la lutte contre les stupéfiants, dans les années qui suivent la Guerre. Malgré son assouplissement en matière de représentation du trafic, à partir de 1946, le Code Hays continue ainsi de jouer son rôle de « système d'autocensure[24] », jusqu'au milieu de la décennie suivante.

Il faut attendre le milieu des années 1950 pour qu' « une poignée de cinéastes réformateurs [commence à militer en faveur d'] une expression émancipée » en matière de drogues. À l'opium et à la marijuana succède ainsi l'héroïne qui, après avoir été l'apanage des *jazzmen* noirs, se répand au sein de la classe moyenne blanche. Outre l'actualité de la question, on peut émettre l'hypothèse que la seringue, le garrot et l'injection intraveineuse sont apparus aux scénaristes et aux réalisateurs comme des éléments plus cinégéniques que le joint pour exprimer le danger de la consommation des stupéfiants. En 1955, sortent coup sur coup deux longs-métrages représentant pour la première fois un personnage en train de se faire un fix : *The Pusher* (Social Service Picture) et *The Man with the Golden Arm* (Otto Preminger). Si la réalisation artisanale et sensationnaliste du premier le rattache à la tradition de la *drusploitation*, le second se distingue de tous ses prédécesseurs par son approche « sérieuse [et] sociologique[25] » du problème de la drogue. Il met en scène Frankie – interprété par un Frank Sinatra au faîte de sa carrière d'acteur -, toxicomane de retour de cure, en proie à la rechute dans un Chicago peuplé d'escrocs et de dealers sans scrupules. Dans les années qui suivent, plusieurs films américains adoptent cette veine réaliste, n'hésitant pas à user d'images chocs pour présenter l'addiction comme une pathologie affaiblissant aussi bien les corps individuels que le corps social : c'est notamment le cas de *Bigger than Life* (Nicholas Ray, 1956) ou *Monkey on my Back* (André de Toth, 1957).

Quid de la marijuana dans ce nouveau paysage cinématographique de la drogue outre-Atlantique ? Après sa surexposition d'avant-guerre, il semble que la substance est retournée dans l'ombre jusque dans les années 1960. Les rares films qui la mettent en scène au cours de cette période reprennent les thèses moralisantes et les clichés de la filmographie d'exploitation des années 1930. *She Shoulda Say No* (Sam Newfield, 1949) constitue un modèle du genre : surfant sur le retentissement de l'arrestation de Robert Mitchum et Lila Leeds pour possession de cannabis, l'année précédente, ce film raconte l'histoire de

24 Francis Bordat, « Le code Hays », art. cité, p. 3.
25 Éric Corbobesse et Francis Vergne, « Cinéma », art. cité, p. 180.

la jeune Anne Lester – interprétée par ladite Lila Leeds –, qui lutte pour aider son frère à payer ses études. Après avoir rencontré un dealer sournois qui l'initie à la marijuana, cette dernière perd son travail et se met à vendre de la drogue, sans jamais hésiter à user de ses charmes. Tout y est : corruption de la jeunesse, addiction dès la première bouffée, luxure, violence et escalade vers des produits plus forts. Dix ans plus tard, *High School Confidential* (Jack Arnold, 1958) présentera une image similaire de la substance. Seule évolution notable par rapport aux films d'avant-guerre : l'héroïne a désormais remplacé le cannabis comme ultime étape de la déchéance toxicomaniaque.

L'Esclave ou le difficile retour des drogues au cinéma français

Depuis plus d'une vingtaine d'années au début des années 1950, aucun film français n'avait représenté un usage de drogue[26]. Il faut dire que la Guerre, la Collaboration et la Libération, ont chacune été marquées par des formes plus ou moins rigides de contrôle étatique exercé sur le cinéma. Comme aux États-Unis, c'est donc au cours de cette décennie que le grand écran hexagonal renoue avec le thème des stupéfiants, qu'il n'avait fait qu'effleurer dans les années 1930.

Cette dynamique prend pour la première fois corps en 1953 avec la coproduction franco-italienne d'Yves Ciampi, *L'Esclave.* Celle-ci met en scène l'addiction à la morphine dans laquelle tombe un ancien pianiste prestigieux, Michel Landa. Du côté du contenu, ce long-métrage s'inscrit pleinement dans l'histoire des représentations de la consommation des stupéfiants que nous venons d'esquisser : à l'instar de *Reefer Madness* ou *She Shoulda Say No*, il débute par un texte de mise en garde, permettant de signifier au public et aux censeurs les intentions pédagogiques du réalisateur. À l'instar de *The Man with the Golden Arm*, la dépendance du héros est d'origine iatrogène. Le film rompt ainsi avec les représentations françaises des années 1930, qui circonscrivaient la toxicomanie au monde des marginaux et des criminels, pour la faire apparaître comme une épidémie susceptible de toucher tout un chacun.

L'Esclave constitue surtout une rupture dans l'histoire des interdits cinématographiques nationaux : l'historien Frédéric Hervé lui attribue même un statut jurisprudentiel en matière de dépiction des usages de psychotropes sur grand écran. Pour la première fois, en effet, la drogue est érigée en motif de coupes franches sur les bobines et de réécriture

[26] Frédéric Hervé signale tout de même quelques rares allusions au phénomène : « le maître chanteur du *Corbeau* de Clouzot était morphinomane. *Le Bagnard* de Willy Rozier était cocaïnomane. » : Frédéric Hervé, *Censure et cinéma dans la France des Trente Glorieuses*, Paris, Nouveau Monde éditions, 2015, p. 253.

des dialogues. En plus de faire l'objet d'une interdiction aux moins de seize ans, le film est présenté en avant-première à un panel de prêtres et de religieuses, chargé d'évaluer si l'œuvre ne montre par la consommation de manière trop désirable. Malgré le destin tragique de son héros – celui-ci finit à l'asile après avoir échoué à se défaire de son addiction -, le film d'Yves Ciampi inaugure ainsi l'ouverture d'une ère de censure potentielle à l'encontre de la représentation des stupéfiants au cinéma.

Les représentations cannabiques de *Razzia sur la chnouf* : à la croisée des héritages

C'est donc dans un double contexte de réapparition des drogues à l'écran et d'encadrement de leur dépiction qu'est réalisé *Razzia sur la chnouf*, en 1955. Frédéric Hervé rappelle que, dès l'écriture du scénario, ce nouveau paradigme est intégré par le producteur, Gaumont : « la part belle faite à la police [en la personne de Gabin, vise en effet] à amadouer les censeurs ». Malgré ces précautions, ces derniers interdisent le film « aux mineurs et à l'exportation », l'interdiction totale ayant été évitée de justesse. Non content de ces restrictions, ils touchent également au contenu de l'œuvre : celle-ci est notamment expurgée d'une scène de piqure[27]. Les stupéfiants restent tout de même omniprésents dans ce long-métrage, à tel point qu'on peut le considérer comme le premier véritable « film sur la drogue » français. Le traitement qui leur est réservé est d'ailleurs relativement classique : précédée d'un intertitre mettant en garde contre le « redoutable fléau [de] LA DROGUE », l'histoire se résume à une plongée « moralisante et documentarisante [au sein d'un] réseau de trafiquants, des toxicomanes et de petits détaillants qui font leur commerce dans le métro, jusqu'au "caïd" qui dirige l'organisation depuis un hôtel de luxe.[28] » La consommation n'apparait, elle, que trois fois à l'écran : au début du film, Henri Ferré, l'inspecteur infiltré, se fait conduire dans une fumerie clandestine où il assiste au rituel minutieux d'un groupe d'opiomanes ; un peu plus loin, une seconde scène laisse furtivement apparaître une femme sniffant un rail de cocaïne lors d'un repas au restaurant ; située à la fin, la dernière n'est autre que l'unique moment cannabique de l'œuvre.

Celui-ci nous intéresse particulièrement. D'abord, parce qu'il constitue probablement la première mise en sons et en images d'un usage de haschisch dans un film français ayant connu un tel succès et une

---

[27] Frédéric Hervé, *op. cit.*, p. 253.

[28] Daniel Morgan, « Cinéma dans les journaux, journalisme au cinéma ? », art. cité, p. 117.

diffusion sur l'ensemble du territoire. Ensuite, parce qu'il puise dans un imaginaire national du produit relativement ancien. La scène s'intègre à une longue séquence au cours de laquelle le Nantais s'en remet à Léa, une toxicomane de sa connaissance, pour l'introduire auprès des revendeurs du réseau qu'il cherche à faire tomber. Après l'avoir traîné aux quatre coins de Paris à la recherche de drogue, celle-ci conduit l'enquêteur dans un bar clandestin de Montparnasse, fréquenté par des Noirs. Au comptoir, cette dernière achète un joint qu'elle s'empresse d'aller faire allumer au fond de la salle. En plus d'être enfumée, l'ambiance est malsaine, presque inquiétante : les clients sont apathiques et patibulaires, certains semblent mal supporter les volutes de l'herbe, et tous se rapprochent lentement de Léa lorsque celle-ci se met à danser de manière sensuelle avec un homme torse-nu.

Commençons par dire que les représentations du cannabis contenues dans cette scène ne divergent pas fondamentalement de celles de la *drugsploitation* américaine des années 1930 : l'usage de la substance permet ici de signifier la dépravation d'une jeune femme. La pratique est associée à la petite criminalité et à la luxure. En ce sens très général, *Razzia sur la chnouf* fait écho à *Assassin of youth* ou *Reefer Madness*, voire à leur pendant français, *Comtesse Haschisch*. Cependant, des traces d'un imaginaire plus spécifiquemenet national et surtout plus ancien apparaissent également : dans la hiérarchie implicite de la dangerosité des drogues, la marijuana fait jeu égal avec des produits plus durs. En effet, c'est le psychotrope que consomme Léa au terme de sa soirée, après avoir ingurgité de l'alcool et sniffé plusieurs traces de cocaïne. C'est son ivresse qui l'amène à se vautrer dans la « sexualité interethnique, pire des déchéances[29] » dans une France colonialiste toujours pétrie de préjugés racistes. Les censeurs ne s'y sont d'ailleurs pas trompés, puisqu'ils ont demandé au réalisateur de couper les dernières secondes de la « danse nègre », trop explicite à leurs yeux[30]. Le caractère éminemment exogène de la consommation du cannabis sur lequel insiste l'œuvre doit ainsi être souligné : contrairement à la totalité des films précédemment évoqués - français comme états-uniens -, le fournisseur comme les consommateurs ne sont pas des Blancs possédant un certain statut social, mais des personnes noires et pauvres, que l'on imagine originaires de l'empire colonial français **(Fig. 4)**.

---

[29] Frédéric Hervé, *op. cit.*, p. 255.

[30] Daniel Morgan, « Cinéma dans les journaux, journalisme au cinéma ? », art. cité, p. 122.

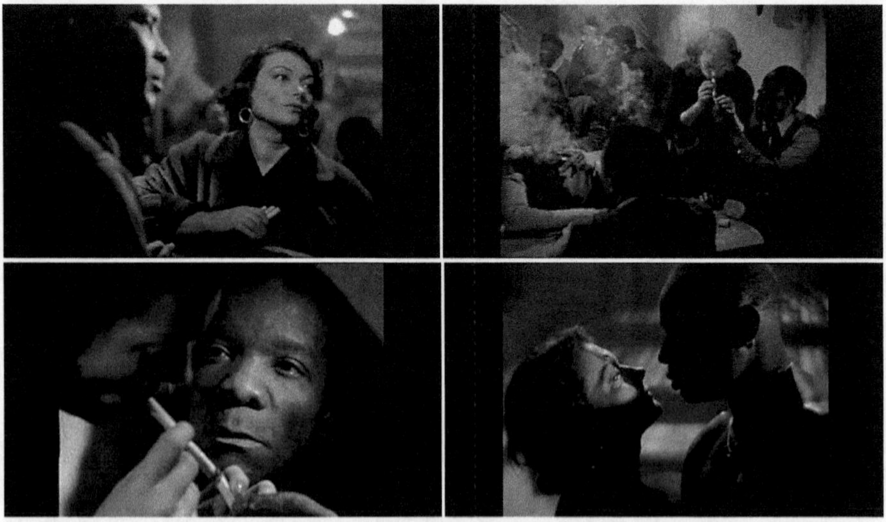

Fig. 4 : *Razzia sur la chnouf* (Henri Decoin, 1955)

À l'inverse des réalisateurs américains des années 1950, qui avaient fait leur *aggiornamento* en remplaçant le cannabis par l'héroïne pour symboliser l'escalade toxicomaniaque, Henri Decoin s'est ainsi contenté de puiser dans les tréfonds de la culture nationale pour mettre en scène la marijuana[31]. Durant le dernier tiers du XIXe siècle, les médecins et les politiques français avaient en effet progressivement oublié les connaissances patiemment acquises à son égard depuis la campagne d'Égypte : c'est pour cette raison que le « haschisch et ses préparations » ont été intégrés à la liste des stupéfiants, pour la première fois établie par la loi du 12 juillet 1916, aux côtés de produits autrement plus forts et plus addictifs comme l'opium, la morphine et la cocaïne. Sa quasi-disparition de l'Hexagone au cours des décennies suivantes semble n'avoir rien arrangé : au milieu des années 1950, le cannabis était toujours considéré comme une drogue étrangère, comptant parmi les substances psychotropes les plus morbides. En ce sens, *Razzia sur la chnouf* témoigne de la remarquable stabilité des représentations sociales de la substance en France, tout au long du premier XXe siècle, même si l'œuvre se montre relativement fidèle aux réalités sociologiques de sa consommation à l'époque de son tournage.

---

[31] Doit-on s'en étonner ? Né en 1890, Henri Decoin a participé à la Première Guerre mondiale et au mouvement Dada après celle-ci, avant de se lancer dans le cinéma à la fin des années 1920. Même s'il a continué à tourner des films jusque dans les années 1960, sa renommée cinématographique vient avant tout des œuvres qu'il réalisa avant 1945 : Jean Tulard, *Dictionnaire du cinéma. Tome I : Les réalisateurs*, Paris, Robert Laffont, 1992, p. 228.

1965, fin de l'ancien régime des représentations cinématographiques du cannabis ?

En 1972, un certain S. Taqi publie un article pionnier dans la revue de l'Office des Nations unies contre la drogue et le crime (ONUDC), *Bulletin on Narcotics*[32]. Intitulé « The drug cinema », ce dernier constitue la première tentative d'historicisation de la représentation des drogues au grand écran. S'appuyant principalement sur les mises en scènes du cannabis dans la filmographie américaine, l'auteur argue qu'une double rupture se serait produite en 1965 : d'un point de vue quantitatif, le nombre des *drug films* aurait significativement augmenté à partir de cette date, alors que d'un point de vue qualitatif, le regard porté par le 7e art sur les substances psychotropes aurait commencé à se faire plus bienveillant. Pour étayer sa démonstration, S. Taqi avance que cette bascule a été concomittante de l'explosion de la consommation de LSD et de marijuana chez les jeunes américains : ainsi, un nouveau régime des représentations cinématographiques du cannabis aurait vu le jour au milieu des années 1960, à la faveur de la massification des usages de drogues.

De fait, nos analyses nous ont permis de mettre au jour un ancien régime des représentations cinématographiques des stupéfiants en général, et du cannabis en particulier. En limitant son analyse à l'Amérique du Nord, l'historienne Susan C. Boyd recense quelques-uns des traits saillants de cet imaginaire aujourd'hui révolu, dans *Hooked: Drug War Films in Britain, Canada and the United States* : la racialisation du problème de la drogue, l'immédiateté et l'irréversibilité de la chute dans l'addiction, la faiblesse des consommateurs et l'immoralité des revendeurs, l'assimilation de la toxicomanie à un fléau social, etc.[33] Rajoutons le traitement didactique et caricatural de la question par des réalisateurs et des producteurs n'hésitant pas à emprunter aux codes du documentaire afin de satisfaire des censeurs se posant en garants de la morale et de la santé publique. Ces permanences ne doivent cependant pas cacher quelques évolutions : aux États-Unis, notamment, l'attention des cinéastes s'est tour à tour portée sur l'opium dans les années 1910 et 1920, sur la marijuana dans les années 1930, puis sur l'héroïne à partir des années 1950. En son temps, chacune de ces substances a ainsi symbolisé le phénomène de la lente propagation des usages de drogues, que connaissait l'Occident depuis le XIXe siècle.

---

[32] S. Taqi, « The drug cinema », *Bulletin on Narcotics*, vol. XXIV, 1972/4, p. 19-28. Malgré nos recherches, nous n'avons pas été en mesure de retrouver le prénom de l'auteur, ni d'identifier sa profession ou son domaine d'expertise.

[33] Susan C. Boyd, *op. cit.*, p. 61-62.

Ces cadres chronologiques sont-ils valables pour la France ? Il est permis d'en douter. En effet, comme nous venons de le montrer, l'usage du produit n'est apparu que dans deux productions avant 1969, dont une n'a probablement jamais été diffusée à l'échelle nationale. Exceptée la mise en garde exprimée à l'encontre de la pratique, il est d'ailleurs difficile de trouver des points communs entre l'imaginaire cannabique de *Comtesse Haschisch* et celui de *Razzia sur la chnouf*. Tout au plus peut-on dire que la probable pénétration d'influences américaines dès les années 1930, dont témoigne le premier, n'a pas balayé le socle ancien et bien ancré des représentations proprement françaises du produit, qu'est venu remettre au goût du jour le second. Dans les années 1952, lorsqu'ils n'ignoraient pas tout bonnement son existence, les Français continuaient ainsi à considérer la marijuana comme une drogue étrangère et particulièrement dangereuse, consommée par quelques coloniaux vivant à la frontière de la marginalité sociale et de la petite criminalité.

Dans ces conditions, la date de 1965, brandie par S. Taqi comme point d'inflexion, n'a que peu de sens dans l'histoire nationale. Le haschisch - comme les autres drogues du reste - est resté un motif tout à fait anecdotique du cinéma français, quelques années encore après les débuts de la massification aux États-Unis. Il a fallu attendre que le phénomène touche l'Hexagone, en 1969, pour que n'émerge une véritable filmographie cannabique dans le pays.

CHAPITRE II

Le choc initial : cannabis et contre-culture (1969-1974)

Que ce soit à partir de 1965, comme l'affirme S. Taqi en se fondant sur une filmographie essentiellement anglo-saxonne, 1967, comme l'avance Frédéric Hervé sans en apporter la preuve[34], ou 1969, comme nous allons le démontrer pour le cas particulier de la France, quelque chose a bel et bien changé dans la manière de représenter la consommation des stupéfiants sur le « second versant des *Sixties*[35]. » Pour Éric Corbobesse et Francis Vergne, « l'avènement du LSD et du mouvement "beat" [a déclenché] une véritable mode pour les produits psychoactifs. [Résultat], la drogue s'[est] intellectualis[ée], vulgaris[ée] et [a] teint[é] le cinéma de psychédélisme.[36] » Susan C. Boyd caractérise ce nouvel imaginaire filmique par l'émergence de « représentations positives des états altérés de conscience [et] le rejet des récits antérieurs se contentant de diaboliser la drogue.[37] » Rappelant le bouillonnement socioculturel qui a touché l'Europe et les États-Unis dans les années 1960, Michael Starks pointe du doigt des mises en scène de la marijuana « devenues communes [à partir de cette époque], presque obligatoires pour tout film cherchant à séduire le jeune public.[38] » Dans un même

34 En effet, celui-ci débute son chapitre consacré aux interdits cinématographiques pesant sur la drogue par cette phrase : « Avant 1967, la toxicomanie et le trafic de stupéfiants apparaissent plutôt à la périphérie des intrigues. » La rupture n'est cependant jamais justifiée, l'auteur n'évoquant par la suite que des films produits à partir de 1969 et montrant, au contraire, le maintien d'un régime de censure jusqu'à cette année-là : Frédéric Hervé, *op. cit.*, p. 253-261.

35 Jean-François Sirinelli, « Des "copains " aux " camarades " ? Les baby-boomers français dans les années 1960 », *Revue historique*, n° 626, 2003/2, p. 342.

36 Éric Corbobesse et Francis Vergne, « Cinéma », art. cité, p. 181.

37 « Altered states of consciousness are represented as positive [...] rejection of the earlier narratives about "demon" drugs. » [TdA] : Susan C. Boyd, *op. cit.*, p. 63.

38 « Pot became very common, almost mandatory elements of films seeking to appeal to younger audiences » [TdA] : Michael Starks, *op. cit.*, p. 111.

ordre d'idées, Peter Verstraten, professeur d'études filmiques et littéraires à l'Université de Leiden, qualifie d'« obsessionnel » l'intérêt pour les psychotropes développé par les « comédies graveleuses » néerlandaises, depuis les années 1970[39].

En effet, après être longtemps restée une thématique secondaire ou sulfureuse du 7e art, la drogue a acquis un droit de cité véritable au sein de la cinématographie occidentale. Si le rock et la musique pop ont été les principaux vecteurs de propagation des discours et des idéaux de la bohème anglo-saxonne, certains cinéastes, principalement américains, se sont saisis du grand écran pour mettre en mots, en sons et en images, les désirs de jouissance et de liberté exprimés par les *baby-boomers*. Ces productions, souvent amatrices et à petit budget, ont préparé le terrain au débarquement d'un imaginaire hédoniste et contestataire de la consommation de marijuana, en France.

La banalisation des stupéfiants dans la cinématographie nationale s'est faite dans un contexte, à un rythme et selon des modalités différentes. Du fait de la persistance d'obstacles culturels et juriques à la mise en mises en scène des drogues illicites tout au long des années 1960, l'héroïne, la cocaïne, mais surtout le cannabis, n'ont vu leurs apparitions sur grand écran se multiplier qu'à partir de 1969. Au cours des cinq années suivantes, près d'une quinzaine de longs-métrages français s'est tout de même essayé à la représentation de cinquante-neuf haschischins, dans le cadre de vingt-quatre moments cannabiques, dont la durée cumulée dépasse les quarante-cinq minutes.

Bien que susceptibles de revêtir des fonctions et des significations différentes à l'écran, ces extraits filmiques trouvent leur unité dans le regard ambivalent posé sur la pratique : à la mise en garde sans nuance de *Comtesse Haschisch* et *Razzia sur la chnouf*, a succédé une curiosité certaine pour ce nouvel attribut de la contre-culture qui déferlait sur l'Hexagone. Des cinéastes, pour la plupart installés de longue date dans la profession et éloignés de l'effervescence adolescente qui ébranlait alors la France, ont ainsi mis en scène les expérimentations et les excès psychotropes d'une jeunesse en rupture de ban. Signifiant filmique de la révolution des mœurs, le joint a parfois été montré comme un vecteur possible de bonheur, en tout cas de convivialité, de plaisir individuel et de bien-être passager. Si elle a favorisé le ressourcement de l'imaginaire national du haschisch au contact de la culture hippie, la massification a également participé à réactualiser certains préjugés relatifs à la substance,

---

39 « The off-colour and vulgar comedies […] are obsessed with the […] drugs » [TdA] : Peter Verstraten, *Humour and Irony in Dutch Post-war Fiction Film*, Amsterdam, Amsterdam University Press, 2016, p. 79.

profondément ancrés dans les représentations collectives depuis le XIXe siècle : de fait, la filmographie cannabique du tournant des années 1970 a-t-elle continué à dépeindre la marijuana comme un paradis artificiel, l'érigeant même en symbole d'un mal-être générationnel annonciateur de la fin des Trente Glorieuses.

Année	Titre du film	Média	Réalisateur	Genre(s)	Nombre de moments cannabiques	Durée cumulée des moments cannabiques *(en secondes)*	Nombre de consommateurs représentés
1969	*More*	Cinéma	Barbet Schroeder	Drame	5	600	3
1969	*Les Chemins de Katmandou*	Cinéma	André Cayatte	Drame	4	290	2
1970	*La Route de Salina*	Cinéma	Georges Lautner	Drame	1	60	1
1970	*Le Gendarme en balade*	Cinéma	Jean Girault	Comédie	1	190	17
1970	*Cannabis*	Cinéma	Pierre Koralnik	Drame, policier	1	120	10
1970	*Les Stances à Sophie*	Cinéma	Moshe Mizrahi	Comédie dramatique	1	120	2
1972	*La Brigade en folie*	Cinéma	Philippe Clair	Comédie	1	250	4
1972	*Le Charme discret de la bourgeoisie*	Cinéma	Luis Buñuel	Comédie dramatique	1	130	3
1972	*Quelques messieurs trop tranquilles*	Cinéma	Georges Lautner	Comédie, policier	2	140	4
1973	*France Société Anonyme*	Cinéma	Alain Corneau	Film d'anticipation, drame	3	320	5
1973	*Toute une vie*	Cinéma	Claude Lelouch	Comédie dramatique, film historique	1	120	2
1973	*Le Magnifique*	Cinéma	Philippe de Broca	Comédie, action	1	220	2
1974	*Les Suspects*	Cinéma	Michel Wyn	Policier	1	120	2
1974	*Les Bidasses s'en vont en guerre*	Cinéma	Claude Zidi	Comédie	1	90	2
14 films		**Cinéma : 14** **Télévision : 0**			**24**	**2770**	**59**

Tableau 2 : Films français réalisés entre 1969 et 1974 contenant au moins un moment cannabique

Drogues et productions audiovisuelles du milieu des années 1960 au début des années 1970

Dans le monde anglo-saxon, l'avènement d'une culture juvénile et contestataire a bouleversé le rapport de l'audiovisuel aux drogues, au cours des années 1960. Dans la veine des expériences cinématographiques tentées au début du XXe siècle, quelques longs-métrages se sont mis à utiliser les propriétés plastiques du film pour retranscrire les distorsions auditives et visuelles qu'entraîne l'absorption de LSD. Ces productions sont cependant restées confidentielles, et surtout minoritaires par rapport à celles qui se sont employées à mettre en scène les pratiques, les valeurs et les idéaux de la contre-culture. À partir du milieu de la décennie, quelques réalisateurs d'avant-garde et bénéficiant d'un renouvellement des structures de l'industrie cinématographique dans le monde anglo-saxon, ont ainsi commencé à multiplier les représentations de l'absorption de stupéfiants, à tel point que S. Taqi pouvait écrire en 1972 que le *drug film* était devenu une banalité[40]. Si le public français est entré en contact avec ce nouvel imaginaire de la marijuana au travers de films comme *Blow up* (Michelangelo Antonioni, 1966) et *Easy Rider* (Dennis Hopper, 1969), les contraintes culturelles et juridiques qui pesaient encore sur le petit et sur le grand écran, dans l'Hexagone, ont participé à rendre plus frileux l'audiovisuel national en matière de dépiction des psychotropes et des états modifiés de conscience, au cours de cette période.

La retranscription filmique des effets du LSD : émergence d'un courant cinématographique original mais confidentiel

L'exploration du lien entre les effets de la drogue et les propriétés plastiques du film remonte aux premiers temps du cinéma. Plus haut, nous avons évoqué le cas de *The Visions of an Opium Smoker* (1905), dont le réalisateur, R. W. Paul, avait pretexté la mise en scène des premiers pour justifier un travail de déformation de l'image, censé reproduire un univers onirique inquiétant. Si le recours aux psychotropes est devenu obsolète pour légitimer la présence à l'écran d'effets spéciaux, dans les décennies suivantes, quelques cinéastes des années 1960 ont réinvesti ce lien ancestral en inversant simplement le lien de nécessité. S'inspirant de la *Beat Generation*, qui voyait dans les hallucinogènes un moyen d'émanciper les individus des carcans de la société techniciste et rationaliste, ceux-ci ont eu l'idée de mettre les propriétés plastiques du film au service d'une retranscription des déformations sensitives

[40] S. Taqi, « The drug cinema », art. cité, p. 20.

qu'induisent ces produits. Mis de côté William Castle, qui a été le précurseur de ce mouvement avec son film d'épouvante *The Tingler* (1959), on retiendra surtout deux productions plus tardives : *Chappaqua* de Conrad Rooks (1966) et *The Trip* de Roger Corman (1967).

Réalisé par un ancien junkie, le premier fait apparaître certaines figures du mouvement *Beat* - Allen Ginsberg et William Burroughs, notamment -, alors que plusieurs compagnons de route de la contre-culture hippie - à l'instar de Peter Fonda et Dennis Hopper - jouent dans le second. Tous deux multiplient les variations de rythme et de focale, les incrustations, les images subliminales, les jeux de couleurs et de lumières, les bruits incongrus et les déformations auditives, pour donner au spectateur l'illusion d'un voyage sous acide. Outre leur proximité esthétique, ces longs-métrages se distinguent de leurs prédécesseurs par leur absence totale de jugement moral à l'égard des drogues, voire par leur volonté de représenter l'usage de ces dernières comme quelque chose de désirable. Au terme de *The Trip*, dont le réalisateur a essayé le LSD sous contrôle médical pendant le tournage[41], le héros, à qui il est demandé si l'expérience en valait la peine, répond ainsi par un énigmatique : « I suppose… », qui a été unanimement interprété comme une approbation tacite par les critiques de l'époque[42].

L'originalité de ces œuvres tient avant tout au bain contre-culturel dans lequel elles ont été produites. Appartenant à des mouvances artistiques et culturelles d'avant-garde et entretenant des liens privilégiés avec les stupéfiants, leurs réalisateurs et leurs acteurs ont été les premiers à se servir du cinéma comme vecteur de dédiabolisation, voire de promotion, de la modification de conscience. Difficile, cependant, de dire qu'ils ont marqué l'histoire du cinéma. Au cours de cette période, ce sont des longs-métrages ne traitant pas directement de la consommation de psychotropes, comme *Yellow Submarine* (George Dunning, 1968) ou *2001 : l'Odyssée de l'espace* (Stanley Kubrick, 1968), qui ont permis à l'esthétique psychédélique de gagner ses lettres de noblesse sur grand écran. *Chappaqua* et *The Trip*, réalisés par des producteurs indépendants avec relativement peu de moyens, n'ont ainsi connu qu'un succès mitigé aux États-Unis. En France, leur diffusion n'a pas dépassé quelques cercles retreints du mouvement *underground*, qui commençait tout juste à se structurer au moment de leur sortie en salles. C'est au travers d'une filmographie moins conceptuelle, mais surtout moins confidentielle, que

41 Constantine Nasr (ed.), *Roger Corman: Interviews*, Jackson, University of Mississippi Press, 2011, p. 88.
42 S. Taqi, « The drug cinema », art. cité, p. 22-23.

le public hexagonal est massivement entré en contact avec l'imaginaire contre-culturel de la consommation de marijuana.

De *Blow-up* à *Easy Rider* : démocratisation et succès de la consommation contre-culturelle de cannabis dans le cinéma anglo-saxon

En effet, les quelques expériences sur la matière filmique que nous venons d'évoquer sont restées relativement minoritaires par rapport à la masse des longs-métrages anglo-saxons qui s'est mis à représenter les pratiques et le mode de vie hippie, à partir du milieu des années 1960. Fonctionnant comme une caisse d'enregistrement, le cinéma s'est soudainement pris de curiosité pour cette jeunesse aux cheveux longs qui refusait les normes en vigueur, communiait au son des guitares électiques et trouvait son bonheur dans le haschisch ou le LSD. Les moments cannabiques constituent des passages obligés de cette filmographie, à tel point que Michael Starks évalue à plusieurs centaines le nombre des dépictions cinématographiques de la marijuana au cours des années 1960 et 1970[43].

L'un des précurseurs en la matière est Michelangelo Antonioni, réalisateur de *Blow-up* en 1966. Ce film, qui emprunte aux codes du roman policier et interroge la place des images dans les sociétés modernes, raconte la découverte d'un meurtre par un photographe évoluant dans le *Swinging London*. La consommation de cannabis est loin d'être centrale dans cette œuvre : elle n'apparait que dans une longue scène de fête, située dans les dernières minutes du film. Les éléments qui composent l'image et la manière dont elle est filmée préfigurent cependant déjà ce que deviendront les représentations canoniques d'un usage contre-culturel de haschisch au grand écran : la mise en scène d'une jeunesse aux vêtements chamarrés ; l'alternance entre des plans rapprochés sur des sourires béats ou une inhalation difficile, et des plans plus larges sur un groupe rieur et bruyant ; l'intérêt insistant pour la préparation du joint et son passage de main en main, etc. Bien que l'indifférence des fumeurs incite le héros à reprendre le cours de sa vie en oubliant le drame dont il a été témoin, on ne peut pas dire que le film porte un jugement négatif sur la prise de cannabis. En effet, la pratique est montrée comme un élément relativement inoffensif de la sociabilité des jeunes londoniens. Sans chercher à rendre l'ivresse désirable, Antonioni semble avoir pris le parti de faire de son long-métrage un simple reflet des mœurs nouvelles qui pénétraient la société de l'époque,

---

43 Michael Starks, *op. cit.*, p. 111.

s'inspirant en cela du cinéma de la Nouvelle Vague, dont il était l'un des héritiers en Italie. *Blow-up* est probablement le premier contact de grande ampleur noué entre le public français et la consommation contre-culturelle de haschisch : en plus d'avoir obtenu la Palme d'or au Festival de Cannes en 1967, celui-ci a attiré plus d'un million et demi de spectateurs dans les salles obscures de l'Hexagone cette année-là.

Est-ce parce qu'il est sorti sur les écrans l'année où la consommation de marijuana a réellement commencé à exploser en France ? Ou parce que la pratique y est omniprésente ? Toujours est-il que c'est *Easy Rider*, réalisé en 1969 par Dennis Hopper, qui reste, jusqu'à aujourd'hui, le symbole de cette filmographie cannabique et contre-culturelle. Ce long-métrage met en scène le voyage à travers les États-Unis de deux motards, Wyatt et Billy, respectivement interprétés par Peter Fonda et Dennis Hopper. Après avoir conclu un important deal de cocaïne à Los Angeles, ces derniers décident de se rendre au carnaval de la Nouvelle-Orléans : leur périple est rythmé par les rencontres incongrues - comme cet avocat des droits civiques interprété par Jack Nicholson - et les joints consommés au coin du feu. Malgré leur insouciance et leur ouverture d'esprit, les deux baroudeurs font face à l'hostilité d'une Amérique présentée comme profondément conservatrice : après avoir brièvement séjourné en prison et s'être fait molester, les deux baroudeurs finissent assassinés au volant de leur moto.

Contrairement à *Blow-up*, les stupéfiants jouent un rôle central dans ce film. Doit-on s'en étonner ? Consommateurs de drogues, proches de la bohème californienne – ce dont témoignent les sonorités rock et psychédéliques de la bande-originale -, Hopper, Fonda et Nicholson étaient déjà présents sur le tournage de *The Trip*, deux ans auparavant : on retrouve d'ailleurs, dans *Easy Rider*, des représentations très similaires de l'absorption du LSD, reposant sur une déformation de l'image et du son. C'est pourtant bien la marijuana qui constitue la « clé [de voûte] » du film : c'est vers elle que se tournent systématiquement Wyatt et Billy après une journée de route. Contrairement à l'alcool, auquel l'un des personnages principaux est accro, cette consommation régulière semble ne revêtir aucune dimension problématique ou pathologique : elle leur offre simplement la possibilité de s'évader par la discussion ou de sympathiser avec les communautés hippies et les marginaux qu'ils croisent à chaque étape de leur *road trip*. Plus encore que chez Antonioni, elle est un vecteur de « sociabilisation et d'échange intellectuel ». Ce sont ces propriétés qui lui confèrent sa dimension de symbole contre-culturel dans le film : en effet, son usage permet de distinguer une jeunesse idéaliste, généreuse et émancipée, d'une société vieillissante, violente et intolérante[44]. À l'instar du vin dans la culture gréco-romaine, le cannabis sert donc, dans *Easy Rider*, d'élément de différenciation culturelle. La grande innovation de ce film réside cependant dans l'inversion radicale des termes par rapport aux périodes antérieures : ici, le produit n'est plus la drogue du barbare, celle de l'Autre, mais bien celle, légitime, autochtone, d'une génération aspirant à changer le monde.

Pour la première fois dans l'histoire du cinéma, un long-métrage à succès faisait ouvertement l'apologie de la marijuana. Presque immédiatement, *Easy Rider* est devenu le « porte étendard d'une jeunesse [revendicatrice][45] » en connaissant une « résonance mondiale[46] ». En France, Dennis Hopper a obtenu le prix de la Première œuvre au Festival de Cannes en 1969, et, malgré des critiques globalement négatives, son œuvre a rassemblé près de deux millions de spectateurs, restant plus de six mois en salles en version originale. Si ces chiffres s'expliquent par l'actualité brûlante de ses images, il est indéniable que l'œuvre a participé à faire circuler un répertoire de représentations encore largement inconnu du public hexagonal au moment de sa sortie, en juin 1969. Plus généralement, le film a servi de modèle à des dizaines d'autres au cours de la décennie suivante, qui, de *Joe* (John G. Avildsen, 1970) à *Up in smoke* (Lou Adler, Tommy Chong et Richard « Cheech » Marin 1978), se sont attelés à dépeindre le mode de vie hippie et la consommation récréative de marijuana.

Une telle destinée n'avait pourtant rien de prévisible pour une production indépendante à petit-budget comme celle-ci. Afin d'expliquer la multiplication des *drug films* à la fin des années 1960 et l'émergence concomitante d'un imaginaire contre-culturel du cannabis, il n'est pas inutile de faire un détour par les bouleversements qu'a connu l'industrie cinématographique américaine au cours de cette période.

La fin du Code Hays, la crise des studios et l'émergence du Nouvel Hollywood : les bouleversements du cinéma américain à la fin des années 1960

En abordant une production cinématographique comme un reflet de son époque, on en arrive parfois à oublier que le 7e art est aussi, voire surtout, une industrie sur laquelle pèsent des contraintes économiques, juridiques, techniques et même morales. Il serait ainsi naïf de croire que la banalisation des représentations bienveillantes de l'usage de stupéfiants

44 S. Taqi, « The drug cinema », art. cité, p. 21.

45 Claire Strohm, « Le cinéma américain et le public français dans les années 1960 : entre mutation et réconciliation », *Matériaux pour l'histoire de notre temps,* n° 87, 2007/3, p. 111.

46 Éric Corbobesse et Francis Vergne, « Cinéma », art. cité, p. 182.

au grand écran, au tournant des années 1970, a uniquement été la conséquence de la massification de la pratique dans les pays occidentaux.

Certes, la croissance du motif dut en partie à l'initiative de quelques cinéastes d'avant-garde, soucieux de retranscrire les soubresauts de leur temps, voire, de prendre fait et cause pour les *baby-boomers* révoltés. Revenons sur le cas précédemment évoqué de Michelangelo Antonioni. Déjà reconnu en Europe pour sa trilogie cinématographique composée de *L'Avventura* (1960), *La Notte* (1961) et *L'Eclisse* (1962), c'est grâce au succès de son premier film en langue anglaise, *Blow-up*, qu'il a attiré l'œil d'Hollywood : en 1971, il a ainsi pu réaliser *Zabriskie Point*, un film mettant en scène la révolution juvénile aux États-Unis. Même si son exploitation s'est soldée par un échec commercial, cette œuvre s'avère intéressante pour comprendre l'évolution du regard posé par Antonioni sur la consommation de marijuana : là où *Blow-up* montrait, en 1966, de jeunes adultes « agir avec indifférence par rapport aux normes sociales et utiliser le cannabis pour voyager intérieurement », *Zabriskie Point* présentait, cinq ans plus tard, la défonce comme une nouvelle norme, et la sobriété comme une forme de déviance[47].

Dans une même optique, on ne peut expliquer la réalisation et le succès de *Taking Off* (1971) sans prendre en compte quelques éléments de la biographie de Miloš Forman. Ce film s'apparente à un plaidoyer humoristique pour les mœurs rebelles et transgressives de la jeunesse : une scène restée culte montre, par exemple, des parents bon chic bon genre assister à un cours de roulage de joints afin de garder le contact avec leur progéniture. Pour tourner ce qui était à l'époque son premier long-métrage, le cinéaste tchèque s'est immergé pendant plusieurs semaines au sein de la population hippie de l'East Village, à New-York[48]. Il semble ensuite n'avoir jamais perdu son affection pour la contre-culture des *Sixties*, puisqu'en 1979, il a adapté *Hair* au cinéma, une comédie musicale à l'esthétique psychédélique et à l'atmosphère enfumée.

Rien de tout cela n'aurait cependant été possible sans les bouleversements qu'a connus l'industrie cinématographique américaine au cours des années 1960. Dès le milieu de la décennie précédente, les carcans du Code Hays avaient commencé à devenir obsolètes aux yeux des producteurs et des réalisateurs hollywoodiens. Spécialiste de la culture audiovisuelle anglo-saxonne, Francis Bordat explique ce glissement par la rencontre, après la Seconde Guerre mondiale, de dynamiques techniques, juridiques, économiques et esthétiques : « la

[47] S. Taqi, « The drug cinema », art. cité, p. 22.
[48] Antonín J. Liehm, *The Miloš Forman Stories*, London, Routledge, 2000, p. 109-110.

reconnaissance du cinéma comme un moyen d'expression », la diminution du pouvoir des grands studios, l'émergence de la télévision comme nouveau « *family medium* » et la concurrence du 7e art européen sur le marché américain, notamment[49]. Au cours des années 1950, « chaque article du vieux Code ou presque avait été violé par un ou plusieurs films produits ou distribués par des membres de la MPAA.[50] » Les interdits pesant sur la dépiction de la sexualité, de l'adultère ou de la violence, sont donc tombés un à un. Concernant les drogues, c'est le film *The Man with the Golden Arm* (1955) qui a fait office de jurisprudence. Bien qu'elle n'ait pas reçu l'approbation de la Production Code Administration (PCA) – l'organe de censure de la MPAA -, l'œuvre d'Otto Preminger a été distribuée aux États-Unis, où elle a connu un franc succès auprès du public. Même si le Code a officiellement perduré jusqu'en 1966 - année où il a progressivement été remplacé par un système d'avertissements et de restriction par classes d'âge -, il est devenu plus aisé de mettre en scène les stupéfiants après cette date.

C'est donc dans cette brèche que se sont engouffrés les Conrad Rooks, Roger Corman et autres Dennis Hopper, au cours des années 1960. Ce climat de tolérance n'explique cependant pas, seul, l'émergence de représentations positives de la consommation de LSD et de marijuana. Nous avons, à plusieurs reprises, souligné l'amateurisme et le petit budget des productions de la contre-culture. La possibilité même pour ces films indépendants d'être diffusés à l'échelle nationale - voire internationale - et ainsi de rencontrer un public potentiellement important, constituait une nouveauté dans l'histoire d'Hollywood. En 1948, la Cour suprême avait pris un décret visant à mettre fin au monopole des *majors*, ces cinq grands studios qui possédaient la mainmise sur toute l'industrie cinématographique américaine, du financement à l'exploitation en passant par l'écriture et la distribution. L'avènement d'un système plus éclaté a ainsi favorisé l'émergence de sociétés de production de petite envergure, et a permis à des cinéastes ou des scénaristes n'appartenant pas au sérail hollywoodien de faire aboutir des projets originaux, ce qui a finalement contribué au renouvellement des thèmes et des codes esthétiques du 7e art américain[51].

En parallèle, celui-ci a subi l'influence des profondes mutations que connaissait son homologue européen depuis les années 1950. Notamment inspirés par la Nouvelle Vague française, des réalisateurs

---

49 Francis Bordat, « Le code Hays », art. cité, p. 13.

50 Jean-Pierre Coursodon et Bertrand Tavernier, *Trente ans de cinéma américain*, Paris, Éditions CIB, 1970, p. 98.

51 Geoff King, *New Hollywood Cinema: An Introduction*, London, I.B. Tauris, 2002, p. 5-7.

revendiquant une liberté de ton et un ancrage dans le réel ont pris leur distance avec les histoires convenues, les images léchées et les mises en scène idéalisées de la société états-unienne, qui avaient contribué au succès d'Hollywood dans les décennies précédentes. Se mettant au diapason d'une jeunesse qui, pour être contestataire, n'en constituait pas moins une nouvelle cible marketing[52], ces derniers ont commencé à dépeindre les préoccupations et les aspirations de cette dernière, parmi lesquelles figuraient la liberté sexuelle ou la consommation des drogues.

Dans ces conditions, on comprend comment des individus proches de la *Beat Generation* ou du mouvement hippie ont pu se saisir du cinéma pour promouvoir un usage récréatif de la marijuana. Si *Bonnie and Clyde* (Arthur Penn, 1967) est souvent cité comme le premier représentant de ce Nouvel Hollywood, *Easy Rider* n'arrive jamais loin. En effet, il constitue l'archétype du film indépendant, réalisé avec peu de moyens par des acteurs de la contre-culture, et mettant en scène le nouveau rapport entretenu par la jeunesse à la modification de conscience. Ce vent nouveau a rapidement soufflé au-delà de sa sphère d'origine. Dès la fin des années 1960, les grands studios se sont risqués à produire des films représentant la vie marginale ou les conduites déviantes, et à adopter un ton relativement neutre, voire carrément complaisant, à l'égard des usages de stupéfiants. *Macadam Cowboy* (1969) en est l'illustration : ce long-métrage narre la galère d'un jeune texan devenu gigolo à New York. Le long moment cannabique qu'il contient reprend la plupart des codes esthétiques identifiés dans *Blow-up*, *Chappaqua* ou *The Trip* : la foule aux habits colorés, les larges sourires et le passage du joint de main en main, le montage nerveux, les déformations visuelles et auditives pour signifier la modification de l'état de conscience des personnages, etc.

Si son réalisateur, John Schlesinger, a bénéficié d'un budget confortable et ainsi pu se payer les services d'un Dustin Hoffman récemment auréolé pour son rôle dans *The Graduate*, il ne faudrait pas oublier qu'il avait été, quelques années auparavant, l'un des principaux représentants du *Free Cinema* - parfois qualifié de Nouvelle vague britannique -, un cinéma aux accents contestataires, produit hors des circuits traditionnels de l'industrie filmique, et cherchant à dépeindre avec réalisme la vie des classes populaires.

---

[52] Nathalie Dupont, « Les studios hollywoodiens et les années soixante : une période de transition », *Matériaux pour l'histoire de notre temps,* n° 87, 2007/3, p. 117-118.

En France : obstacles juridiques et réticences culturelles

C'est donc la conjonction de la massification des usages de drogues, d'une disparition presque totale de la censure, d'un renouvellement des structures de l'industrie cinématographique et de l'émergence d'une avant-garde artistique, qui a permis la démocratisation de la représentation des psychotropes sur les grands écrans anglo-saxons, à partir du milieu des années 1960. Si les mises en scènes complices du LSD et de la marijuana constituent la nouveauté la plus remarquable de ces années de rupture, il ne faudrait pas croire que l'imaginaire contre-culturel s'est purement et simplement substitué aux dépictions moins enjouées du phénomène. Susan Boyd évoque ainsi un « retour de bâton » au début des années 1970 : selon elle, la promotion d'une consommation récréative et émancipatrice de cannabis n'a été qu'une parenthèse, que des films centrés sur l'héroïne comme *The French Connection* (William Friedkin, 1970) ou *The Panic in Needle Park* (Jerry Schatzberg, 1971) ont participé à refermer. Pour l'historienne, ce retour à l'écran de la seringue, du trafic international et de la déchéance toxicomaniaque constitue carrément un signe de la « [fin du] *summer of love*[53] » Shane Blackman insiste, lui, sur la croissance presque ininterrompue de la présence des modificateurs de conscience dans des productions humoristiques au cours de la seconde moitié des *Sixties*[54]. Quel qu'ait été le regard porté sur eux, tous les chercheurs s'accordent cependant sur un point : les usages de stupéfiants sont devenus un lieu commun des filmographies américaine, britannique ou encore canadienne, avant le tournant des années 1970.

Cela n'a pas été le cas en France, et ce pour plusieurs raisons. Premièrement, l'explosion des usages de drogues y est intervenue plus tard que dans les pays anglo-saxons. Les liens tissés par la population de l'Hexagone avec la marijuana, les acides et l'héroïne, sont restés ténus et largement immatériels jusqu'en 1969 : nous avons déjà dit le rôle joué par des productions étrangères comme *Blow-up* et *Easy Rider*, dans l'appropriation par les Français des représentations contre-culturelles de ces substances. D'autre part, lorsqu'ils ont effectivement débarqué sur le territoire français, les psychotropes illicites n'ont pas bénéficié d'un environnement propice à la mise en sons et en images de leur consommation. Le petit écran y était même franchement hostile. Deux indices tendent à le prouver. Le premier nous est fourni par Michel Polac. Dans une interview donnée au *Temps des médias*, en 2003, le

53 Susan C. Boyd, *op. cit.*, p. 74.

54 Shane Blackman, *Chilling Out. The cultural politics of substance consumption, youth and drug policy*, Maidenhead, Open University Press, 2004, p. 61.

journaliste et producteur se remémore l'interdiction formelle que lui avait adressée la direction d'Antenne de se rendre à Goa pour tourner un documentaire sur les hippies, en 1968. À l'époque, la chaîne avait justifié sa décision en arguant qu'un tel sujet déboucherait « forcément [sur la problématique du] haschisch.[55] » Le second indice provient directement des archives de l'ORTF. En 1969, le Comité des Programmes de Télévision a émis un avis défavorable à la coproduction d'une « série de treize épisodes sur la drogue », au motif de « la publicité que de telles émissions risquaient de faire en faveur de la toxicomanie, en dépit des intentions mêmes de leurs auteurs.[56] » De fait, la consommation des stupéfiants est globalement restée absente des réalisations télévisuelles nationales, jusqu'à la fin des années 1970, seules quelques fictions historiques s'étant risquées à l'évoquer dans l'intervalle.

C'est la même crainte d'une performativité des images de l'usage qui a guidé l'action du ministère de l'Information à l'égard des films de cinéma, tout au long des années 1960. Déjà soumis à un seuil d'âge et à des interdictions d'exportation depuis *L'Esclave* et *Razzia sur la chnouf*, les longs-métrages dépeignant l'absorption de psychotropes ont parfois été expurgés de passages entiers. Les coupes ne concernaient d'ailleurs pas que les drogues dures. En 1968, « la scène de "fumerie de la marijuana dans la boîte de nuit" [a par exemple été] supprimée dans *Ce salaud d'inspecteur Sturling* [57]», du réalisateur italien Emilio Miraglia. D'une manière générale, peu de cinéastes français ont pris le parti de mettre en scène la consommation contre-culturelle des stupéfiants avant 1969. Il ne faudrait cependant pas exagérer le contrôle exercé sur la représentation des pratiques psychotropes à cette époque : si elles auraient préféré qu'aucun modificateur de conscience n'apparaisse jamais à l'écran, les vigies du ministère de l'Information abhorraient par-dessus tout les images de piqure. Voilà pourquoi *Blow-up*, ou une coproduction franco-italienne comme *Danger : Diabolik !* (Mario Bava, 1968), qui comprend un moment cannabique à l'esthétique psychédélique, ont pu sortir dans les salles obscures de l'Hexagone. Sur les 543 dossiers de censure établis entre 1945 et 1975 qu'il a pu consulter, Frédéric Hervé a ainsi calculé que seuls 6% d'entre eux l'ont été pour le motif « drogue »[58].

[55] Isabelle Veyrat-Masson, « Censure, autocensure : maladies des médias ? Entretien avec Michel Polac », *Le Temps des médias*, n° 1, 2003/1, p. 215.

[56] Archives nationales, Fonds ORTF, *Procès-verbal de la réunion du Comité des programmes de Télévision tenue le jeudi 25 septembre 1969 à la Maison de l'ORTF*, Pierrefitte-sur-Seine, 1969. Côte : 19870378-20.

[57] Frédéric Hervé, *op. cit.*, p. 256.

[58] *Ibid.*, p. 33.

Les débuts de la massification ont sensiblement modifié cet état de fait. Prenant acte de « l'évolution des mœurs » et de la nouvelle donne politique – Georges Pompidou venait de remplacer Charles de Gaulle à la présidence de la République - la Commission de Contrôle des Films Cinématographiques a commencé à se montrer plus souple à partir de 1969, ne préconisant plus qu'une interdiction aux moins de treize ans pour les œuvres mettant en scène l'absorption de substances psychoactives. C'est pour cela qu'*Easy Rider* n'a pas été interdit, malgré le fait qu'il faisait très explicitement l'apologie de la marijuana. La parenthèse a cependant été de courte durée. En effet, le drame de Bandol, mais surtout ses conséquences législatives - la loi du 31 décembre 1970 -, sont venus mettre fin à la liberté théorique qui avait jusqu'ici prévalu en la matière. Au travers de l'article L.630 du Code de la santé publique, l'État prohiba la diffusion de représentations positives des stupéfiants, notamment par voie de presse et par voie audiovisuelle. Le cinéma et la télévision, médias de masse par excellence, étaient dans le viseur. Sur le fond, cela ne changeait pas grand-chose. Dans une lettre adressée à la Commission, le 20 juin 1969, Joël Le Theule, dernier secrétaire d'État à l'information de la Ve République, s'était déjà montré clair quant aux limites de ce qui était toléré en la matière :

> « il reste entendu que, s'agissant d'un véritable fléau social, la tâche du contrôle cinématographique et donc de votre commission, consiste à interdire tout ce qui pourrait apparaître comme une propagande directe ou indirecte, ouverte ou insidieuse, en faveur de la drogue. En conséquence, ne seront autorisés que les films qui traitent de la drogue comme d'un problème et intègrent les éléments indicateurs soit à une argumentation, soit à une histoire, qui en dévoile nettement l'aspect négatif.[59] »

Si le caractère subjectif des critères d'appréciation demeurait, on était donc tout de même passé d'un interdit moral à un interdit légal.

Est-il cependant pertinent d'expliquer la frilosité française à mettre en scène la consommation de psychotrope par la seule réticence des censeurs tout au long des années 1960, puis par l'existence d'un cadre juridique contraignant à partir de 1971 ? Autrement dit, l'inexistence de ces carcans aurait-elle favorisé la circulation de représentations plus favorables et plus nombreuses de l'usage ludique de marijuana ou de LSD ? Il est permis d'en douter, au vu de la sociologie et des inclinaisons thématiques et esthétiques qui structuraient alors le 7e art hexagonal. Passé la stupéfaction et l'engouement initial, les petits budgets, l'improvisation des acteurs, les tournages en décor naturel et l'intérêt

---

[59] Joël Le Theule, courrier à Henri de Ségogne, 20 juin 1969, cité dans : Frédéric Hervé, *op. cit.*, p. 257-258.

pour la jeunesse qui avaient fait l'originalité des œuvres de François Truffaut, Claude Chabrol ou Jean-Luc Godard, à la fin des années 1950, ont commencé à lasser le public. Ayant perdu son aura novatrice, la Nouvelle Vague s'est éteinte au milieu des années 1960, laissant la transgression à quelques réalisateurs issus de ses rangs ou inspirés par elle. On peut citer le cas du « brûlot anticlérical[60] » de Jacques Rivette, *Suzanne Simonon, la Religieuse de Diderot*, qui a soulevé l'ire de l'Église catholique en 1966, et dont la diffusion a été interdite par le ministère de l'Information. Par la suite, les évènements de mai-juin 68 ont favorisé l'éclosion d'un cinéma politique, s'intéressant « aux zones d'ombre de l'histoire contemporaine », dont Costa-Gavras ou Yves Boisset comptent parmi les plus illustres représentants[61].

D'une manière générale, les mouvements contestataires qui agitaient l'Amérique ont peu intéressé les cinéastes français au cours des *Sixties*. Mentionnons tout de même le cas exceptionnel d'Agnès Varda. Partie en Californie aux côtés de son mari Jacques Demy à la fin des années 1960, la réalisatrice a tiré de son séjour un film à l'esthétique psychédélique sur la contre-culture hippie : *Lion's love*. Son œuvre, qui n'a connu qu'un écho très limité des deux côtés de l'Atlantique, est de surcroit sortie en salles sous pavillon états-uniens. Au cours des années 1960, nulle avant-garde prônant le bonheur ou l'émancipation par les voies de la chimie n'a ainsi fait ses armes dans le cinéma national, contrairement au monde anglo-saxon. Le militantisme et l'engagement cinématographique ont laissé les stupéfiants hors-champ tout au long de la décennie. Cette occultation est déterminante pour le sujet qui nous occupe : lorsqu'elle est devenue un phénomène de masse en France, à partir de 1969, la consommation des psychotropes illicites s'est retrouvée mise en scène par des réalisateurs pour la plupart déjà bien installés dans la profession, mais surtout totalement étrangers à l'agitation contre-culturelle qui secouait le pays. Cet état de fait explique, en partie, l'ambiguïté du regard cinématographique posé sur le cannabis jusqu'au milieu des années 1970, dans la poignée de films français qui a représenté son usage.

---

60 Laurent Garreau, *Archives secrètes du cinéma français (1945-1975)*, Paris, Presses Universitaires de France, 2009, p. 216.

61 Jean-Pierre Jeancolas, *Histoire du cinéma français*, Paris, Armand Colin, 2009, p. 74.

De la curiosité du cinéma français pour une pratique émergente : cannabis, contre-culture et révolution juvénile

C'est donc en 1969 que les représentations de la consommation contre-culturelle des stupéfiants ont réellement commencé à apparaître au cinéma français. Si l'on avait pu voir, dès l'année précédente, Monica Vitti s'enivrer de haschisch au son des sitars dans *La Femme écarlate* de Jean Valère, les années suivantes ont été marquées par une augmentation sensible des scènes de drogue en tous genres : délires hallucinogènes dans *Le Champignon (L'assassin frappe à l'aube)* (Marc Simenon, 1969), confection d'un cake d'amour aux propriétés analgésiques dans le conte psychédélique *Peau d'âne* (Jacques Demy, 1970), apathie héroïnomaniaque dans *Absence répétées* (Guy Gilles, 1972), etc. De toutes les substances absorbées et promues par les hippies américains, bientôt par leurs homologues hexagonaux, puis par toute une frange de la jeunesse du pays, c'est cependant la marijuana qui a connu la plus grande croissance de ses dépictions filmiques. Elle est ainsi apparue dans au moins quatorze longs-métarges réalisés pour le grand écran, entre 1969 et 1974, soit sept fois plus qu'au cours des quatre décennies précédentes.

Cette rupture quantitative s'est doublée d'une rupture qualitative. Au tournant des années 1970, la consommation du cannabis a en effet quitté les seules fonctions négatives auxquelles l'avaient cantonné *Comtesse Haschisch* et *Razzia sur la chnouf*, pour devenir un ressort comique et un symbole de la révolution juvénile qui secouait le pays depuis Mai-68. La recurrence des représentations pédagogiques de la première fois témoigne, plus généralement, de la profonde curiosité qu'a fait naître la massification des usages de stupéfiants chez les cinéastes français à l'époque.

Du drame vers la comédie ? Diversification et déplacement des significations de la présence du cannabis à l'écran

Mettons immédiatement les choses au clair : non, la marijuana n'est pas devenu l'apanage des comédies au cinéma français, à partir de 1969. En effet, au cours des premières années de notre chronologie, la consommation du produit a continué d'être mise en scène dans des œuvres à l'atmosphère sombre et à l'histoire tragique : c'est, par exemple, le cas dans le polar de Michel Wyn, *Les Suspects*, ou dans le drame sur la drogue de Barbet Schroeder, *More.* La question mérite néanmoins d'être posée : là où l'ancien régime des représentations filmiques du cannabis avait réduit l'usage du haschisch à une fonction dramatique ou repoussoir, celui des premiers temps de la massification a participé à diversifier les raisons d'être de sa présence à l'écran. Cette évolution est notamment perceptible lorsque l'on s'intéresse aux genres cinématographiques dans lesquels a été dépeinte la pratique. Entre 1969 et 1974, on la retrouve ainsi dans cinq comédies, quatre drames, trois comédies dramatiques, un film policier et un long-métrage d'anticipation **(Fig. 5)**.

Au sein de cette dynamique de ventilation, le cas de la comédie est évidemment le plus remarquable : d'absente, cette dernière est subitement devenue la première catégorie de longs-métrages à mettre en sons et en images le joint et ses effets. Pour comprendre ce que recouvre cette émergence, il convient d'affiner l'analyse en étudiant le rôle joué par la substance dans ces films destinés à faire rire le public. *Le Gendarme en balade*, *La Brigade en folie* et *Les Bidasses s'en vont en guerre*, utilisent ainsi un même ressort comique : celui de l'autorité consommatrice. Qu'il s'agisse de la petite troupe menée par l'adjudant Cruchot dans le premier, des commissaires Richard et Grospèze dans le second, ou des quatre Charlots jouant les conscrits dans le troisième, les uniques moments cannabiques de ces trois productions visent explicitement à provoquer l'hilarité en jouant sur le décalage entre l'ordre – représenté par la figure du gendarme, du policier ou du militaire – et sa corruption – représentée par une inhalation pas toujours consentie de marijuana. Notons que la comédie dramatique *Le Charme discret de la bourgeoisie* s'appuie sur un procédé très similaire pour donner corps à une atmosphère onirique, typique du cinéma de Luis Buñuel : devant un parterre de notables locaux, un haut-gradé de la cavalerie s'avoue fin connaisseur du produit et n'hésite pas à en faire la promotion auprès de ses interlocuteurs, sans que cela ne semble troubler personne.

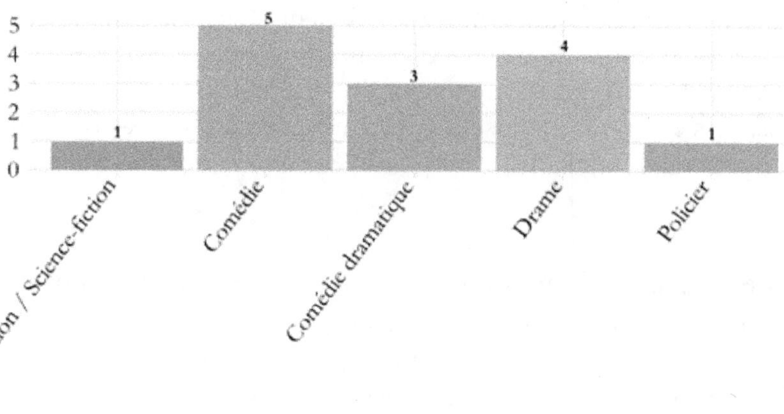

Fig. 5 : Répartition des films du corpus par genre (1969-1974)

Ces nouvelles fonctions filmiques, qui traduisent un profond changement du regard porté sur le psychotrope, n'épuisent cependant pas la grande diversité des significations que s'est mise à recouvrir sa présence à l'écran. Dans *Toute une vie* de Claude Lelouch, le cannabis permet de dire le malaise des adolescents du *baby-boom*, alors qu'il est créateur de lien et symbole de la générosité de la communauté hippie dans *Quelques messieurs trop tranquilles*. Ces différences se retrouvent parfois au sein même des productions comptant plusieurs moments de consommation. Dans *More*, le premier d'entre eux a clairement été conçu par Barbet Schroeder comme un moyen de différencier la marijuana de l'héroïne, alors que les suivants servent, au contraire, à montrer le jeune héros s'enfoncer dans la toxicomanie[62].

D'une manière générale, on peut dire que la massification des usages de drogues a eu pour première répercussion cinématographique la multiplication des mises en scènes de l'usage – d'une poignée de moments cannabiques avant les années 1960, on est passé à vingt-quatre entre 1969 et 1974 -, et donc une ouverture de l'éventail des raisons d'être à l'écran de la pratique. S'il convient d'être prudent vis-à-vis des modalités, des formes et des rythmes, qu'a connu l'accommodement culturel des Français au haschisch à partir de la fin des années 1960, on ne peut être que frappé de constater le fait que la substance a rapidement et massivement quitté le seul registre dramatique, pour devenir cause ou objet d'amusement. Notons que ce glissement n'a pas été propre au cinéma : à la même période, la presse *underground* française s'est en effet mise à publier des *comics* américains qui, à l'instar de *Fritz the cat* ou des *Freaks brothers*, dépeignaient la consommation de marijuana de manière positive. L'implication n'était cependant pas la même : là où des magazines comme *Vroutch* ou *Actuel* visaient un public d'initiés et tiraient à quelques dizaines de milliers d'exemplaires, huit de nos quatorze films ont réuni plus d'un million et demi de spectateurs en salles, *Le Gendarme en balade* s'étant même hissé à la première place du box-office en 1970, avec près de 4,9 millions d'entrées. D'emblée, le rire cannabique a donc été massif.

Le cannabis, signifiant filmique de la contre-culture juvénile

S'il est tout de même un élément commun aux représentations du cannabis figurant dans cette filmographie des premiers temps de la massification, c'est l'association quasi systématique de son usage avec

62 Philippe Paringaux, « Interview de Barbet Schroeder », *Rock & Folk*, n° 32, septembre 1969.

l'agitation contre-culturelle venue du monde anglo-saxon. Aux figures de l'honnête homme abusé et de la toxicomane cherchant à se procurer un dernier joint dans les bas-fonds de la capitale, ont ainsi succédé celles du hippie et du jeune révolté, à partir de 1969. Sur les 59 personnages-consommateurs représentés jusqu'en 1974, 38 ont moins de vingt-neuf ans et appartiennent donc à la génération du *baby-boom*, qui fut à la fois le réceptacle et l'actrice du bouillonnement socioculturel des *Sixties*. Seules deux productions font cependant *directement* référence à ce contexte historique : dans *Toute une vie*, « la drogue, [ce] mal importé des États-Unis », est mentionnée pendant l'unique moment cannabique du film parmi les soubresauts du temps, aux côtés de la chute du gaullisme et de la libération sexuelle. De son côté, *Les Chemins de Katmandou* met en scène un étudiant qui, déçu par les évènements de 1968, part retrouver son père au Népal. C'est là qu'il rencontre Jane, une jolie britannique ayant choisi la révolution intérieure à l'aide d'expédients chimiques plutôt que la lutte politique.

Si la lame de fond contre-culturelle n'est donc pas toujours explicitement évoquée, presque tous les moments de consommation de cette période se chargent de la représenter. Géographiquement, d'abord, puisque la plupart d'entre eux se déroulent dans un lieu d'implantation ou de pèlerinage hippie : Ibiza dans *More*, Katmandou dans *Les Chemins de Katmandou*, les zones rurales du Centre et du Sud de la France dans *Le Gendarme en balade* et *Quelques messieurs trop tranquilles*, ou encore la Californie mexicaine dans *La Route de Salina* de Georges Lautner. Partis sur la route ou vivant en communauté, les usagers du cannabis sont immédiatement reconnaissables dans ces œuvres : lorsqu'ils ne roulent pas dans une voiture entièrement recouverte de motifs floraux (*Le Gendarme*) ou ne vivent pas dans un abri polyédrique multicolore (*Quelques messieurs trop tranquilles*), ces derniers jouent de la flûte au pied d'une statue de Bouddha (*Les Chemins de Katmandou*) ou se languissent nus sur des accords de sitar, comme dans *Cannabis* de Pierre Koralnik. Même lorsqu'elle a lieu à Paris, la consommation fait intervenir des groupes fantasques, dont l'allure – grandes tuniques, bandanas, bijoux et breloques, etc. - et les pratiques – danses spontanées, improvisations musicales, amour libre, etc. - rompent avec les normes sociales et vestimentaires du reste de la société : c'est, par exemple, le cas des noctambules du *Magnifique* ou des des babas et des marginaux des *Stances à Sophie*. Cette image stéréotypée – pour ne pas dire caricaturale - s'étend d'ailleurs aux usages involontaires : c'est parce que leurs uniformes ont été remplacés par des fripes colorées que les gendarmes du *Gendarme en balade* se retrouvent à consommer du haschisch dans une grange abandonnée. Inversement, c'est parce qu'ils ont été abusés par des malfaiteurs qui leur ont fait fumer un « calumet de la paix [au] tabac libanais » que les deux enquêteurs de la *Brigade en folie* se retrouvent à demi-nus, arborant des colliers à fleurs, en partance vers Katmandou.

La dimension contre-culturelle de la substance est généralement renforcée par la bande-son des moments de consommation. Si un quart d'entre eux (6 sur 24) est accompagné par un air de flûte ou de sitar indienne, quelques-uns se distinguent par la place qu'ils accordent à des morceaux de rock psychédélique : c'est notamment le cas dans *More*, dont la bande-originale a été composée par les Pink Floyd, un groupe issu de l'*undergound* londonien, à l'époque autant réputé pour ses chansons planantes que pour les frasques toxicomaniaques de son ancien leader, Syd Barrett.

Dans ces premières représentations, le cannabis n'apparait ainsi souvent que comme l'un des signifiants filmiques de la contestation juvénile qui touchait la France depuis quelques années. À l'instar des accoutrements chamarrés, des sonorités orientales ou de l'habitus pacifique des personnages, son usage a permis aux scénaristes et réalisateurs de l'époque de mettre en scène la dimension la plus remarquable du phénomène, à savoir ces petites contre-sociétés que constituaient les communautés hippies. Dès 1969, Roland Barthes affirmait que le « hippy [vivait] comme un bourgeois *retourné* », marquant son opposition à la culture et au mode de vie dominant par une série d'inversions subversives, touchant aussi bien à la nourriture, au logement et au vêtement, qu'à la sociabilité, aux idéaux et aux valeurs[63]. Dans une perspective sémiologique, ces dépictions très normées du joint constituent donc des éléments identifiables – car cinégéniques – d'un tout, qui est aussi une différence : la mouvance contre-culturelle venue des États-Unis. On ne peut d'ailleurs manquer de remarquer les similitudes esthétiques qui existent entre ces moments cannabiques hexagonaux et leurs homologues anglo-saxons tournés à la même période. L'analyse doit cependant être affinée : alors qu'au tournant des années 1970, la consommation de cannabis gagnait les classes moyennes et bourgeoises d'une jeunesse majoritairement urbaine, les cinéastes français se sont focalisés sur les hippies, population certes introductrice de la pratique dans l'Hexagone, mais déjà marginale, voire anachronique du point de vue de la sociologique de l'usage du produit dans le pays. Il semble ainsi que les premiers longs-métrages qui ont mis en sons et en images la marijuana ne se sont pas saisis du phénomène en tant que tel,

[63] Roland Barthes, « Un cas de critique culturelle », *Communications*, n° 14, 1969/2, p. 97-99.

mais plutôt pour symboliser la révolution des « sensibilités et des aspirations[64] », qui secouait la France depuis la fin des années 1960

Cannabis et révolution des mœurs

Dans les quatorze films de notre corpus produits entre 1969 et 1974, le cannabis est donc plus que lui-même, ou en tout cas pas seulement lui-même. Il est l'apanage distinctif d'une jeunesse bouillonnante, s'inspirant des mouvements contestataires américains pour inventer d'autres manières de vivre. Voilà pourquoi sa consommation est associée à tout ce que l'époque compte de changements socioculturels d'importance, à commencer par un rapport renouvelé des individus à la nature, à leurs semblables et à eux-mêmes. Dix des 24 moments cannabiques de cette période se déroulent ainsi totalement ou en partie dans un champ, dans la jungle ou, plus généralement, dans un espace vert, ce qui représente une proportion sensiblement plus importante qu'à l'échelle du corpus tout entier, où moins d'un quart des moments de consommation ne se déroule pas du tout en intérieur. De même, 33 des 59 personnages-consommateurs semblent n'avoir pas de domicile fixe, se déplaçant au gré des envies et des opportunités, comme dans *Les Chemins de Katmandou*, *La Route de Salina*, *Quelques messieurs trop tranquilles* et *Les Suspects*, ou squattant des lieux pour un temps, comme dans *Le Gendarme en balade* et *Cannabis*. Le motif de la route, constitutif de la contre-culture hippie, est ainsi intimement attaché à la consommation du produit.

Vecteur de liberté et d'authenticité, l'usage de marijuana semble également l'être en ce qui concerne le bien-être et la convivialité : en effet, plusieurs des longs-métrages dont il est ici question représentent le contact initial avec la substance comme une expérience agréable. C'est par un éclat de rire que réagit la jeune Christine à sa première taffe dans *Le Magnifique*. Plus mesurés, les hommes du maréchal des logis Cruchot se contentent, eux, de sourires béats et de déclarations d'amour dans *Le Gendarme en balade*, à l'instar des conscrits des *Bidasses s'en vont en guerre*, qui n'ont pourtant pas l'air d'être des néophytes en la matière. Dans *Quelques messieurs trop tranquilles*, le partage d'un joint donne l'occasion d'une fraternisation entre le groupe de hippies et les habitants du village de Loubressac, au départ pourtant peu enclins à voir les premiers s'installer sur leurs terres. Une musique apaisante vient renforcer le sentiment de sérénité et de bienveillance partagée qu'expriment les regards complices échangés entre les différents protagonistes de la scène. Même chose dans

[64] Jean-François Sirinelli, *Les Vingt Décisives. Le passé proche de notre avenir (1965-1985)*, Paris, Fayard, 2007, p. 135.

La Brigade en folie : c'est autour du narguilé que se réconcilient, pour un temps du moins, policiers et voleurs **(Fig. 6)**.

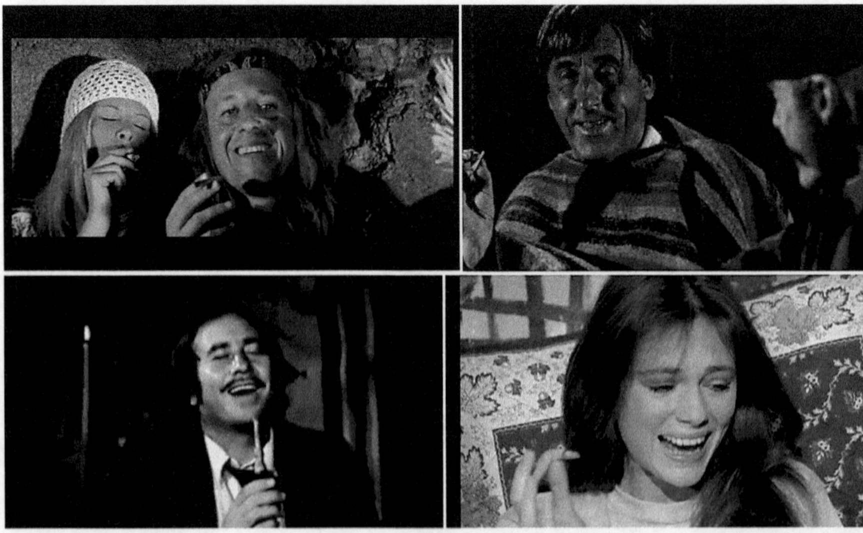

Fig. 6 : En haut à gauche, *Le Gendarme en balade* (Jean Girault, 1970) ; en haut à droite, *Quelques messieurs trop tranquilles* (Georges Lautner, 1972) ; en bas à gauche, *La Brigade en folie* (Philippe Clair, 1972) ; en bas à droite, *Le Magnifique* (Philippe de Broca, 1973)

L'ataraxie ou la communion vécues au moment de l'absorption du produit ne transparaissent pas que dans les comédies, même si drames et policiers s'attachent plutôt à représenter le plaisir sensoriel expérimenté par les personnages. *Cannabis* montre, par exemple, des consommateurs nus et alanguis vivant un moment d'extase collective, auquel le spectateur est convié au travers des murmures érotiques émanant de la bande-son. *La Route de Salina* intègre l'usage de la substance à une séquence de bombance : le passage du joint et les larges sourires qu'il provoque alternent avec des gros plans sur une consommation effrénée et des reliefs de nourriture.

Cette mise en scène du nouveau rapport à la jouissance transparait surtout dans l'association récurremment faite entre l'usage de cannabis et la sexualité. Cette dernière est en effet présente, sous une forme ou sous une autre, dans chacun des films de la période : nudisme dans *Le Gendarme en balade* et *La Route de Salina*, polyamour dans *More* et *Les Chemins de Katmandou*, ou encore massages coquins et propos grivois dans *Quelques messieurs trop tranquilles* et *La Brigade en folie*. Rien de bien nouveau au cinéma à l'époque. Dès le milieu des années 1950, Brigitte Bardot avait incarné à l'écran et dans les magazines une « rupture dans l'histoire des corps féminins[65] », en apparaissant nue dans *Cette sacrée gamine* de Michel Boisrond et dans *Et Dieu créa la femme* de Roger Vadim. Au cours des années suivantes, la censure a baissé la garde face à la multiplication des longs-métrages au contenu licencieux. Le 7e art du tournant des années 1970 a néanmoins innové en réinvestissant le lien historiquement établi entre consommation de marijuana et rapprochement intime par les *drug films* de la période précédente : nous avons, plus haut, évoqué le contact des corps enivrés de haschisch dans *Cannabis.* Plus chastes, les moments cannabiques des *Stances à Sophie* et de *Toute une vie* se contentent de baisers langoureux. Dans *Les Chemins de Katmandou* et *More*, respectivement deux des trois et deux des cinq moments de consommation débouchent sur un acte sexuel. Contrairement à *Reefer Madness*, *She Shoulda Say No* ou *Razzia sur la chnouf*, cependant, la dimension aphrodisiaque de la substance n'est pas ici pensée sur le mode de la débauche ou de la perversion. Le cannabis apparait simplement comme un initiateur, un facilitateur ou un multiplicateur des plaisirs charnels, eux-mêmes avant tout considérés comme « signe de dissidence sociale[66] ».

Pour preuve, trois icônes de ce mouvement de cette révolution des mœurs, qui associa drogue et sexualité à l'époque, apparaissent dans plusieurs de nos films : il s'agit de Mimsy Farmer, Jane Birkin et Serge Gainsbourg. C'est un mauvais trip de LSD, en 1968, qui a incité la première à arrêter les longs-métrages d'exploitation américains, où elle jouait la rebelle sensuelle, pour débuter une carrière de comédienne en France. Dans *More*, comme dans *La Route de Salina* et *Les Suspects*, elle interprète une jeune femme libre, qui choisit ses partenaires sexuels et possède un goût prononcé pour la modification de conscience. Même chose pour Jane Birkin dans *Les Chemins de Katmandou* et *Cannabis.* Révélée par *Blow-up* de Michelangelo Antonioni, où elle avait été l'une des premières actrices à dévoiler ses parties intimes à l'écran, cette dernière a fait scandale en 1969, en interprétant *Je t'aime, … non plus*, un morceau mimant l'acte d'amour aux côtés de celui qui allait devenir son compagnon, Serge Gainsbourg. Le goût du chanteur pour les jeunes filles était connu à l'époque : en 1966, il avait par exemple écrit pour France Gall, alors âgée de dix-neuf ans, une chanson à double sens, *Annie aime les sucettes à l'anis.* Au moment où *Cannabis* est sorti sur les écrans, il comptait parmi les plus célèbres promoteurs français de

---

65 Antoine De Baecque, *La Nouvelle vague, portrait d'une jeunesse*, Paris, Flammarion, 1998, p. 21.

66 Jean-François Sirinelli, « La norme et la transgression. Remarques sur la notion de provocation en histoire culturelle », *Vingtième Siècle. Revue d'Histoire*, n° 93, 2007/1, p. 9.

l'amour libre. Bien qu'on ne le voie pas consommer de stupéfiant dans le film de Pierre Koralnik, c'est lui qui a produit sa bande-son : pour l'occasion, il a écrit un véritable hymne à la marijuana - le titre *Cannabis* -, dont il susurre le refrain sur un air de guitare à la Hendrix : « Est-ce un maléfice/Ou l'effet subtil du cannabis ? » Quelques années auparavant, le chanteur avait déjà confessé son amour pour la substance dans le titre *No, no thanks, no*, sorti sur l'album *Gainsbourg Confidentiel.* Interprétant les derniers instants d'un condamné à mort, il déclarait alors : « No, no thanks, no/Je ne fume que la marijuana/No, no thanks, no/À quoi bon insister ? »

La présence à l'écran de Mimsy Farmer, Serge Gainsbourg et Jane Birkin, ne doit pas nous tromper : ces artistes, proches d'une culture transgressive sinon réellement alternative, constituent l'exception plutôt que la règle du point de vue de la sociologie des films de notre corpus. Il n'empêche : plus qu'un simple signifiant filmique de la contre-culture juvénile, la consommation du haschisch a constitué un motif permettant aux réalisateurs français de représenter le « changement de bain anthropologique[67] » que vivait le monde occidental depuis la fin des années 1960. Associé au renversement des normes sociales et à la libération des corps et des esprits, le produit a tantôt été dépeint comme un élément constitutif de cette révolution des mœurs portée par les *baby-boomers*, tantôt comme l'un de ses principaux moteurs. Tour à tour aphrodisiaque, marque d'indépendance, vecteur de plaisir individuel ou de bien-être collectif, la nouveauté du joint a intrigué le cinéma national, qui s'est employé à mettre en scène sa rencontre avec la population du pays.

La perte de virginité cannabique : représentations métonymiques et didactiques du premier joint

C'est l'un des principaux motifs qui parcourt les films de cette période de rupture : la première taffe, le premier joint, la première ivresse. Si le déniaisement cannabique constituera un motif récurrent de notre filmographie jusqu'au début des années 2000, il est particulièrement présent à l'écran entre 1969 et 1974 : en effet, 7 de nos 14 productions le mettent en scène. Treize des cinquante-neuf personnages-consommateurs fument ainsi pour la première fois : parmi eux, quatre héros et cinq personnages principaux. Malgré des différences de traitement, la plupart de ces longs-métrages expriment cependant une

[67] Jean-François Sirinelli, *Les Vingt Décisives*, *op. cit.*, p. 123.

même idée : la consommation de marijuana est une pratique nouvelle dans la France au tournant des années 1970.

Un schéma commun semble ainsi se dégager : un initié, caractérisé par son altérité nationale ou culturelle, propose du cannabis à un néophyte, souvent Français et naïf, ou cherche à le faire succomber. Dans *Quelques messieurs trop tranquilles,* les hippies qui font essayer la marijuana au très franchouillard épicier du village de Loubressac, Julien Michalon, sont menés par un Américain. Si nous ne savons pas avec précision d'où viennent ceux qui font fumer les gendarmes dans *Le Gendarme en balade*, nombre d'entre eux sont de type nordique ou germanique, et ne semblent pas avoir le français pour langue maternelle. *Les Chemins de Katmandou* et *More* répondent sensiblement à ce modèle, puisque les initiés sont Hollandais, Britanniques et Américains, même si le néophyte décline l'offre d'expérimentation dans le premier, et n'est lui-même pas Français dans le second. Dans *Les Stances à Sophie*, le décalage est plutôt d'ordre culturel. Philippe, joué par Michel Duchaussoy, est un haut cadre d'une grosse entreprise. Vêtu d'un traditionnel costume-cravate et aspirant à monter dans l'échelle sociale, c'est presque par hasard qu'il se retrouve en train de prendre de la marijuana dans un appartement rempli de jeunes gens apathiques, arborant des cheveux longs et un accoutrement bigarré. Si les moments de consommation de *Cannabis, La Route de Salina* et *Les Suspects*, n'intègrent pas le motif de la perte de virginité cannabique, ils incluent tout de même le thème de la différence, la drogue étant consommée par des hippies somnolant au son du sitar dans le premier, et par de jeunes américains dans les deux seconds. D'une manière générale, la consommation de cannabis a ainsi été représentée comme une pratique nouvelle et exogène dans les productions hexagonales de l'époque, importée en France par des marginaux et des non-nationaux symbolisant dans tous les cas une figure de l'altérité.

Derrière ces similitudes structurelles, il est tout de même intéressant d'apprécier la diversité des mises en scènes et des significations de ces séances d'initiation. La réaction du néophyte, d'abord, varie beaucoup d'un film à l'autre : du refus catégorique d'essayer le produit chez Olivier dans *Les Chemins de Katmandou*, au désir jusqu'alors contrarié chez la jeune fille de *France Société Anonyme*, en passant par la curiosité du héros de *More*, ou l'hésitation de Julien Michalon dans *Quelques messieurs trop tranquilles* et de Philippe dans *Les Stances à Sophie.* Rajoutons-y les premières fois non consenties, comme dans *Le Gendarme en balade* et *La Brigade en folie.* Ces deux films semblent malgré tout attribuer à la substance des vertus plutôt agréables : les gendarmes du premier, comme les enquêteurs du second, sont pris d'une euphorie incontrôlable et d'un trop-plein d'affection sous l'influence du haschisch. À l'inverse, la marijuana fait tomber les dernières défenses de la jeune Christine face à la drague insistante de Pierre Charon, dans *Le Magnifique*. Pire encore, dans *More*, son premier joint constituera, pour Stefan, le début d'une descente aux enfers vers l'addiction aux drogues dures.

Les réalisateurs français du tournant des années 1970 ont-ils postulé la méconnaissance de la pratique par le grand public et de possibles erreurs d'interprétation[68] ? Toujours est-il qu'un second motif d'unité se dégage de ces représentations de la première fois : leur dimension didactique. En effet, la plupart des moments cannabiques de cette époque contiennent des éléments scénaristiques, dialogiques ou de mise en scène, permettant d'éclairer - voire de traduire - la consommation représentée à l'écran. Un quart d'entre eux nomme ainsi directement la substance : on parle, par exemple, de « haschisch » dans *Les Chemins de Katmandou*, d' « herbe » dans *Cannabis*, ou de « la tisane du docteur Solnes » dans *Les Suspects*. Ces mots qui accompagnent les images sont souvent précédés d'une même question, destinée à éviter des malentendus déjà largement dissipés par la longueur du joint ou son passage de main en main : « What's this ? » interroge Stefan en montrant un paquet plein d'herbe à Estelle dans *More* ; « C'est du bon tabac. Qu'est-ce que c'est comme marque ? » ose naïvement le commissaire Grospèze dans *La Brigade en folie* ; « Mexicaine ? » demande un militaire à son supérieur qui lui tend un joint dans *Le Charme discret de la bourgeoisie* : « Congo ! », répond solennellement ce dernier. L'explicitation se fait parfois par des voies détournées : dans *Toute une vie*, c'est un bulletin radiophonique évoquant « la drogue », diffusé en arrière-fond sonore, qui permet une bonne lecture du moment de consommation. Dans l'uchronie *France Société Anonyme*, c'est une publicité pour le haschisch « Hashbang », diffusée à la télévision alors que les personnages fument, qui remplit cette fonction.

Arrêtons-nous brièvement sur le film *More* qui, ne se contentant pas de donner des clés de lecture au spectateur quant à la nature du produit absorbé à l'écran, lui propose carrément une leçon sur la manière de bien l'inhaler. Le premier moment de consommation du film de Barbet Schroeder est long : cinq minutes très exactement, soit largement plus du double de la durée moyenne de ses homologues tournés entre 1969 et 1974. Celui-ci se déroule dans l'appartement parisien de la jeune Estelle. Stefan, avec qui elle a sympathisé quelques jours auparavant, est venu lui rendre visite. Après avoir mis *Cymbaline* des Pink Floyd sur son tourne-

---

[68] C'est, par exemple, ce que laisse entendre Barbet Schroeder dans l'interview qu'il a donnée au magazine *Rock & Folk*, au moment de la sortie en salles de *More* : Philippe Paringaux, « Interview de Barbet Schroeder », art. cité.

disque et laissé son prétendant déambuler seul chez elle, elle se propose de lui faire expérimenter la marijuana. Chacune des étapes de la préparation du joint est filmée en gros plan : l'herbe que l'on retire d'un sachet plasitifié et que l'on verse dans la feuille, les doigts agiles qui roulent la préparation, le dernier coup de langue avant l'allumage. Visiblement novice, Stefan tousse à sa première bouffée, à tel point qu'Estelle est obligée de lui apprendre comment bien inhaler la fumée : « like this », fait-elle en portant le joint à sa bouche. Quelques taffes encore, et Stefan a compris. Il vient s'allonger à ses côtés et, les yeux rougis, tente de l'embrasser **(Fig. 7)**.

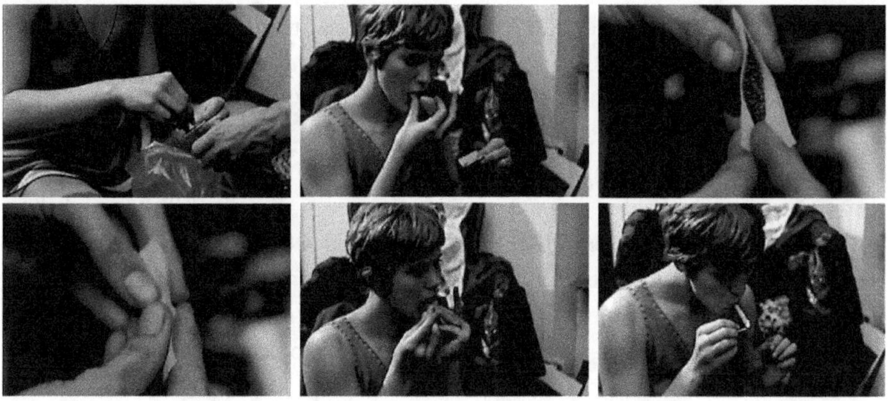

Fig. 7 : *More* (Barbet Schroeder, 1969)

Dans une interview donnée au magazine *Rock & Folk*, en 1969, Barbet Schroeder a explicitement revendiqué la dimension pédagogique de cette séquence :

> « Je voudrais d'abord souligner que j'ai essayé, tout au long du film, et d'une manière quasi-didactique, d'expliquer les différences entre les drogues, toutes les nuances. Je sais que nombre de gens confondent marijuana et héroïne, j'ai fait mon possible pour montrer que ce n'est pas du tout la même chose. J'ai même rajouté quelques passages pour être sûr qu'il n'y aura pas de confusion possible, même pour les gens moins avertis.[69] »

Si la précision de ses détails fait de *More* une exception, elle n'en reflète pas moins la tendance des moments cannabiques de cette époque à éclairer le spectateur au sujet d'une substance encore nouvelle dans l'Hexagone. S'appuyant sur l'exemple de la saga islandaise d'Egill,

[69] Philippe Paringaux, « Interview de Barbet Schroeder », art. cité. Dans une autre interview, Barbet Schroeder déclara que son intention première, en tournant *More*, avait été « de raconter une histoire [...] le plus documentairement possible » : Guy Robillard, « Barbet Schroeder parle de More », *Séquences*, n° 61, 1970/2, p. 59.

l'anthropologue Véronique Nahoum-Grappe a montré combien « la banalité des stéréotypes sociaux » de l'ivresse dans la culture occidentale rendait inutile le décryptage des épisodes de beuverie de cette histoire mythique pourtant écrite au XIIIe siècle. C'est parce que l'alcool et ses effets sont ancrés de manière ancienne et massive dans nos savoirs et dans nos imaginaires collectifs que ces « scène[s sont] assez persuasive[s] pour être tue[s][70] ». Il semble, au contraire, que la faiblesse du répertoire d'image français relatif à la consommation de marijuana a poussé les cinéastes à multiplier les points de repères, les éléments de traduction et les explicitations, afin de rendre compréhensible leurs dépictions d'une pratique qui, bien que fraîchement débarquée dans l'Hexagone, commençait à concerner un nombre croissant de jeunes gens. Quel meilleur moyen, pour ce faire, que de mettre en scène la première fois, cette expérimentation initiale où le néophyte est pris par la main, où le produit, ses appellations, ses propriétés psychosomatiques, ainsi que la gestuelle et les objets qui permettent son usage, lui sont présentés par un initié. Le maréchal des logis Cruchot et ses hommes, Philippe, Julien Michalon, Stefan ou les inspecteurs Richard et Gropèze, valent ainsi pour tous les Français qui ont vécu ces premières années de la massification : pour paraphraser Jacques Derrida qui parlait, lui, du premier baiser, on peut dire que tous « [ont] appris ce qu'[était un joint] au cinéma, avant de l'apprendre dans la vie.[71] »

Les paradis artificiels et les Trente Glorieuses : l'appel au passé à l'aube de la crise

Si 1969 constitue bel et bien une rupture dans l'histoire des représentations cinématographiques de l'usage de cannabis, en France, il serait faux de croire que la massification a eu pour seule conséquence de faire table rase du passé. La curiosité, parfois la complaisance, qu'a manifesté le grand écran national pour la contre-culture et les mœurs transgressives des *baby-boomers*, ne résume ainsi qu'imparfaitement l'ambiguïté des dépictions de la pratique que recèlent les œuvres de notre corpus, réalisées entre 1969 et 1974.

En effet, les bouleversements socioculturels des années 1960 - et singulièrement l'avènement d'une consommation massive de drogue

70 Véronique Nahoum-Grappe, « Jusqu'à plus soif : le boire comme système de communication », *Sociétés & Représentations*, n° 1, 1995/1, p. 113-123.
71 « Le cinéma et ses fantômes. Entretien avec Antoine de Baecque et Thierry Jousse », *Les Cahiers du cinéma*, n° 556, 2001/4, p. 74-85.

pour des motifs hédonistes - n'ont pas effacé l'imaginaire antérieur du cannabis, forgé par les *Paradis artificiels* de Baudelaire et ponctuellement réactivé en plein cœur du XXe siècle par des œuvres comme *Razzia sur la chnouf*. Pour la plupart réalisés par des cinéastes installés de longue date dans la profession et n'entretenant que des rapports ténus, voire inexistants, avec les mouvements de contestation juvéniles de leur époque, les quatorze longs-métrages que nous étudions ici ont en fait souvent continué à dépeindre le haschisch comme un produit trompeur et dangereux.

Ils ont tout de même innové en représentant son expérimentation comme la première marche vers la dépendance à des drogues plus fortes et plus addictives. En mettant en scène la théorie de l'escalade, ces films ont ainsi participé à ériger la consommation du cannabis en signe de décadence, et en symbole d'un malaise générationnel, annonciateur de la fin des Trente Glorieuses.

La reconduction d'un imaginaire antérieur aux *Sixties* : éléments de sociologie de la filmographie cannabique française du tournant des années 1970

Revenons brièvement aux scènes d'initiation que nous évoquions plus haut. En postulant qu'elles fonctionnaient comme des métonymies – c'est à dire que la première fois d'un personnage symbolisait la rencontre de l'ensemble des Français avec le cannabis -, nous sommes parti du principe que des cinéastes éclairés cherchaient à dépeindre avec pédagogie une pratique nouvelle et encore largement inconnue du grand public. La prise en compte de la sociologie de nos œuvres nous oblige à nuancer notre propos.

Contrairement aux États-Unis, où des réalisateurs indépendants et des acteurs proches de la contre-culture ont joué un rôle central dans l'émergence d'un nouvel imaginaire cinématographique du haschisch, à partir du milieu des années 1960, ce ne sont pas les membres d'une hypothétique avant-garde culturelle qui se sont chargés de la chose en France. Commençons par évoquer l'exception : Barbet Schroeder. Contributeur des *Cahiers du cinéma* à la fin des années 1950, assistant et producteur d'Éric Rohmer au début de la décennie suivante, il est à la fois un produit et un héritier de la Nouvelle Vague au moment où il s'apprête à réaliser son premier film, *More*, en 1969. Alors âgé de vingt-huit ans, consommateur de marijuana et partisan déclaré de sa légalisation, il a expérimenté le LSD et l'héroïne avant le tournage afin de

« savoir de quoi [il allait parler].[72] » C'est cette filiation artistique et cette connaissance intime des drogues qui l'ont poussé à filmer des scènes de défonce réalistes, tout en prenant soin de bien différencier le haschisch des autres substances, comme nous l'avons montré plus haut.

Aucun des 13 autres réalisateurs ne possède un profil ne serait-ce qu'approchant. Du point de vue de l'appartenance générationnelle, d'abord. Mis à part Luis Buñuel et André Cayatte, respectivement nés en 1900 et 1909, tous ont vu le jour entre la fin des années 1920 et le début des années 1940. Alain Corneau a trente ans lorsqu'il tourne *France Société Anonyme*, en 1973. Georges Lautner en a quarante-quatre lorsqu'il se rend en Californie pour tourner *La Route de Salina*, en 1970. Sans pouvoir dire d'eux qu'ils sont âgés, on peut se référer aux analyses de Jean-François Sirinelli pour les exclure de la catégorie des *baby-boomers*, cette classe d'âge « né[e] après la Seconde Guerre mondiale, qui [a] fourni au mouvement [de contestation de la fin des années 1960] sa consistance statistique[73] ». En clair, aucun de ces cinéastes n'a le profil de l'étudiant des *Sixties* ayant participé aux premiers rassemblements contre la guerre du Vietnam sur les campus universitaires, ayant vécu la publication de *La Société du spectacle* de Guy Debord comme une révélation, et fumé ses premiers joints dans les manifestations de mai-juin 1968.

D'un point de vue cinématographique, d'autre part, aucun d'entre eux ne fait figure de novateur au tournant des années 1970. Luis Buñuel a bien fait partie de l'avant-garde surréaliste aux côtés d'André Breton et de Salvador Dalí, mais *Un chien andalou* et *L'Âge d'or* datent du tournant des années 1930. Après avoir été l'assistant réalisateur de Claude Chabrol et François Truffaut dans les années 1950, Philippe de Broca a connu le succès dans les années 1960 avec des films d'aventure à gros budget mettant en scène Jean-Paul Belmondo, comme *L'Homme de Rio* ou *Les Tribulations d'un chinois en Chine*. C'est un cinéaste bien installé dans la profession au moment où il réalise *Le Magnifique*, en 1973, à l'instar d'André Cayatte. Avocat de profession, ce dernier réalisait, depuis le début des années 1940, des longs-métrages teintés de moralisme et prenant la forme de plaidoiries. *Les Chemins de Katmandou*, qu'il tourne en 1969, ne fait pas exception : il s'agit d'un violent procès contre les errements de la jeunesse de l'époque. De leur côté, Georges Lautner et Claude Lelouch ont acquis une certaine notoriété au cours des années 1960, avec des productions aujourd'hui devenues cultes comme *Les Tontons flingueurs* ou *Un homme et une femme*. Si *Cannabis* est la première

---

[72] Guy Robillard, « Barbet Schroeder parle de More », art. cité, p. 56-59.

[73] Jean-François Sirinelli, « Génération, générations », *Vingtième Siècle. Revue d'Histoire*, n° 98, 2008/2, p. 116.

œuvre cinématographique de Pierre Koralnik, il avait auparavant réalisé des téléfilms de facture extrêmement classique pour l'ORTF et la Télévision Suisse Romande. Mentionnons enfin Claude Zidi qui, avec ses films sur *Les Bidasses*, constitue l'un des derniers représentants du comique troupier, ce genre scénique né à la fin du XIXe siècle[74].

Dans ces conditions, difficile d'imaginer des représentations originales ou transgressives de l'usage de marijuana, comme ont pu l'être celles de *Blow-up* et d'*Easy Rider* à la même période. En mettant en scène la consommation de cannabis au tournant des années 1970, ces tenants d'un cinéma traditionnel et populaire se sont pour la plupart saisis d'un phénomène qui leur était lointain, voire inconnu, appartenant à des milieux et à une génération qui n'étaient pas les leurs. Contrairement à leurs homologues anglo-saxons qui ont plus ou moins explicitement pris parti pour la banalisation des modificateurs de conscience, les réalisateurs français semblent ainsi avoir regardé la massification des usages de drogue avec circonspection, n'hésitant pas à reconduire certains poncifs de l'imaginaire national du haschisch à travers leurs œuvres.

« Il accorde d'un côté ce qu'il retire de l'autre[75] » : de la dualité du cannabis… et de ses représentations filmiques

Évoquant « l'imagination [et] la faculté d'en profiter[76] », Baudelaire dressait dans *Les Paradis artificiels* un portrait ambigu de l'expérience du cannabis, à la fois pleine de promesse et de déception. S'il nous manque des preuves formelles pour démontrer que les réalisateurs français se sont directement inspirés du poète, il est frappant de constater à quel point la filmographie cannabique du tournant des années 1970 souscrit à cette lecture duale de la substance. Nous évoquions précédemment le bien-être, la plénitude physique et l'esprit de concorde, suscités par le passage des joints dans les moments cannabiques. Sans rien renier de nos analyses, il semble tout de même possible de les nuancer. La marijuana y est en effet dépeinte comme pourvoyeuse d'une béatitude fugace et trompeuse. En effet, le comique de la scène, la convivialité affichée du cercle des fumeurs, mais plus généralement tous les aspects positifs de la consommation, sont systématiquement contrebalancés par des mécanismes scénaristiques ou dialogiques mettant en avant l'artificialité du bonheur que procure le haschisch.

---

[74] Odile Roynette, « Le comique troupier au XIXe siècle : une culture du rire », *Romantisme*, n° 161, 2013/3, p. 45.

[75] Charles Baudelaire, *Les Paradis artificiels. Opium et haschisch*, Paris, Poulet-Malassis et De Broise, 1860, p. 104.

[76] *Idem*

À cet égard, le cas du *Gendarme en balade* est édifiant. Ainsi, Cruchot et ses acolytes ne se retrouvent grimés en hippies à apprécier les fumées cannabiques qu'à la suite d'un malentendu lié au vol de leur voiture. Une fois leurs accoutrements colorés brûlés dans un feu expiateur et débarrassés des effets de la drogue par un rapide bain de mer, l'Adjudant Gerber, interprété par Michel Galabru, met un terme à la confusion qui aurait pu laisser croire aux spectateurs que ces représentants de l'État - véritables « modèle[s] accompli[s] du Français moyen[77] » - avaient apprécié les volutes du produit, en éructant : « on aurait dû se méfier de cette saleté ! » Dans *La Brigade en folie,* si la consommation d'un peu de haschich au narguilé est l'occasion d'un moment de fraternisation entre malfrats et enquêteurs, ces derniers laissent filer les suspects qu'ils tenaient pourtant entre leurs mains, se retrouvant hagards et à demi-nus faisant du stop vers Katmandou. *Le Magnifique* donne lieu à un brusque renversement de la représentation des effets du produit : aux rires de la jeune Christine succèdent en effet rapidement les larmes, lorsqu'elle se rend compte que les quelques bouffées de cannabis qu'elle a inhalées l'ont faites tomber dans le bras de l'éditeur Pierre Charon, ennemi juré de son véritable amour, l'écrivain Bob Sinclar.

Ces mécanismes de délégitimation *a posteriori* ou, pour le dire autrement, de mise en balance des aspects positifs de la consommation, ne sont pas propres au genre comique. Nous avons déjà évoqué l'exemple de *More*, dont le premier moment cannabique est un véritable exercice de pédagogie visant à permettre au spectateur de différencier la marijuana de l'héroïne, alors que les suivants rythment la déchéance toxicomaniaque du jeune Stefan. Cette dualité des représentations semble, premièrement, pouvoir s'expliquer par le contexte culturel et juridique qui concernait les drogues dans la France de l'époque. Plus haut, nous avons montré combien celui-ci était peu favorable à la dépiction filmique de leurs usages. Six de nos 14 longs-métrages ont ainsi écopé d'une limitation d'âge aux moins de treize ou aux moins de dix-huit ans, même s'il est peu probable que la présence du cannabis, seule, en ait été responsable[78]. On peut donc imaginer que les ficelles que nous venons d'évoquer ont eu pour but d'éviter une censure, reposant sur des bases morales avant le 31 décembre 1970, puis légales par la suite. Pour abonder dans ce sens, il nous faut évoquer ces intertitres figurant en

[77] Sébastien Le Pajolec, « Cinégénie du gendarme ? La série du gendarme de Saint-Tropez », *Sociétés & Représentations*, n° 16, 2003/2, p. 141.

[78] Ça n'est en tout cas jamais un motif invoqué dans les dossiers de censure qu'a pu consulter Frédéric Hervé. Il semble plutôt que les censeurs ont été dérangés par les scènes de sexe et d'injection d'héroïne : Frédéric Hervé, *op. cit.*, p. 253-261.

introduction du *Gendarme en balade* et de *Cannabis*. Le premier présente le film de Jean Girault comme un « hommage indirect [...] à un grand Corps de l'État dont les personnels se signalent au respect des populations par leur pondération et leur valeur. » Le second fait explicitement référence aux psychotropes, puisqu'il avertit : « CANNABIS n'est pas un film sur la drogue. CANNABIS est le prétexte d'un film d'amour et d'action ». La filiation avec des œuvres comme *Reefer Madness* et *L'Esclave* apparait ici clairement : en ces temps de massification, ces messages visaient à rassurer les fonctionnaires du ministère de l'Information quant aux intentions non-apologétiques du réalisateur et de son équipe, en proposant une aide à la lecture de l'œuvre pour les spectateurs.

On ne peut finalement s'empêcher d'analyser cette dualité des représentations filmiques du produit comme une reconduction de l'imaginaire cannabique des *Paradis artificiels* par-delà les années 1960, une sorte de mise en sons et en images de la prose baudelairienne à la mode hippie. Comme le poète décadent, la filmographie française du tournant des années 1970 a érigé la marijuana en quintessence de la modification de conscience, voire en symbole de la démocratisation du phénomène en Occident. Comme lui, elle a posé un regard ambigu sur sa consommation, mêlant curiosité, désir et mise en garde, voire rejet violent.

L'usage de cannabis, acte inaugural de la déchéance toxicomaniaque : les premières représentations filmiques de la théorie de l'escalade

S'il est un point sur lequel nos films s'écartent tout de même des héritages baudelairiens en ce qui concerne le haschisch, c'est au sujet de sa place dans l'échelle de dangerosité des drogues. Plus haut, nous avons montré comment une lecture déformée des *Paradis artificiels* avait, dès le tournant du XXe siècle, réussi à imposer en France l'idée que la substance comptait parmi les psychotropes les plus néfastes pour les individus comme pour le corps social. Notre analyse de *Razzia sur la chnouf* a prouvé la persistance à bas bruit de ces représentations tout au long du demi-siècle suivant. Sans dénier à la consommation du cannabis son caractère potentiellement funeste, il est intéressant de constater que les longs-métrages du tournant des années 1970 ont participé à redéfinir sa relation avec les autres stupéfiants, ainsi que son rôle dans l'émergence des conduites addictives.

Suivant l'exemple du cinéma américain des années 1950, l'héroïne a en effet ravi à la marijuana sa première place au panthéon des drogues les plus dangereuses dans plusieurs de ces films. Pas besoin de revenir sur l'exemple mainte fois évoqué de *More*, qui met en scène la déchéance héroïnomaniaque de son héros : l'œuvre de Barbet Schroeder s'achève sur le décès par overdose du jeune Stefan. Dans *Les Chemins de Katmandou*, l'injection du produit entraîne une crise de démence chez Jane, la hippie idéaliste : ne pouvant supporter les hallucinations dont elle est victime, elle finit par mourir après s'être défenestrée. Si toutes les productions ne se terminent pas de manière aussi tragique, toutes celles qui dépeignent la consommation d'héroïne rivalisent ainsi de noirceur pour dégoûter le spectateur de la pratique : dans ses premières minutes, *France Société Anonyme* montre un usager violent et fanatique se préparer un fix, le nez ensanglanté. Dans *Cannabis*, la défonce à l'héroïne dans une chambre d'hôtel miteuse prend des allures d'agonie collective : immobiles, les yeux clos, les consommateurs sont apathiques ou gémissants. L'atmosphère angoissante de la scène est accentuée par une lancinante plainte *a capella* faisant office de bande-son.

Mécaniquement, le cannabis a donc été rétrogradé dans la hiérarchie des drogues. Cet état de fait n'a pourtant pas empêché certaines œuvres d'insister sur sa nocivité. Nous avons, plus haut, évoqué le reniement des gendarmes dans *Le Gendarme en balade*, ou le bulletin radiophonique dans *Toute une vie*, qualifiant sa consommation de « mal importé des États-Unis ». Dans *Les Chemins de Katmandou*, c'est par la voix du héros, Olivier, que vient la condamnation : pointant du doigt le joint que Jane vient de lui présenter comme « la joie », ce dernier accuse la marijuana de jeter le discrédit sur l'idéal hippie : « Vos théories, on pourrait les discuter si y'avait pas ça. Mais vous êtes tous dans les vapes. Votre monde, vous le fabriquez avec de la fumée ». Dans d'autres œuvres, le haschisch est carrément présenté comme la première étape vers des produits plus forts. C'est ce que soutiennent, par exemple, François Thévenot et l'ambassadeur de la République de Miranda au militaire qui cherche à leur démontrer son innocuité dans *Le Charme discret de la bourgeoisie* : « C'est un premier pas vers des choses plus graves. J'ai horreur des drogués ». Trois de nos films mettent ainsi en scène cette escalade toxicomaniaque débutant par l'expérimentation cannabique. Dans *More,* après avoir fumé son premier joint, Stefan augmente graduellement les doses et passe petit à petit à des drogues plus dures : d'abord l'opium, puis les amphétamines et enfin l'héroïne. Même schéma dans *Les Chemins de Katmandou* : Jane passe de la marijuana à l'opium, pour terminer par l'héroïne. Dans *France Société Anonyme*, c'est une volonté frustrée qui dessine cette nouvelle hiérarchie. Dans un monde où les drogues sont en vente libre, un père de famille héroïnomane et son jeune fils discutent en fumant un joint devant la télé : alors que le second souhaite enfin essayer la piqure, le premier lui conseille de retarder quelque peu l'expérience, actant par-là l'inéluctable passage de l'un à l'autre **(Fig. 8)**.

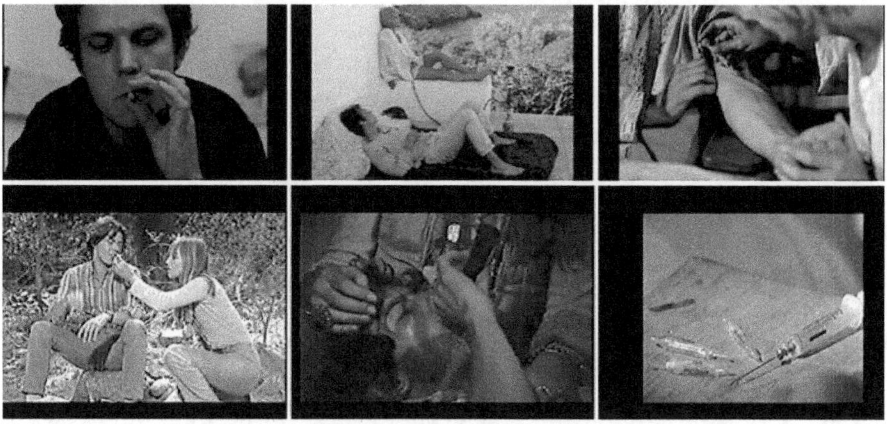

Fig. 8 : En haut, *More* (Barbet Schroeder, 1969) ; en bas, *Les Chemins de Katmandou* (André Cayatte, 1969)

S'ils n'ont pas hésité à faire rire le public avec l'aphasie du maréchal des logis Cruchot ou le flegme des Charlots partageant un joint au mitard, les réalisateurs français du tournant des années 1970 n'ont pas non plus mis fin à la circulation de l'imaginaire sulfureux qui collait à la peau du cannabis depuis les dernières décennies du siècle précédent. Laissant dans le passé les représentations qui établissaient une équivalence entre la nocivité de la substance et celle de produits plus forts et plus addictifs, ces derniers se sont inspirés de certains discours médicaux du XIXe siècle - réactualisés dans l'Amérique des années 1930 par le directeur du *FBN*, Harry J. Anslinger - pour présenter le premier joint comme l'acte inaugural d'une déchéance toxicomaniaque trouvant son aboutissement dans l'overdose d'héroïne. Scientifiquement, le modèle explicatif de l'addiction aux drogues dures connu sous le nom de « théorie de l'escalade » n'a été conceptualisé par des épidémiologistes états-uniens que vers le milieu des années 1970. Force est de constater qu'il était déjà mis en sons, en images et en fiction, par le cinéma hexagonal quelques années auparavant.

La banalisation du cannabis, un signe annonciateur de la fin des Trente Glorieuses ?

La dimension positive des images de la marijuana précédemment évoquée doit donc être nuancée par la réinscription des moments de consommation dans l'économie des films. Ainsi, il nous faut achever notre réflexion par une analyse du profil et de la trajectoire des consommateurs de nos œuvres. La conclusion de cette entreprise tient en une phrase : tous ne sont pas égaux devant le cannabis. En cette période de tension intergénérationnelle, nous avons en effet constaté une différence de traitement du rapport établi entre les individus et la substance en fonction de l'âge. Lorsqu'ils ont pu se laisser tenter par l'expérience et en retirer un certain plaisir, les moins jeunes – pour la plupart des quadra- et des quinquagénaires possédant une situation sociale et/ou familiale stable – sont vite passés à autre chose, à l'instar des personnages du *Gendarme*, de la *Brigade en folie* ou de Julien Michalon, l'épicier du village interprété par Jean Lefebvre dans *Quelques messieurs trop tranquilles.* Ceux qui semblent avoir développé une appétence particulière pour le produit ont réussi à intégrer sa consommation à une vie adulte et responsable, voire à une sociabilité épanouie. C'est, par exemple, le cas du colonel de cavalerie joué par Claude Piéplu dans *Le Charme discret de la bourgeoisie* qui, après avoir tiré quelques bouffées sur un joint, poursuit ses mondanités comme si de rien n'était. C'est également le cas de Pierre Charon dans *Le Magnifique* : impitoyable magnat de l'édition le jour, ce personnage, interprété par Vittorio Caprioli, se transforme en amateur de cocktails et de cannabis le soir venu, lorsque démarre la fête.

Le regard posé sur la consommation des *baby-boomers* est, lui, plus sombre : les jeunes personnages semblent en effet développer des relations souvent problématiques avec la substance. À la différence de leurs aînés, ces usagers présentent des profils instables, parfois inquiétants. C'est, par exemple, le cas de Jane dans *Les Chemins de Katmandou*, ou de Stefan dans *More.* La première, fille d'un opulent patron, a fui Liverpool et sa famille qu'elle exècre, pour mener une vie de bohème au Népal. Le second, qui vient de terminer ses études en Allemagne, quitte seul son pays pour Paris, puis Ibiza. Dès le début du film, il annonce vouloir « couper tous les ponts, quitte à disparaître lui-même[79] ». On retrouve cet aveu de mal-être et de fragilité chez Candice, l'héroïne du film de Michel Wyn, *Les Suspects.* Voyageant seule en Europe, cette jeune américaine, mystérieuse et séductrice, évoque autour d'un joint son attirance pour la mort à un chanteur à la mode qu'elle vient à peine de rencontrer.

Si sa présence à l'écran a constitué une matérialisation des valeurs de liberté, de transgression et de jouissance portées par la contre-culture, le cannabis a également incarné l'une des grandes peurs de la société française du tournant des années 1970 : l'oisiveté juvénile. Perçue comme désœuvrée, démoralisée et en perte de repères, une partie de la jeunesse française a en effet été dépeinte au cinéma comme une menace pour

[79] « I wanted to burn all the bridges, […], and if I got burned that was ok too » [TdA].

l'ordre social à partir des années 1950. La vie en communauté, le voyage autour du monde et l'usage des drogues, qui s'accordent peu avec une existence structurée autour d'une activité professionnelle classique, ont ainsi compté parmi les pratiques en vogue faisant craindre la décadence du pays. *Toute une vie*, de Claude Lelouch, symbolise parfaitement ces représentations inquiètes, mêlant drogue, jeunesse et dérèglement social. L'unique séquence cannabique de ce film historique se déroule en 1965, comme en atteste la diffusion en arrière-fond sonore d'un bulletin radiophonique annonçant la mise en ballotage du général de Gaulle aux élections présidentielles. Après un dialogue de sourd entre un riche entrepreneur et sa fille, morose et insatisfaite, le film montre des jeunes gens s'échangeant mollement des joints dans une pièce sombre et enfumée. La substance est ainsi présentée comme le signe d'un fossé générationnel grandissant, et la soupape provisoire d'une révolte prête à éclater en emportant l'ancien monde sur son passage.

Ces représentations anxieuses prennent un tour nettement plus noir dans *France Société Anonyme* d'Alain Corneau. Ce long-métrage d'anticipation, dont l'histoire se déroule en 2222, imagine une France en passe de légaliser le commerce des stupéfiants, pour le plus grand bonheur de l'État et des multinationales capitalistes. Critique acerbe des discours assimilant la consommation de drogue à l'émancipation individuelle, cette œuvre montre des usagers de cannabis pathétiques et nihilistes, comme ce père de famille qui, ayant troqué le litron de rouge pour le pétard, pousse ses enfants à la consommation, ou ce dealer brésilien qui, constatant qu'un viol se déroule à quelques mètres de lui, s'enferme dans sa voiture, allume un joint et met la musique à fond, plutôt que de secourir la jeune femme en détresse.

Symbole du malaise des *baby-boomers*, dont le journaliste Pierre Viansson-Ponté avait pointé du doigt l'ennui dès les premiers mois de 1968[80], la banalisation du cannabis est ainsi apparue dans la filmographie de l'époque comme l'un des signes précurseurs de la fin des Trente Florieuses, cette période de bien-être collectif mythifiée, dès 1979, par le livre éponyme de l'économiste Jean Fourastié.

L'élargissement du regard du tournant des années 1970

Chez les historiens du culturel et les spécialistes du grand écran, l'idée semble répandue que la massification des usages de drogues, dans les années 1960, s'est traduite par une dégradation des représentations

[80] Pierre Viansson-Ponté, « Quand la France s'ennuie », *Le Monde*, 15 mars 1968.

collectives associées aux substances psychotropes. Ainsi, selon Rémy Pawin :

> « En 1955, *Razzia sur la chnouf* d'Henri Decoin traitait du sujet avec légèreté et, en 1965, les spectateurs du *Corniaud* pouvaient encore rire de l'héroïne cachée dans les ailes de la célèbre Cadillac. Mais à la fin des années 1960, plus question d'aborder le sujet sur le mode comique ; après 1970 et l'intervention du législateur, tout discours laudatif encourt une sanction légale. [...] La signification de ces pratiques a profondément changé depuis les années 1960, il s'agit désormais moins d'une promesse de bonheur que d'un pis-aller. [...] De fait, le chemin du bonheur par les psychotropes, ouvert dans les années 1950 et 1960, s'est rapidement refermé [81] ».

Dans la notice « Drogue » du *Dictionnaire de la pensée du cinéma*, Laurent Garreau va plus loin :

> « À la suite de *More* [...], la drogue devient un symptôme de déchéance, de désapprobation sociale. Une page de cette histoire se tourne avec des films tragiques ou dramatiques comme *Panique à Needle Park* (Schatzberg, 1971) [ou] *Moi, Christiane F., 13 ans droguée, prostituée* (Edel, 1981)[82] »

Si ces assertions restent à étayer pour les drogues en général, le travail que nous achevons prouve en tout cas qu'elles sont en partie invalides en ce qui concerne le cas particulier du cannabis au cinéma français.

En effet, la fin des années 1960 a vu naître un regard bienveillant - parfois même complaisant - à l'égard du premier des stupéfiants consommés dans l'Hexagone. Piquée de curiosité par cette pratique symbolique de la révolution juvénile qui secouait le pays depuis 1968, une poignée de réalisateurs a commencé à utiliser le joint et ses propriétés psychoactives comme ressort humoristique dans des comédies destinées au grand public, dès l'année suivante. S'ils avaient découvert l'association entre marijuana et contre-culture au travers de longs-métrages étrangers comme *Blow-up* ou *Easy Rider*, les Français se sont familiarisés avec les images de hippies et de jeunes rebelles communiant sous ivresse cannabique à la vue du *Gendarme en balade*, de *Quelques messieurs trop tranquilles* ou des *Bidasses s'en vont en guerre*.

Dans le même temps, la panique morale provoquée par l'explosion des consommations d'héroïne ou de LSD a participé à remettre au goût du jour des représentations du haschisch datant de la fin du XIXe siècle, tout en leur donnant un sens nouveau. Dépeint comme la première étape de la dépendance aux drogues dures dans des films comme *More*, *Les Chemins de Katmandou* et *France Société Anonyme*, le produit a permis aux cinéastes français de mettre en scène la fin d'un âge d'or : ces images et

---

[81] Rémy Pawin, *Histoire du bonheur en France depuis 1945*, Paris, Robert Laffont, 2013, p. 168-170.

[82] Laurent Garreau, « Drogue », *in* Philippe Chevallier et Antoine De Baecque (dir.), *Dictionnaire de la pensée du cinéma*, Paris, Presses Universitaires de France, 2012, p. 252.

ces discours sur une jeunesse en perdition ne trouvant son bonheur que dans la défonce ont, par comparaison, participé à redorer le lustre des années 1950 et 1960 - décennies épargnées par le fléau de la toxicomanie -, et ainsi à renforcer le mythe des Trente Glorieuses dans l'imaginaire national.

Si, dans le temps long de l'histoire culturelle des produits psychotropes en France, c'est bien l'émergence de représentations positives du cannabis au cinéma comme dans la population qui caractérise le tournant des années 1970, cette période de rupture ne doit donc pas seulement être vue comme celle d'un changement brutal et définitif de regard porté sur la substance, mais comme celle d'un élargissement, d'une diversification, d'une complexification des manières de la percevoir, de la considérer et d'interagir avec.

CHAPITRE III

L'enracinement en temps de crise ou l'installation d'une consommation de masse du produit (1975-1989)

L'article plus haut cité de S. Taqi sur les drogues au cinéma, paru en 1972 dans la revue *Bulletin on Narcotics,* s'achève sur une prophétie : la consommation des stupéfiants n'est qu'une mode passagère, tout comme ses représentations filmiques. Dans deux ou trois ans, le public se lassera, comme il s'était lassé des comédies loufoques au tournant des années 1940 et des films d'espionnage à la fin des années 1960[83]. Force est aujourd'hui de constater que ce pionnier de l'observation du phénomène de la massification des usages de drogues s'est trompé. Non seulement la consommation des psychotropes illicites s'est profondément enracinée en Occident, mais leur présence dans les films n'a jamais cessé de croître et la signification de leur présence à l'écran de se diversifier. S'appuyant principalement sur des exemples anglo-saxons, Éric Corbobesse et Francis Vergne égrainent ainsi dans le *Dictionnaire des drogues et des dépendances* les différents genres et sous-genres au sein desquels le motif de la modification de conscience a pris place depuis les années 1970 : les films policiers, les films de gangsters, les films de prison, « le cinéma des névroses », les « histoires de familles », « le cinéma social des minorités et des contestations », les films sur la jeunesse, les films indépendants, les comédies, etc.[84]

Ces conclusions générales semblent particulièrement pertinentes en ce qui concerne le cas particulier du cannabis en France. Au cours des années 1970 et 1980, la consommation du haschisch s'est diffusée dans l'Hexagone de ses catégories pionnières d'usagers – étudiants et petit-bourgeois des centres-villes plus ou moins proches des milieux *underground* - vers des populations géographiquement plus périphériques,

[83] S. Taqi, « The drug cinema », art. cité, p. 26.
[84] Éric Corbobesse et Francis Vergne, « Cinéma », art. cité, p. 183-192.

socioéconomiquement plus fragiles et culturellement plus éloignées des mouvements contre-culturels. Premier des stupéfiants consommés dans le pays depuis 1969, le produit a consolidé sa troisième place sur le podium des modificateurs de conscience au cours de ces deux décennies, derrière l'alcool et le tabac. Dans le même temps, la filmographie nationale consacrée au produit a continué de s'étoffer : du milieu des années 1970 à la fin des années 1980, ce sont en moyenne deux longs-métrages chaque année qui ont continué à représenter l'usage du haschisch sur grand écran, soit autant qu'au cours de la période précédente. La fin des Trente Glorieuses, l'entrée dans la crise économique et la paupérisation des consommateurs de stupéfiants, n'ont donc pas radicalement bouleversé le rapport entre cannabis et 7e art : jusqu'au tournant des années 1990, de nouvelles générations d'acteurs et de cinéastes ont poursuivi l'œuvre de normalisation de la substance, en représentant la marijuana et ses effets psychotropes dans une majorité de comédies destinées au grand public.

Cette continuité apparente cache cependant mal ce qui constitue la caractéristique principale de la cinématographie cannabique s'étendant de 1975 à 1989 : le glissement rapide de l'esthétique et de l'imaginaire de la pratique de la contre-culture vers l'urbanité. Après avoir été l'apanage hédoniste et contestataire des hippies étrangers et de la jeunesse de Mai-68, la consommation du haschisch est ainsi devenue celui du quotidien morose des classes moyennes et inférieures des villes, au grand écran. Disparu le motif de l'initié tentateur faisant expérimenter la marijuana à un Français naïf : ce dernier était désormais dépeint comme pleinement maître de sa relation avec la substance, à défaut de l'être avec ses propriétés chimiques. En creux, cela témoignait de son ancrage solide dans la population comme sur le territoire hexagonal, et donc de son intégration durable, bien que problématique, à la culture nationale.

Pour preuve de la prise de conscience d'un enracinement profond du phénomène, la télévision française a commencé à proposer ses propres représentations fictionnelles du cannabis au cours de cette période. Entre le milieu des années 1970 et la fin des années 1980, quatre téléfilms, au moins, ont intégré à leurs intrigues un ou plusieurs moments de consommation : si les images et les discours qu'ils véhiculent sur le produit ressemblent fortement à ceux des drames et de policiers tournés à la même époque, ils s'en différencient par le caractère éminemment performatif de leurs représentations. Consciemment ou non, les scénaristes, les réalisateurs et les programmateurs travaillant pour le petit écran ont en effet agi comme des relais de la parole publique en matière de lutte contre les stupéfiants, en cherchant à mettre en garde les jeunes et leurs parents à l'encontre du haschisch.

Année	Titre du film	Média	Réalisateur	Genre(s)	Nombre de moments cannabiques	Durée cumulée des moments cannabiques *(en secondes)*	Nombre de consommateurs représentés
1975	*Le Plein de super*	Cinéma	André Cavalier	Comédie dramatique	2	930	3
1975	*Chobizenesse*	Cinéma	Jean Yanne	Comédie	1	300	2
1976	*Comme un boomerang*	Cinéma	José Giovanni	Policier	1	90	6
1977	*La Neige de Noël*	TV	Michel Wyn	Drame	4	780	4
1978	*Je te tiens, tu me tiens par la barbichette*	Cinéma	Jean Yanne	Comédie	1	20	2
1978	*Passe ton bac d'abord*	Cinéma	Maurice Pialat	Comédie dramatique	1	160	2
1979	*Duos sur canapé*	Cinéma	Marc Camoletti	Comédie	3	510	3
1979	*Alors...heureux ?*	Cinéma	Claude Barrois	Comédie	2	190	4
1979	*Tapage nocturne*	Cinéma	Catherine Breillat	Comédie dramatique	1	90	3
1981	*Les Hommes préfèrent les grosses*	Cinéma	Jean-Marie Poiré	Comédie	1	210	2
1981	*Les Babas cool*	Cinéma	François Leterrier	Comédie	1	200	2
1981	*L'Ange noir*	TV	Bernard Roland	Comédie dramatique	4	270	8
1981	*Le Grand frère*	Cinéma	Francis Girod	Drame	1	30	3
1982	*Ça va pas être triste*	Cinéma	Pierre Sisser	Comédie	1	30	1
1982	*Mon curé chez les nudistes*	Cinéma	Robert Thomas	Comédie	1	160	1
1983	*Tchao Pantin*	Cinéma	Claude Berri	Drame	1	60	1
1983	*La Femme de mon pote*	Cinéma	Bertrand Blier	Comédie	1	80	1
1984	*Marche à l'ombre*	Cinéma	Michel Blanc	Comédie	2	290	2
1984	*Le Thé au harem d'Archimède*	Cinéma	Mehdi Charef	Comédie dramatique	3	530	6
1985	*Subway*	Cinéma	Luc Besson	Drame	1	80	3
1985	*Sans toit ni loi*	Cinéma	Agnès Varda	Drame	3	130	4
1986	*Les Frères Pétard*	Cinéma	Hervé Palud	Comédie	7	1020	10
1986	*La Vie dissolue de Gérard Floque*	Cinéma	Georges Lautner	Comédie	3	310	4
1986	*Le Beauf*	Cinéma	Yves Amoureux	Comédie dramatique	2	410	3
1987	*La Baleine blanche (2ème partie)*	TV	Jean Kerchbron	Comédie dramatique	3	630	5
1987	*Si tu vas à Rio... tu meurs*	Cinéma	Philippe Clair	Comédie	1	300	4
1988	*Mes meilleurs copains*	Cinéma	Jean-Marie Poiré	Comédie	4	1250	8
1988	*La Chambre d'ami*	TV	Caroline Huppert	Comédie dramatique	6	560	4
1989	*Milou en mai Milou en mai*	Cinéma	Louis Malle	Comédie dramatique	1	350	9
1989 1989	*Un monde sans pitié*	Cinéma	Éric Rochant	Comédie dramatique	2	80	3
30 films		**Cinéma : 26** **Télévision : 4**			**65**	**10050**	**110**

Tableau 3 : Films français réalisés entre 1975 et 1989 contenant au moins un moment cannabique

Rire malgré la crise : inerties et renouvellements des représentations humoristiques de l'usage de cannabis dans la filmographie française

Bien qu'une partie de ses travaux s'attache à déconstruire le concept historiographique des Trente Glorieuses, Rémy Pawin s'accorde avec Jean Fourastié pour voir dans l'année 1975 la fin d'une ère de mieux-être matériel et de bonheur collectif, ouverte dès la fin de la Seconde Guerre mondiale pour le second, seulement au début des années 1960 pour le premier. Quoi qu'il en soit, « la "crise" [est bel et bien devenue] un label du destin collectif[85] » à partir du mitan des années 1970. À la croissance en berne, à l'inflation et au chômage de masse, se sont ajoutés une perte de confiance en l'avenir et un raidissement sur les valeurs traditionnelles : la libération sexuelle et la contestation des normes furent accusées par les conservateurs de causer la décadence du pays. La défaite idéologique des mouvements contestataires et contre-culturels était patente. Aux côtés de la violence et de la pornographie, « la drogue » apparaissait désormais comme l'un des signes du déclin[86]. Dans ce sombre tableau, il semble qu'il faille une nouvelle fois distinguer le cannabis des autres stupéfiants : en effet, la substance a majoritairement continué d'apparaître dans des comédies grand public, un certain nombre d'acteurs et de réalisateurs issus du café-théâtre participant à reconduire des motifs humoristiques nés au cinéma français en 1969, quitte à leur ôter la maigre charge subversive qu'ils avaient pu revêtir jusque-là.

La surreprésentation des comédies grand public ou la persistance par-delà la crise d'un regard bienveillant vis-à-vis de la substance

Entre 1969 et 1974, les comédies constituaient plus d'un tiers de la filmographie cannabique française. Ce chiffre monte à près de la moitié pour la période 1975-1989. Sur les trente longs-métrages français réalisés entre ces deux dates contenant au moins un moment de consommation, quatorze appartiennent en effet à ce genre filmique visant à provoquer le rire. Parmi eux, douze ont attiré dans les salles obscures plus de cent-mille spectateurs, et six plus d'un million : c'est ici *Marche à l'ombre* de Michel Blanc qui remporte la palme, avec un peu plus de 6 millions d'entrées vendues et la première place au box-office pour l'année 1984. À l'inverse, les catégories du drame et du polar, dont les

---

85 Rémy Pawin, *op. cit.*, p. 257.

86 *Ibid.*, p. 88.

intrigues comme les univers se caractérisent par leur noirceur, ne totalisent à elles deux que six représentants[87] **(Fig. 9)**.

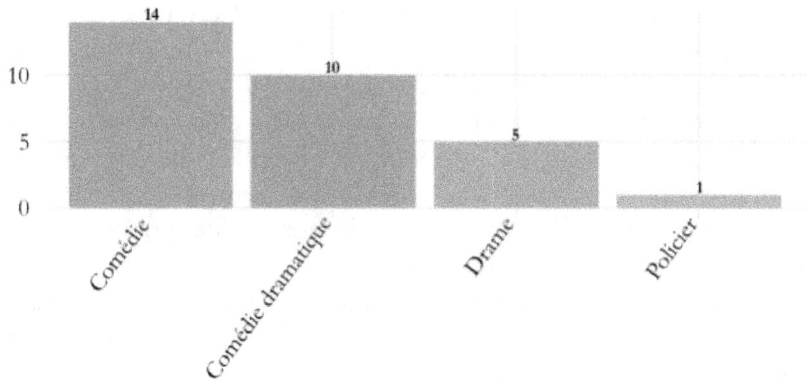

Fig. 9 : Répartition des films du corpus par genre (1975-1989)

Des proportions aussi déséquilibrées laissent penser que les difficultés économiques, la diffusion des stupéfiants dans les quartiers populaires et la disqualification des idéaux de la contre-culture, n'ont pas entraîné un assombrissement drastique et brutal de l'imaginaire social de la marijuana. Au tournant des années 1970, les premières mises en scène humoristiques des effets de la substance témoignaient de la bienveillance nouvelle que manifestaient un certain nombre de cinéastes français à l'égard de la pratique, reflétant en cela l'opinion d'une partie du pays. La surreprésentation de la présence du haschisch dans les comédies grand-public, par-delà le milieu de la décennie, semble ainsi indiquer que ce regard complice a perduré malgré la crise.

Fin de la subversion ? Ruptures et continuités des usages de la consommation de cannabis comme ressort comique

Durant les années 1960, la révolte des *baby-boomers* visait notamment la raideur des mœurs et « l'esprit de sérieux » des générations qui les avaient précédés. Après Mai-1968, le renversement des normes et des valeurs promu par les mouvements contre-culturels anglo-saxons et leurs relais hexagonaux a débouché, en France, sur ce que l'historien Bertrand

[87] Avec un seul film, on peut parler d'une véritable sous-représentation pour le polar. En effet, Fabrice Montebello a calculé que sur les quatre-cent films ayant totalisé le plus grand nombre d'entrées en France entre 1966 et 1985, 241 appartenaient à cette catégorie filmique, ce qui en faisait le premier genre devant la comédie d'un point de vue quantitatif : Fabrice Montebello, *Le Cinéma en France depuis les années 1930*, Paris, Armand Colin, 2005, p. 124-126.

Lemonnier appelle « l'entrée en dérision », soit une extension de la subversion au domaine de l'humour ou, inversement, une utilisation des ressorts de l'humour à des fins subversives. Les productions comiques ont ainsi acquis, pour certains groupes marginaux ou proches de la culture *underground*, une nouvelle fonction sociale : celle de « prolonge[r] en acte la libération de la parole initiée » au cours des *Sixties*[88]. Dans un contexte de contestation des hiérarchies et de refus des conventions, le rire s'est progressivement fait iconoclaste, tournant notamment en ridicule les institutions traditionnelles – famille, armée, police, Église, etc. - en raison de leur anachronisme supposé, de leur rigidité morale ou de la servilité prêtée à leurs représentants.

Sans sur-interpréter ou sur-politiser les films de notre corpus, il semble que nous ayons déjà croisé cet esprit de dérision au travers de ce que nous avons appelé la figure de l'autorité consommatrice. Pour rappel, entre 1969 et 1974, plusieurs de nos longs-métrages ont mis en scène l'inhalation du cannabis par des représentants de la force publique, cherchant à provoquer l'hilarité du spectateur par le décalage créé entre la solennité de la fonction des personnages et l'absurdité ou l'incongruité des effets de la drogue. Ce ressort comique, qu'il conviendrait de replacer dans une histoire longue des rapports entre rire et pouvoir, n'a pas disparu avec la dissipation des idéaux soixante-huitards et le retour à l'ordre moral du milieu des années 1970. Le cinquième moment cannabique des *Frères Pétard* constitue même une mise en abîme du procédé : ignorant qu'ils sont sous l'emprise de la marijuana, deux policiers rejouent une scène de barricade aux cris de « CRS/SS » et « Hô-Hô-Hô Chi Minh/ Gue-Gue-Guevara », se lançant des œufs et des pots de yaourt à la figure. Notons, au passage, la présence centrale dans cette scène grotesque de Michel Galabru, qui expérimentait déjà la substance aux côtés de Louis de Funès dans *Le Gendarme en balade*. Absents de la période précédente, les membres du clergé ont également fait les frais de ces moqueries plus ou moins bienveillantes à partir du milieu des années 1970 : *Mon curé chez les nudistes* dépeint ainsi l'ivresse cannabique d'un curé de campagne naïf interprété par Paul Preboist ; *Si tu vas à Rio…tu meurs* celle d'un évêque exubérant et d'une nonne timide.

Il ne faudrait cependant pas exagérer la charge critique de ces moments de consommation. Certes, malgré la défaite des idéaux de Mai-68, un antiautoritarisme diffus avait pris racine dans une partie de la population au cours des années 1970[89]. L'imaginaire collectif de la

---

[88] Bertrand Lemonnier, « L'entrée en dérision », *Vingtième Siècle. Revue d'histoire*, n° 98, 2008/2, p. 43-55.

[89] Hugues Portelli, *La Ve République*, Paris, Grasset, 1994, p. 281.

marijuana restait cependant suffisamment distinct de celui des autres stupéfiants pour que la dépiction de son usage par un représentant de l'autorité n'apparaisse pas comme autre chose qu'un gag carnavalesque, au sens que donne à ce terme Mikhaïl Bakhtine, à savoir un renversement libérateur mais temporaire et encadré des normes, une transgression acceptable.

Pour preuve, le motif du décalage entre la stature du personnage et l'acte de consommation s'est déporté vers des figures plus passe-partout à cette époque. Là encore, le procédé n'était pas totalement nouveau : au cours de la période précédente, on avait déjà vu l'honnête épicier d'un village rural interprété par Jean Lefebvre essayer la marijuana au milieu des hippies, dans *Quelques messieurs trop tranquilles*. Les scénaristes et les réalisateurs de la seconde moitié des années 1970 et des années 1980 ont simplement davantage exploité ce filon comique : dans *Le Plein de super*, *Duos sur canapé*, *Les Babas cool* et *La Vie dissolue de Gérard Floque*, au moins l'un des consommateurs est un petit cadre ou un employé menant une vie rangée, voire ennuyeuse. L'amusement du spectateur provient ici de l'inadéquation entre les signes : d'un côté l'âge, le costume-cravate, le mariage bourgeois et les responsabilités, qui renvoient à la respectabilité, à la norme et à sa tyrannie. De l'autre le cannabis et ses propriétés psychoactives qui renvoient, au contraire, à l'hédonisme, à la liberté individuelle et à l'anticonformisme. De fait, l'expérimentation du produit débouche, chez ces personnages, sur une émancipation passagère, voire sur une véritable révélation : dans *Duos sur canapé*, le joint fumé par Victor permet au domestique de s'affranchir de la tutelle de ses employeurs le temps d'un après-midi. Dans un autre registre, le fou-rire provoqué par les puissants effets de la tartine au haschisch avalée par Klouk, finissent de sceller l'amitié entre les quatre passagers de la voiture dans *Le Plein de super* **(Fig. 10)**.

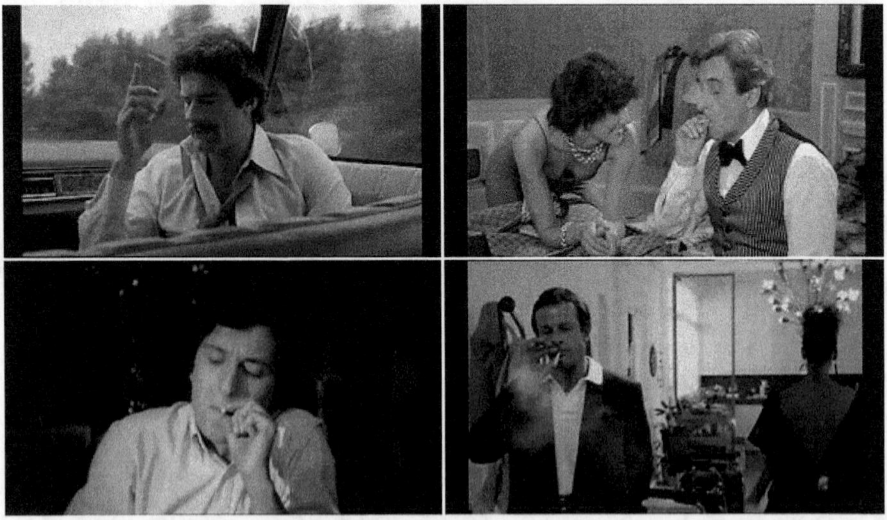

Fig. 10 : En haut à gauche, *Le Plein de super* (Alain Cavalier, 1975) ; en haut à droite, *Duos sur canapé* (Marc Camoletti, 1979) ; en bas à gauche, *Les Babas cool* (François Leterrier, 1981) ; en bas à droite *La Vie dissolue de Gérard Floque* (Georges Lautner, 1986)

Si, entre 1969 et 1974, les représentations humoristiques de la substance ont servi aux cinéastes français à mettre en scène le grand écart creusé entre les *baby-boomers* et leurs aînés par les bouleversements socioculturels des *Sixties*, il semble que la fonction des moments cannabiques dans les comédies a évolué au cours de la période suivante. Au tournant des années 1970, le haschisch restait, dans les longs-métrages, l'apanage de marginaux sympathiques dont on riait des mœurs étranges, voire étrangères. À partir du milieu de la décennie, l'ordre des choses s'est progressivement inversé : on riait désormais de ces individus lambda – « straight » pour reprendre la terminologie contre-culturelle -, de ces « Français moyens », sérieux et coincés, accoutumés à leur routine et aux déterminismes pesant sur eux, à qui un peu de drogue douce apportait une touche de légèreté et d'humour, voire un surcroit d'humanité. La charge dérisionnelle ne visait plus simplement les figures institutionnelles du pouvoir, mais plus généralement l'esprit de sérieux qui, de tout temps, a constitué l'une des caractéristiques les plus manifestes de l'ordre, de ses conventions, de sa hiérarchie et de sa violence symbolique[90]. Quelques années après Mai-68, une partie de la filmographie française a ainsi revendiqué un droit universel à la légèreté et à la jouissance, et érigé le lâcher-prise au moyen de l'expérimentation psychotrope en nouvel impératif.

---

[90] Mikhaïl Bakhtine, *L'œuvre de François Rabelais et la culture populaire au Moyen Âge et sous la Renaissance*, Paris, Gallimard, 1970, p. 98.

Deux des longs-métrages de notre corpus témoignent de façon particulièrement criante de l'avènement en France de cette « *fun morality* », dont la sociologue et psychanalyste américaine Martha Wolfenstein avait identifié l'émergence dès le début des années 1950 : il s'agit des *Hommes préfèrent les grosses* et *Marche à l'ombre.* Dans le premier, lorsque Lydie, interprétée par une Josiane Balasko alors âgée de 31 ans, demande ce qu'il fait à un jeune homme en train de rouler un joint chez elle, elle est assimilée à une ringarde n'ayant manifestement pas connaissance des usages récréatifs de sa génération. Dans le second, si nous rions du *bad trip* cannabique de Denis, c'est parce que le personnage que joue Michel Blanc est un hypocondriaque patenté, allergique au second degré et incapable de se détendre. Dans les deux cas, la consommation de marijuana ne constitue plus un signe de dissidence, d'émancipation ou de quête d'absolu, mais au contraire le signe d'une intégration sociale réussie et d'une bonne santé mentale, bref, un signe de normalité.

Pour corroborer et achever cette analyse, il nous faut évoquer l'évènement qu'a constitué la sortie des *Frères Pétard*, en 1986. Pour la première fois, un long-métrage français accordait à la consommation de cannabis une place centrale : en effet, les sept moments cannabiques qui ponctuent l'intrigue de cette comédie potache racontant l'ascencion de deux paumés dans le monde des trafiquants de drogue, occupent près d'un cinquième de la durée totale de l'œuvre (17 minutes sur 1h30). Les héros, sympathiques *losers* interprétés par Jacques Villeret et Gérard Lanvin, découvrent le haschisch au début du film. Ils finiront à la tête d'une florissante entreprise d'import-export d'herbe, alors que le gouvernement français a, entre temps, légalisé le commerce de la substance. C'est peu dire que le regard porté sur la pratique est bienveillant : la représentation des propriétés psychoactives du cannabis vise systématiquement à provoquer l'hilarité – on retiendra notamment une longue scène d'imitation du crapaud par un Jacques Villeret vautré dans une baignoire -, et son absorption ne semble jamais causer de désagréments trop fâcheux à ceux qui, à l'instar des deux héros, se laissent porter par la vie.

Au moment de sa sortie en salles, un sénateur a bien questionné le gouvernement au sujet d'une éventuelle participation du CNC au financement de ce film, « où l'on trouve, entre autres insanités, une apologie de la drogue et une glorification du "milieu" ». Manque de chance, sa production n'avait bénéficié d'aucune avance sur recette de la part de l'institution publique[91]. De son côté, le ministre de la Culture de l'époque, François Léotard, a tenté de faire interdire l'œuvre au moins de

[91] Débats parlementaires, Modalité de financement du film "Les Frères Pétard", *Journal Officiel de la République Française*, 8 novembre 1986, p. 4498-4499.

treize ans, arguant du caractère incitatif du rire en matière de stupéfiants. Après de longues discussions entre la Commission de Contrôle des Films et son ministère de tutelle, il a finalement été décidé de l'assortir d'une simple mise en garde à destination des parents et du jeune public : dans les trois-cent salles qui l'ont projeté à partir d'octobre 1986, *Les Frères Pétard* commençait ainsi par un message laconique : « Ce film a pour sujet la drogue ». Dernière péripétie : lors d'une diffusion dans un cinéma marseillais, un homme a été poignardé à mort par des jeunes à qui il avait demandé de faire moins de bruit[92]. Malgré ces remous, le film a été vu par un peu plus de deux millions de spectateurs sur grand écran. Seize ans après les débuts de la massification et malgré les dispositions contraignantes de loi du 31 décembre 1970 en matière de représentation des stupéfiants, la première *stoner comedy* nationale a donc connu un certain succès dans les cinémas de l'Hexagone. L'esprit de dérision, cultivé par les acteurs de la contre-culture et de Mai-68, atteignait-là un sommet, en même temps qu'il montrait ses limites. En effet, qu'y avait-il d'encore subversif à mettre en scène des consommateurs de marijuana sur un mode complice, dans une société où tout était sujet de dérision potentielle, où la pratique était devenue banale et où les autorités n'étaient même pas capables d'empêcher la sortie d'un film prenant explicitement position en faveur de la légalisation du produit ?

Le nouveau rapport à la substance de la génération du café-théâtre, vecteur de normalisation de son usage

Afin de comprendre la rupture qu'a représenté la réalisation et le succès des *Frères Pétard* en 1986, il convient de faire un nouveau détour par la sociologie du cinéma français des années 1970 et 1980. L'un des phénomènes les plus remarquables en la matière est sans conteste l'irruption massive des acteurs, scénaristes et réalisateurs, issus des rangs du café-théâtre, ces scènes semi-professionnelles qui ont connu un essor considérable, en France, au tournant des années 1970. Parmi ces nouveaux temples de l'humour, deux méritent une attention particulière, parce qu'ils ont exercé une influence sans commune mesure sur le grand écran hexagonal : le Café de la gare et le Splendid. Ouvert dès 1969 par Coluche et Romain Bouteille, le premier constitue la matrice des lieux du même genre qui ont fleuri dans la capitale tout au long de la décennie suivante. Nombre d'artistes devenus célèbres par la suite y ont fait leurs premières apparitions, dans une ambiance d'improvisation et de franche rigolade : Renaud, Rufus, Coline Serreau, Gérard Lanvin, mais également

92 « Un spectateur est poignardé par plusieurs jeunes gens », *Le Monde*, 28 octobre 1986.

Gérard Depardieu, Patrick Dewaere et Miou-Miou, le trio des *Valseuses* (Bertrand Blier, 1974). Après un déménagement et le départ de plusieurs membres fondateurs, une partie des jeunes gens qui y avaient leurs habitudes décidèrent de fonder leur propre scène : le Splendid ouvrit ses portes en 1974 dans le IVe arrondissement de Paris. Autour d'un noyau dur formé de Thierry Lhermitte, Christian Clavier, Marie-Anne Chazel, Michel Blanc, Josiane Balasko, Anémone et Gérard Jugnot, se sont mis à graviter des comparses humoristes, à l'instar de Martin Lamotte et Roland Giraud, fondateurs de la troupe de la Veuve Pichard, ou des comédiens indépendants qui fréquentaient déjà le Café de la gare comme Jean Yanne.

Année	Titre du film	Réalisateur	Scénaristes et dialoguistes	Acteurs issus de ou proches des troupes du Café de la gare et du Splendid
1975	*Chobizenesse*	Jean Yanne	Jean Yanne, Gérard Sire	Jean Yanne
1978	*Je te tiens, tu me tiens par la barbichette*	Jean Yanne	Jean Yanne, Gérard Sire	Jean Yanne
1981	*Les Hommes préfèrent les grosses*	Jean-Marie Poiré	Jean-Marie Poiré, Josiane Balasko	Josiane Balasko, Dominique Lavanant, Thierry Lhermitte, Martin Lamotte
1981	*Les Babas cool*	François Leterrier	François Leterrier, Martin Lamotte, Philippe Bruneau	Christian Clavier, Marie-Anne Chazel, Martin Lamotte, Anémone, Bruno Moynot
1983	*La Femme de mon pote*	Bertrand Blier	Bertrand Blier, Gérard Brach	Coluche, Thierry Lhermitte
1984	*Marche à l'ombre*	Michel Blanc	Michel Blanc, Patrick Dewolf	Michel Blanc, Gérard Lanvin
1986	*La Vie dissolue de Gérard Floque*	Georges Lautner	Christian Watton, Jean-Jacques Tarbes, Christian Clavier, Martin Lamotte	Roland Giraud, Marie-Anne Chazel, Christian Clavier
1986	*Les Frères Pétard*	Hervé Palud	Hervé Palud, Igor Aptekman	Gérard Lanvin, Josiane Balasko, Valérie Mairesse, Dominique Lavanant
1988	*Mes meilleurs copains*	Jean-Marie-Poiré	Jean-Marie Poiré, Christian Clavier	Christian Clavier, Gérard Lanvin, Marie-Anne Chazel

Tableau 4 : Filmographie cannabique et café-théâtre, des liens ténus

Le temps et un glissement métonymique ont progressivement conféré au terme de café-théâtre un sens nouveau, celui du genre qui a émergé de ces foyers nationaux de la contre-culture : un « comique de désordre social et de contestation[93] », mêlant « l'esprit potache et l'anarchisme

[93] Nelly Quemener, *Le Pouvoir de l'humour. Politiques des représentations dans les médias*, Paris, Armand Colin et INA Éditions, 2014, p. 25.

soixante-huitard ». De fait, les « communauté[s] artistique[s][94] » que nous venons d'évoquer comptent parmi les principaux vecteurs de cet esprit de dérision que nous évoquions plus haut, né dans le sillage des évènements de Mai-68. Au départ circonscrit aux planches et aux colonnes de la presse *underground*, l'humour grinçant, absurde et iconoclaste du café-théâtre, a peu à peu colonisé le cinéma. Dès 1970, Coluche fit une apparition remarquée dans *Le Pistonné* de Claude Berri. Trois ans plus tard, Coluche encore, mais également Gérard Depardieu, plusieurs figures du Splendid et de la bande d'*Hara-Kiri*, jouaient dans *L'An 01* de Jacques Doillon, un film mettant en scène l'avènement festif d'une contre-société fondée sur des principes écologistes et libertaires. Parmi les projets à succès auxquels ont ensuite participé les fondateurs ou les hôtes d'un soir du Café de la gare et du Splendid, on citera notamment *Vous n'aurez pas l'Alsace et la Lorraine* (Coluche et Marc Monnet, 1977), *Les Bronzés* (Patrice Leconte, 1978), *Les Bronzés font du ski* (Patrice Leconte, 1979), *Le Père Noël est une ordure* (Jean-Marie Poiré, 1982), *Deux heures moins le quart avant Jésus-Christ* (Jean Yanne, 1982) ou encore *Papy fait de la résistance* (Jean-Marie-Poiré, 1983). Selon Jean-Pierre Jeancolas, la « revitalis[ation du] film comique », au tournant des années 1980, dut beaucoup à cette génération qui « t[int] l'écran pendant une décennie »[95].

Cet entrisme cinématographique intéresse tout particulièrement notre travail. Une rapide analyse sociologique de la filmographie cannabique française entre 1975 et 1989, permet de constater la présence significative de cette population à la réalisation, au scénario et au casting, de nos comédies. Si la consultation du tableau ci-dessus donnera une vue plus complète du phénomène **(Tableau 4)**, nous pouvons notamment citer les deux films de Jean Yanne, *Chobizenesse* et *Je te tiens, tu me tiens par la barbichette*, ceux de Jean-Marie Poiré, *Les Hommes préfèrent les grosses* et *Mes meilleurs copains*, ou encore *Les Babas cool* et *La Vie dissolue de Gérard Floque*, qui ont chacun réuni plusieurs membres de la troupe du Splendid. C'est donc ce groupe plus ou moins lâche d'artistes ayant écumé les petites scènes parisiennes qui a continué, après le milieu des années 1970, à se servir de la consommation de marijuana comme ressort comique, une fois passé derrière ou dans le champ de la caméra. Cet état de fait semble, tout d'abord, pouvoir s'expliquer par la familiarité entretenue par une partie de ces comédiens et de ces cinéastes avec la substance : Jean-Marie Poiré, qui s'est lié d'amitié avec Josiane Balasko à la fin des années 1970, « fumai[t] beaucoup de pétard ». Dans une interview récente, lui-

[94] Bertrand Lemonnier, « L'entrée en dérision », art. cité, p. 48.
[95] Jean-Pierre Jeancolas, *op. cit.*, p. 85.

même établit d'ailleurs un lien entre sa consommation personnelle et la présence du produit dans sa filmographie, puisqu'il y déclare que *Mes meilleurs copains*, dont la durée cumulée des moments cannabiques dépasse les vingt minutes, est une œuvre en partie « autobiographique[96] ». Selon l'un de ses biographes, Coluche a édcouvert les drogues au début des années 1980, « n'arrêt[ant plus, à partir de ce moment,] de fumer d'énormes joints, gros comme des barreaux de chaise.[97] » Philippe Bruneau, scénariste des *Babas cool*, avait lui « appart[enu] au mouvement hippie.[98] » Tous n'étaient pas des usagers invétérés, loin s'en faut. Jean Yanne, par exemple, n'a essayé le psychotrope qu'à une seule reprise, d'après l'un de ses amis, mais ce fut au cours d'une fête rassemblant plusieurs figures du café-théâtre, dont Patrick Dewaere[99]. Pour reprendre les mots de l'écrivain Philippe Boggio à propos de la troupe du Café de la gare au tournant des années 1970 : « L'époque [était] au haschisch, la bande, elle, vou[ait] une véritable passion au vin rouge. Anar, [elle était] plus ouvriériste que "baba-cool.[100]

Plus que leur rapport intime aux stupéfiants, c'est donc leur rapport en tant que génération à ce que représentait la modification de conscience, qui semble devoir être pris en compte pour expliquer l'omniprésence joyeuse du cannabis dans leurs films. Comme l'a plus tard avoué Thierry Lhermitte en parlant des membres du Splendid, tous étaient des « enfants de Mai-68 […] Trop jeunes pour avoir pris part [aux évènements, mais] néanmoins […] très marqués par cette période, source permanente d'inspiration et de rire.[101] » Sans être forcément politisés, la plupart cultivaient ainsi un habitus libertaire et provocateur, se plaçant par principe autant que par conviction du côté des minorités et des non-conformistes, plutôt que de celui de l'ordre et de la norme. La déclaration de candidature de Coluche aux élections présidentielles de 1981 constitue un condensé de cet esprit railleur, hostile au Pouvoir et solidaire des marginaux :

> « J'appelle les fainéants, les crasseux, les drogués, les alcooliques, les pédés, les femmes, les parasites, les jeunes, les vieux, les artistes, les taulards, les gouines, les

---

[96] Benoît Sabatier et Christophe Ernault, « "Le Splendid' ? Une bande d'adolescents attardés" Interview de Jean-Marie Poiré », *Schnock*, n° 5, 2012/3, p. 46.

[97] Philippe Boggio, *Coluche, l'histoire d'un mec*, Paris, Flammarion, 2006, p. 258.

[98] Gilles Botineau, *Christian Clavier. Splendid Carrière !*, Boulogne-sur-Mer, Éditions Christian Navarro, 2016, p. 54.

[99] Laurence Rémila, « "Un bel anar' dans toute sa splendeur". Interview de Gilles Durieux », *Schnock*, n° 3, 2012/1, p. 44.

[100] Philippe Boggio, *op. cit.*, p. 97.

[101] Thierry Lhermitte, « Anatomie d'un film culte », *Le journal de l'École de Paris du management*, n° 78, 2009/4, p. 33.

apprentis, les Noirs, les piétons, les Arabes, les Français, les chevelus, les fous, les travestis, les anciens communistes, les abstentionnistes convaincus, tous ceux qui ne comptent pas pour les hommes politiques à voter pour moi, à s'inscrire dans leurs mairies et à colporter la nouvelle. Tous ensemble pour leur foutre au cul avec Coluche ![102] »

Figure honnie par la bonne société et symbolique des bouleversements inagurés par Mai-68, le consommateur de psychotrope tenait les premiers rôles de cette contre-société défendue par le second degré. Dans ces conditions, pas étonnant que ces artistes, « promoteurs d'un comique sarcastique ancré dans le présent[103] », aient multiplié les mises en scène filmiques du premier des stupéfiants : cette pratique qu'au minimum ils côtoyaient dans leur entourage, représentait pour eux un signe de dissidence sociale, un vestige de cette contre-culture dont ils étaient les dépositaires, mais que la crise avait renvoyé au rang d'utopie anachronique.

Si les moments de consommation pouvaient encore passer pour gentiment transgressifs en 1975, ça n'était plus le cas au moment du tournage des *Frères Pétard* : cela faisait plus d'une décennie que les anciens trublions du Café de la gare et du Splendid, désormais bien installés dans le paysage cinématographique, cherchaient à faire rire avec. Passage presque obligé de toute comédie faisant intervenir d'anciens membres du café-théâtre, le public maîtrisait désormais les ressorts et les enjeux de son utilisation scénaristique ou de sa simple présence à l'écran. Analysant un phénomène similaire et concomitant au cinéma américain, Dennis P. Grady avance l'argument d'une certaine lassitude des spectateurs pour le sujet[104] : ni le rythme de production des longs-métrages cannabiques, ni leur rang au box-office annuel, ne permettent de valider une telle explication pour le cas de la France. Il semble, cependant, que la récurrence des motifs humoristiques impliquant la marijuana a participé à désamorcer progressivement leur charge subversive : la culture contestataire des années 1960, ses avatars, ses héritiers et une partie de son imaginaire, étaient tout simplement en train de rentrer dans la norme, voire, dans la culture nationale[105].

---

102 Philippe Boggio, *op. cit.*, p. 279.

103 Jean-Pierre Jeancolas, *op. cit.*, p. 85.

104 Dennis P. Grady, « From Reefer Madness to Freddy's Dead: The Portrayal of Marijuana Use in Motion Pictures », *in* Paul Loukides and Linda K. Fuller (ed.), *Beyond the Star : Locales in American Popular Film,* Bowling Green, Popular Press, 1990, p. 59.

105 Ou, pour reprendre les mots de l'historien Mathias Bernard : « À long terme, la culture de masse intègre moins les thèmes de la contre-culture que ses audaces formelles, qui deviennent peu à peu de nouvelles normes » : Mathias Bernard, *La France de mai 1958 à mai 1981. La grande mutation*, Paris, La librairie générale française, 2003, p. 146.

Le cannabis dans la ville ou l'amer constat de son ancrage à long terme sur le territoire français

La progression du phénomène urbain est l'un des changements les plus notables qu'a connu la France des Trente Glorieuses : entre la fin des années 1950 et le milieu des années 1970, la part de ceux qui vivaient en ville est passé de 60 % à 73% de la population. Le *baby-boom*, l'exode rural, celui des Pieds-noirs d'Algérie et les débuts d'une immigration postcoloniale massive vers l'Hexagone, ont engagé les pouvoirs publics au volontarisme en la matière : en quelques années, les villes moyennes et les métropoles ont vu fleurir les ZUP et les grands ensembles à leurs périphéries, en même temps que leur composition sociologique évoluait[106].

La crise économique, qui éclata au lendemain du choc pétrolier de 1973, a eu un impact particulièrement important sur ces nouveaux territoires urbains : la croissance du chômage, la désindustrialisation, l'affaiblissement de l'identité ouvrière et la dévalorisation des filières d'apprentissage techniques et professionnelles, se sont traduits par un développement de la pauvreté, de la délinquance juvénile et de l'économie souterraine, dans ce qu'il convenait désormais d'appeler les banlieues[107]. C'est dans ce contexte que la consommation de cannabis, anciennement cantonnée à une petite bourgeoisie étudiante proche de la mouvance contre-culturelle, a commencé à se « prolétaris[er][108] ».

Sachant cela, on ne s'étonnera pas de la rapide transformation des dépictions filmiques de la pratique après 1975 : malgré quelques retours sur un mode satirique, les cadres contre-culturels de sa géographie, de sa sociologie et de son esthétique, qui avaient émergé au tournant des années 1970, ont presque complètement disparu au profit d'un horizon essentiellement urbain et populaire. Les hippies, les *baby-boomers* révoltés et les aventuriers d'un jour, ont ainsi laissé place au Français des villes, ayant intégré l'usage du produit à la routine et à la morosité de son quotidien, ainsi qu'à la « jeunesse irrégulière[109] » des quartiers pauvres, partageant sa vie entre défonce, inactivité et petite délinquance. D'une manière générale, ce changement de profil a participé à assombrir les représentations du phénomène, la frontière qu'avait tracée le cinéma

---

[106] *Ibid.*, p. 84.

[107] Gérard Mauger, *Les Bandes, le milieu et la bohême populaire. Études de sociologie de la déviance des jeunes des classes populaires (1975-2005)*, Paris, Belin, 2006, p. 9-15.

[108] Dominique Duprez et Michel Kokoreff, « Usages et trafics de drogues en milieux populaires », *Déviance & Société*, vol. 24, 2000/2, p. p. 143.

[109] Myriam Tsikounas et Sébastien Le Pajolec, « La jeunesse irrégulière sur grand écran : un demi-siècle d'images », *Revue d'histoire de l'enfance "irrégulière"*, n° 4, 2002, p. 87-110.

français entre le cannabis et les autres drogues depuis la fin des années 1960 ayant eu tendance à s'effacer au cours de cette période.

À l'heure du bilan : la (quasi) disparition du contexte contre-culturel de la consommation de marijuana

Pratique psychotrope débarquée dans l'Hexagone à la faveur des circulations internationales de la contre-culture américaine, la consommation de cannabis est généralement apparue dans la filmographie nationale du tournant des années 1970 comme l'attribut des hippies et des communautés juvéniles rêvant d'un autre monde. Il est frappant de constater que cet imaginaire alternatif et révolutionnaire a presque totalement disparu des écrans français dès le mitan des années 1970. Sur les 30 longs-métrages cannabiques réalisés entre 1975 et 1989, seules 3 comédies y font directement écho : *Les Babas-cool*, *Mes meilleurs copains* et *Milou en mai*. Bien qu'elles s'inscrivent dans une filiation cinématographique vieille d'une à deux décennies au moment de leurs réalisations respectives, toutes trois témoignent d'un même élan critique vis-à-vis de la massification des stupéfiants - mais plus généralement de Mai-68 et de ses lendemains -, typique « de la conjoncture intellectuelle des années 1980.[110] »

L'action du premier se déroule dans le Luberon profond. Il met en scène la difficile intégration d'un jeune cadre dynamique, Antoine Bonfils, à une communauté rurale et militante, vivant en quasi-autarcie et affichant des principes libertaires et écologistes. La grandeur d'âme de ses membres s'avère rapidement n'être qu'une vaste tartufferie, puisqu'à mesure que l'histoire avance, chacun révèle ses penchants égoïstes, menteurs et mesquins. Antoine, dès le départ présenté comme concupiscent, bourgeois et adultère, apparait ainsi comme le moins malhonnête et le moins pingre d'entre eux : désabusés et sans argent, tous trouveront finalement refuge dans son riche appartement parisien, accompagnés de leurs chèvres. L'usage du cannabis surgit dès les premières minutes de l'œuvre : cette dernière reprend un procédé bien connu des spectateurs français en 1981, consistant à utiliser la substance comme élément de différenciation entre société et contre-société, culture et contre-culture. Comme dans la filmographie du tournant des années 1970, le joint constitue en effet l'un des éléments de la panoplie de ces hippies stéréotypiques, aux côtés du nudisme, du bouddhisme et du sexe libre. Le ton du film prive cependant ces pratiques des dimensions

110 Michelle Zancarini-Fournel, « Les interprétations de Mai-68 : approche historiographique », *Lettre d'information de l'IHTP*, n° 10, décembre 1995, p. 12-19.

spirituelles et politiques auxquelles on pouvait encore penser que leurs homologues des Ch*emins de Katmandou*, du *Gendarme en balade* ou de *Quelques messieurs trop tranquilles*, les adossaient. Dans les *Babas cool*, c'est un mélange d'hédonisme et d'utilitarisme qui semble pousser Aline à fumer, la marijuana lui faisant un « super […] effet sur le plan sexuel. » Pour Antoine, apparemment novice en matière de stupéfiants, son expérimentation n'est qu'une tromperie visant à mettre Aline dans son lit : après s'être enquis de la nature du produit et avoir essuyé une violente quinte de toux, il lui assure crânement être un habitué de sa consommation. Loin des idéaux de la jeunesse des *Sixties*, la drogue n'apparait finalement, dans cette première grande satire française des mouvements contre-culturels, que comme le passage obligé, l'accessoire incontournable d'une vaste farce. Il ne s'agissait plus de faire rire le public avec la dépiction du haschisch et de ses effets, mais bien de se servir d'elle pour moquer la vacuité et l'hypocrisie de ses usagers, et, à travers eux, celles des courants alternatifs et des communautés nées, en France, à la fin des années 1960.

La charge critique de *Mes meilleurs copains* est à la fois plus évidente et plus ambivalente. Plus évidente car le film, réalisé peu après l'année de la « commémoration de 1988[111] », établit un lien direct entre les lendemains de Mai-68 et la démocratisation du cannabis en France. Plus ambivalente car le regard posé sur la pratique est empreint de nostalgie, voire de bienveillance. Il serait trop long de décrire chacun des quatre moments cannabiques qui ponctuent ce film. Disons simplement que celui-ci multiplie les flashbacks pour raconter les retrouvailles d'une bande d'amis qui s'était formée dans l'atonie puis le tumulte des années 1960 : deux des moments de consommation se déroulent ainsi dans ce passé matriciel, alors que les deux autres se déroulent dans le présent de la diégèse – soit à la fin des années 1980. Seuls les deux premiers inscrivent la consommation de la substance dans un cadre contre-culturel : dans la grande tradition filmographique française inventée au tournant des années 1970, on y voit les membres de la bande, vivant en communauté dans un squat et arborant des tuniques fleuries et des bandanas colorés, être initiés à la marijuana par l'un d'entre eux, qui revient de Rome aux côtés de deux Italiens.

La pratique est, une nouvelle fois, intimement liée à cette révolution des mœurs et des sensibilités que nous évoquions dans le chapitre précédent : dans le premier moment de consommation, alors que le joint tourne, Guido, l'initié interprété par Jean-Pierre Bacri lance, l'air habité : « On peut tout ! » Dans celui qui suit immédiatement, la petite troupe

111 Michelle Zancarini-Fournel, « Les interprétations de Mai-68 », art. cité, p. 14.

fume devant une production filmique expérimentale mettant en scène une relation homosexuelle : l'ambiance, comme l'air du temps, est à la remise en question, à l'ouverture des possibles, à l'exploration des sens. La domestication du haschisch à des fins ludiques et créatrices par cette jeunesse en quête d'expériences est d'ailleurs présentée comme une entrée dans la modernité, en témoigne le passage du noir et blanc à la couleur d'une scène à l'autre.

Les moments cannabiques se déroulant à la fin des années 1980 sont, de manière intéressante, l'occasion d'un retour critique sur ces premières défonces et leur signification : voilà ainsi l'un des rares films de notre corpus présentant des trajectoires de consommation. Les membres du groupe se sont embourgeoisés, laissant tomber leurs ambitions artistiques et leurs idéaux révolutionnaires : l'un est devenu dentiste, l'autre publicitaire, le troisième chef d'une petite entreprise. La plupart semblent n'avoir pas poursuivi l'usage du produit au-delà de la fin des années 1960, à l'instar de Richard Chappoteaux et Antoine Jobert, respectivement joués par Gérard Lanvin et Philippe Khorsand, qui passent leur tour lorsque le pétard arrive à leur niveau. Plus rares sont ceux qui se laissent tout de même tenter par une petite bouffée, en souvenir du bon vieux temps : c'est, par exemple, le cas des personnages interprétés par Christian Clavier et Louise Portal.

Les cas les plus significatifs sont ceux de Guido et Dany. Le premier, dont nous avons déjà parlé, a tiré un trait définitif sur ce qu'il considère n'être que des lubies – des erreurs ? - de jeunesse. Devenu sportif et abstinent, il n'hésite pas à déclarer, avec une pointe de malhonnêteté : « cette nuit, en plus de la vodka, ils ont fumé une saloperie de dope [...] Je vois pas l'intérêt, passé un certain âge, de se bousiller la santé comme ça. » Plus loin : « Non ! Même les drogues douces comme le hasch ont des effets secondaires, ça bouffe les neurones et ça ralentit le cerveau, enfin ! » À l'inverse, Dany, interprété par Jean-Pierre Darroussin, est devenu un consommateur régulier : c'est lui qui ramène la substance lors du week-end de retrouvaille. C'est encore lui qui roule les joints au moment du dessert. Contrairement aux autres, enfin, il est le seul à apparaître non pas dans l'un, mais dans les deux derniers moments cannabiques de l'œuvre - ceux qui se déroulent dans les annés 1980. Dany est bon et apaisant, mais lent et un peu pathétique : vivant de petits boulots, il élève seul son fils depuis la mort par overdose de sa femme. Par ses pratiques comme par ses références – « L'île de White [...] Dylan, les Doors » -, il semble n'avoir jamais vraiment quitté les *Sixties*.

Mes meilleurs copains offre un panorama miniature des relations complexes entretenues par les Français à la marijuana deux décennies après les débuts de la massification. Si la plupart se sont habitués à sa présence dans leur environnement, peu d'entre eux semblent avoir encore cru au pouvoir libérateur ou créatif de ses effets. Mis de côté quelques sympathiques individus n'ayant pas su faire face à la réalité, plus rares encore sont ceux qui ont continué à fumer une fois passée la vague contre-culturelle. Le film porte ainsi un regard ambigu sur la consommation de cannabis et son contexte d'apparition en France. D'un côté, celui-ci n'est pas dénué d'une certaine tendresse : en témoigne notamment le traitement réservé au personnage de Dany, dont le narrateur dit de lui qu'il est « le seul à ne pas trop mentir », et auquel le réalisateur Jean-Marie Poiré décernera, dans une interview postérieure, un « rôle [...] clé[112] » dans son œuvre. D'un autre côté, tout concourt à montrer que l'usage du haschisch n'est plus fait pour ces adultes établis : la toux de Jean-Michel lorsqu'il absorbe une bouffée, le long délire lunatique de Monique Jussieu qui pensait pouvoir renouer avec son adolescence, et puis, finalement, la passivité de Dany, que son accoutumance au produit ne fait qu'accentuer. Si le cannabis constitue bien une madeleine de Proust pour le groupe d'amis, c'est qu'il appartient à un passé mythique avec lequel ces anciens « piétons de Mai », devenus les cadres de la société française des années 1980, entretiennent un rapport empreint de gêne, de rejet, mais également de nostalgie, voire d'envie.

Milou en mai se tient également sur cette ligne de crête, entre bilan critique et célébration. Mai-68 constitue l'arrière-fond omniprésent de cette « gentille fable provinciale », écrite par Louis Malle et Jean-Claude Carrière en 1989. Celle-ci raconte la réunion tumultueuse d'une famille bourgeoise à l'occasion du décès de sa doyenne, Madame Vieuzac. Aux non-dits et aux querelles d'héritages, se mêlent ainsi les oppositions politiques entre partisans du gaullisme, contestataires et indécis, ainsi que des débats relatifs à la révolution des mœurs. Pour l'historien du cinéma François Amy de la Bretèque, ce film colporte une « version rose » de la période, témoignant du processus de mythification qui s'était fait jour « dans un certain cercle d'artistes et d'intellectuels français [...] vingt ans après les évènements ». Si les auteurs expriment des regrets à l'égard de la disparition de « la vieille France rurale », leur présentation enjouée de la « vie collective généreuse et égalitaire[113] », trahit en effet une sympathie certaine pour les luttes et les mouvements alternatifs qui avaient travaillé le pays au début des années 1970.

---

112 Benoît Sabatier et Christophe Ernault, « "Le Splendid' ? Une bande d'adolescents attardés"», art. cité, p. 63.

113 François Amy de la Bretèque, « Le langage de Mai 68 dans la mémoire du cinéma de fiction. *Milou en Mai,* de Louis Malle », *Mots. Les langages du politique,* n° 86, 2008/1, p. 96.

C'est à cette aune que doit être analysé l'unique moment cannabique du film. Cette séquence hors-norme – elle dure près de six minutes et met en scène six consommateurs -, située aux deux tiers de l'intrigue, en constitue l'un des principaux points d'inflexion : elle se déroule dans les derniers jours du mois de mai 1968, au plus fort de la crise, alors que le général De Gaulle vient de quitter la France pour consulter les forces armées à Baden-Baden. Lorsque le pique-nique ensoleillé qui constitue son cadre débute, les personnages n'ont pas encore connaissance de l'évènement : malgré les tensions et les désaccords persistants, l'insouciance et la concorde règnent. On parle de tout et de rien – du beau temps, des vacances, de l'orgasme – en se faisant passer les plats. Lorsque Lily allume un joint et commence à le faire tourner, un vent d'espoir, d'amour, d'audace et de créativité, semble soudain saisir le groupe : on fait des vœux pour le futur, on envisage de « repren[dre] le vignoble à zéro [pour] faire un vin magnifique », de « faire un très grand potager [, de] planter des pommiers, des poiriers, du blé [, d'] agrandir la basse-cour. » Petit à petit, Milou - interprété par Michel Piccoli -, revigoré par sa première expérimentation de la marijuana, esquisse un véritable projet autogestionnaire. L'extrait se conclut même aux cris de « Vive la Révolution ! » Il est à noter que la composition de l'image et le montage viennent ici étayer les propos tenus par les personnages : la caméra filme tour à tour chacun des fumeurs en plan rapproché, avant de raccourcir sa focale pour saisir l'ensemble de la famille, conférant ainsi au cannabis le double statut de liant social et de catalyseur de l'utopie.

Rendue guillerette par le rouge et le haschisch, la famille se balade ensuite bras dessus, bras dessous, sur les terres vallonnées de madame Vieuzac, alors que la bande son diffuse une reprise de l'internationale au violon. Les projets se font de plus en plus ambitieux, voire fantaisistes : « Tenez, ici, c'est l'endroit idéal pour installer un four solaire ! », « Les enfants seront élevés en pleine nature, ils n'iront plus à l'école », « il faudra supprimer le mariage », « j'y vois des femmes et des hommes libres, partageant tout », « fini l'esclavage du travail, chacun choisira son occupation selon ses goûts », « il ne faut plus rien de chimique », etc. **(Fig. 11)**

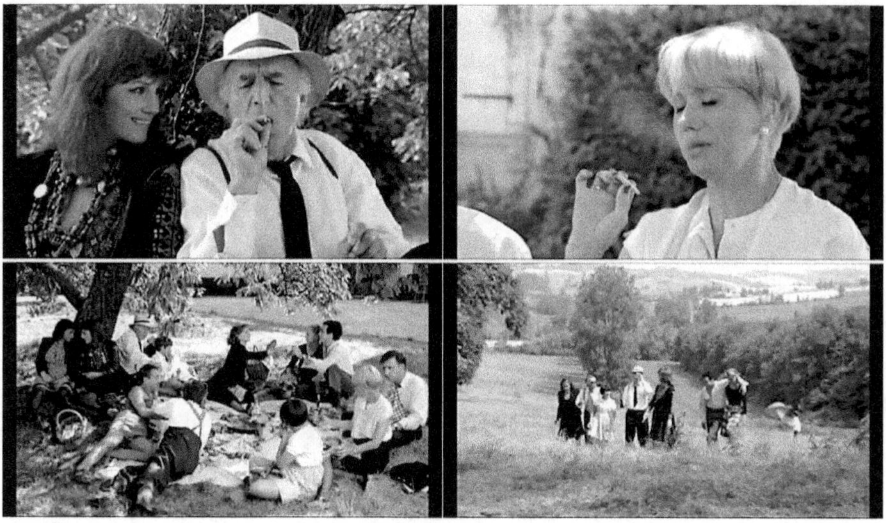

Fig. 11 : *Milou en mai* (Louis Malle, 1989)

Cette émulation collective monte *crescendo* jusqu'au soir. Alors que l'on chante et que l'on envisage d' « apprendre à faire l'amour devant les autres », un couple de notables du coin débarque, effrayé : « De Gaulle a quitté Paris [...] On ne sait pas où il est, il est peut-être mort ! Vous savez, l'anarchiste allemand est rentré, oui le Cohn-Bendit, il a donné une conférence de presse à la Sorbonne. » L'ambiance retombe d'un coup : on s'enquiert de la position de l'armée et l'on redoute les exactions à venir contre les « possédants [et les] capitalistes. » Le passage d'un avion de chasse au-dessus de la maison décide finalement le groupe à se réfugier dans la forêt. La virée champêtre tourne au cauchemar : le froid, la faim et l'inconfort, ravivent les tensions et les mesquineries. On accuse Pierre-Alain, qui était sur les barricades du Quartier latin, d'avoir « sem[é] le bordel. » Des bijoux, emportés dans la précipitation, font brusquement resurgir le problème de l'héritage. Le lendemain matin, tous se révèlent rassurés par le retour à la normale : « De Gaulle est revenu, il a fait un discours, il y a eu un grand défilé sur les Champs-Élysées hier soir, mais pour lui cette fois [...] Et ce matin, tout s'est remis en marche, il parait que c'est fini, on va voter bientôt. Et on trouve même de l'essence ! »

Si l'usage du cannabis permet l'ouverture d'une parenthèse dans le film – la suspension momentanée des tensions et des inimités -, elle est surtout à l'origine d'un leurre collectif parmi les personnages : enivrés par la drogue et par l'air du temps, ces derniers surestiment leur générosité et leurs désirs de changement. Le rappel à la dure réalité politique et sociologique qui leur est fait dissipe d'ailleurs immédiatement les effets du produit, ainsi que leurs illusions : tous restent des bourgeois attachés à l'ordre et à la propriété. L'ivresse cannabique sert ici de signifiant filmique à l'émergence des utopies libertaires, égalitaires et écologistes, qui avaient vu le jour, en France, au lendemain de Mai-68. Comme dans *Les Babas cool* et *Mes meilleurs copains*, le moment de consommation permet, dans *Milou en mai*, de démasquer les pseudos-contestataires bien vite rentrés dans le rang. Une à deux décennies après Mai-68, les cinéastes qui avaient vécu les évènements de l'intérieur ou se considéraient comme les dépositaires de leur esprit ont donc progressivement fait leur *aggiornamento* : à travers le ton sarcastique de leurs films, c'est leur propre naïveté, voire leur propre hypocrisie, qu'ont moqué Jean-Marie Poiré, Louis Malle et la bande du Splendid. Cette moquerie restait cependant bienveillante : l'engagement gauchiste, les cheveux longs et les joints, faisaient pour eux partie d'un passé glorieux, regardé avec une certaine nostalgie malgré les erreurs assumées. Ces œuvres réflexives ont ainsi participé à arrimer la culture alternative et contestataire des années 1960 à la culture nationale et, ce faisant, à patrimonialiser la consommation de marijuana, au moment où son imaginaire se déplaçait vers la ville et ses quartiers populaires.

La ville et ses quartiers populaires : nouvelle scène de la drogue

La quasi-disparition de l'imaginaire contre-cultuel de la substance s'explique aisément : après un « second souffle vers 1974-1976 », le mouvement des communautés qui s'était « développé [dans l'Hexagone] à partir de 1968 » a rapidement disapru[114]. Mécaniquement, l'usage de marijuana, qui en constituait l'une des pratiques les plus symboliques, est devenu un phénomène essentiellement urbain dès le milieu des années 1970. Ce déplacement géographique a trouvé une traduction presque immédiate dans la filmographie nationale. À l'écran, si une part importante des consommations se tenaient dans les hauts lieux de la culture hippie entre 1969 et 1974 – Katmandou, la Californie, Ibiza, etc. -, la période suivante leur a assigné la ville pour principal terrain de déroulement : c'est en effet le cas de 46 des 65 moments cannabiques tournés entre 1975 et 1989.

Des éléments extérieurs au seul phénomène de la drogue peuvent être avancés pour éclairer ce changement de décor. Après avoir longtemps proposé des représentations fantasmées ou idylliques de sa société, le cinéma national a cherché à s'en faire un reflet plus réaliste à partir de cette époque. Pour reprendre les mots de Jean-Pierre Jeancolas : « progressivement, les Français [des années 1970] sont apparus dans leurs

[114] Rémy Pawin, *op. cit.*, p. 173.

films.[115] » Si le 7e art avait surreprésenté les importateurs de la substance lors de la période précédente – des étrangers proches de la contre-culture et leurs homologues hexagonaux -, il semble donc avoir ajusté le tir sociologique après 1975, en se focalisant de manière croissante sur des profils correspondant effectivement aux principaux contingents d'usagers : les trentenaires de la classe moyenne urbaine et aisée. À la même période, le public des salles obscures s'est d'ailleurs resseré autour de cette catégorie sociale[116] : le déplacement vers la ville de la cinématographie cannabique peut donc être lu comme une volonté des producteurs et des réalisateurs d'adapter l'offre culturelle à la réalité du pays, de tendre un miroir à une population consommatrice de longs-métrages de fiction contenant désormais une part non-négligeable d'individus ayant, au minimum, fait l'expérimentation de la marijuana. Nous avons déjà évoqué l'émergence dans notre corpus de ce « Français moyen », moqué dans les comédies pour la monotonie de son existence et son manque de fantaisie : des personnages-consommateurs plus tragiques, comme Jean-Sébastien Bloch le pianiste dépressif de *Chobizenesse*, ou fragiles, comme Helena, l'héroïne de *Subway* interprétée par Isabelle Adjani, témoignent du fait que ce glissement des représentations de l'usage de cannabis vers le quotidien d'une France en phase d'urbanisation accélérée, n'est pas resté l'apanage du seul registre comique.

Parmi ces nouveaux territoires de la consommation, deux se dégagent plus particulièrement : l'agglomération parisienne d'un côté et les quartiers populaires de l'autre. Plus de la moitié des moments cannabiques de notre second sous-corpus (37 sur 65) se déroulent en effet dans le centre ou la périphérie de la capitale : c'est, par exemple, le cas dans *Je te tiens, tu me tiens par la barbichette*, *Tapage nocturne* et *Les Frères Pétard* pour le premier, et dans *Le Beauf* ou *Mes meilleurs copains* pour la seconde. Cette hypertrophie s'explique aisément : « Paris est la ville cinématographique par excellence[117] », pour reprendre l'expression de Ginette Vincendeau et Alastair Philips, qui ont consacré un ouvrage au sujet. Lieu de naissance du 7e art et d'implantation historique des grands studios français, elle a accueilli plus de tournages que n'importe laquelle de ses congénères hexagonales ou internationales au cours du siècle dernier. Au tournant des années 1980 déjà, son aire urbaine rassemblait

---

115 Jean-Pierre Jeancolas, *op. cit.*, p. 185.

116 Fabrice Montebello, *op. cit.*, p. 125.

117 « Paris is the cinematic city *par excellence* » [TdA] : Alastair Philips and Ginette Vincendeau (eds.), *Paris in the cinema: Beyond the Flâneur*, London, Palgrave MacMillan, 2017, p. 1.

entre 15% et 20% de la population du pays, ce qui en faisait le premier bassin national d'usage du cannabis et, *de facto*, la plus importante concentration de spectateurs potentiels en France. Au vu de ce que nous venons de dire concernant la tendance croissante du cinéma à faire apparaître son public dans les longs-métrages, à partir des années 1970, il semble logique que les consommateurs de haschisch franciliens aient été plus représentés que les autres ou, pour le dire autrement, que les consommations filmiques de haschisch se soient plus souvent déroulées à Paris et dans ses alentours qu'autre part.

Ce constat mérite néanmoins d'être affiné. Les joints allumés dans les grands appartements haussmanniens des beaux quartiers de la capitale, comme dans *Duos sur canapé* ou *Un monde sans pitié*, constituent l'exception plutôt que la règle. La plupart de nos moments cannabiques urbains (32 sur 46) se déroulent en effet dans des endroits moins huppés, à savoir les lieux de vie, de travail ou de sociabilité, des classes moyennes et inférieures. Du squat de *Marche à l'ombre* à la chambre d'hôtel louée pour la soirée par les lycéens lensois de *Passe ton bac d'abord*, en passant par la station-service du XVIIIe arrondissement de la capitale de *Tchao Pantin*, ou les couloirs du métro de *Subway*, se dessine ainsi une géographie de l'usage avant tout populaire, ancrée dans la quotidienneté des villes frappées par la crise. La colorimétrie des moments de consommation de cette époque témoigne d'ailleurs d'un certain assombrissement des représentations de la pratique : à l'éclatante luminosité des paysages extérieurs et aux teintes multiples des vêtements de la période hippie, ont en effet bien souvent succédé le bleu froid des néons, le gris du mobilier urbain et l'inquiétant noir de la nuit.

Pas étonnant, de ce fait, que les quartiers HLM, leurs tours, leurs barres, leurs caves et leurs terrains vagues, aient fait leur apparition dans notre corpus entre 1975 et 1989. Précisons, tout d'abord, que les moments de consommation s'y déroulant sont restés minoritaires au cours de cette période : on n'en retrouve véritablement que dans le téléfilm *La Neige de Noël*, et, pour le 7e art, dans *Les Hommes préfèrent les grosses* et *Le Thé au harem d'Archimède*. Notons, ensuite, que cette émergence correspond plus généralement à une tendance lourde de la filmographie nationale. Au cours des années 1970, les grands ensembles ont progressivement remplacé « la zone » dans les œuvres cinématographiques et télévisuelles de fiction[118], alors qu'au début de la décennie suivante, leur décor grisâtre et bétonné est devenu le symbole d'un genre filmique à part entière : le « banlieue-film », pour reprendre la

---

118 Annie Fourcaut, « Aux origines du film de banlieue : les banlieusards au cinéma (1930-1980) », *Sociétés & Représentations*, n° 8, 2000/1, p. 114.

terminologie proposée par Thierry Jousse[119]. Il n'empêche, en ancrant l'usage de marijuana dans ces territoires récemment sortis de terre et « concentrant les anxiétés de la société française en matière économique, sociale et ethnique[120] », les cinéastes français ont participé à transformer en profondeur l'imaginaire de la pratique : fini l'hédonisme et la révolution, la substance était désormais le signe et le compagnon de route d'un quotidien morose, marqué par la galère, la violence et la délinquance[121] **(Fig. 12).**

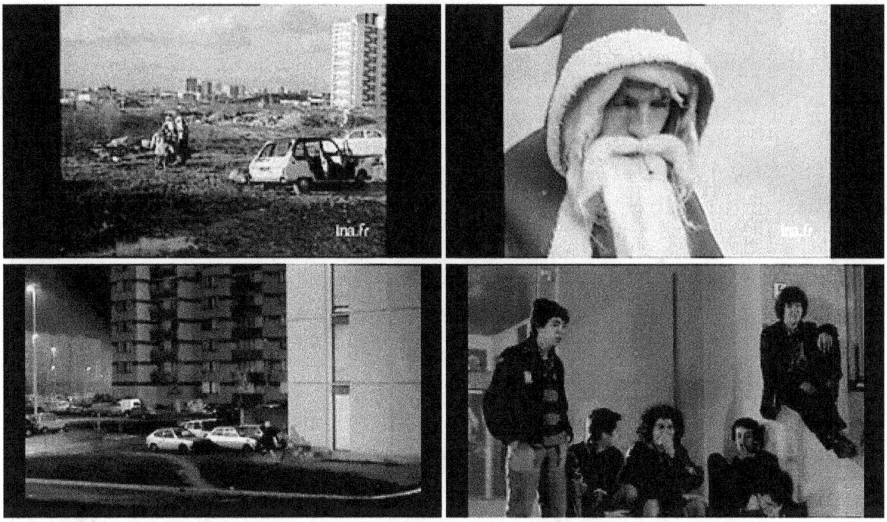

Fig. 12 : En haut, *La Neige de Noël* (Michel Wyn, 1977) ; en bas, *Le Thé au harem d'Archimède* (Mehdi Charef, 1984)

Entre ennui, galère et délinquance : le cannabis, signe et compagnon de route d'un quotidien morose et difficile

Comme le rappelait Annie Fourcaut dans un article traitant des films de banlieue, le 7e art a largement « défini les cadres de l'imaginaire urbain[122] ». Dans les années 1970 et 1980, ses caméras se sont mises à

119 Thierry Jousse, « Le banlieue-film existe-t-il ? », *Les Cahiers du Cinéma,* n° 492, 1995/6, p. 37-39.

120 « The concentrated essence of French society's economic, ethnic and cultural anxieties » [TdA] : Keith Reader, « After the Riot: La Haine », *Sight & Sound*, vol. 5, 1995/11, p. 12-14.

121 Notons tout de même que la plupart des films de banlieue tournés à cette époque ne contiennent pas de moments cannabiques. C'est, par exemple, le cas de *Laisse béton* (Serge Le Péron 1984), *La Smala* (Jean-Loup Hubert, 1984), *Pierre et Djemila* (Gérard Blain, 1988) ou encore *De bruit et de fureur* (Jean-Claude Brisseau, 1988).

122 Annie Fourcaut, « Aux origines du film de banlieue », art. cité, p. 113.

investir la ville de manière massive, n'hésitant pas à dépeindre cette dernière - en France tout du moins - comme un territoire éminemment hostile, anxiogène et déshumanisé. Pour illustrer ce propos, on citera les exemples de *Buffet froid* de Bertrand Blier (1979), qui raconte l'équipée meurtrière d'un trio loufoque dans une banlieue sans âme, *L'Homme blessé* de Patrice Chéreau (1983), qui met en scène la prostitution homosexuelle dans les souterrains d'une gare de province, ou *L'Arbalète* de Sergio Gobbi (1984), qui narre une guerre entre bandes ethniques dans un Paris rongé par la violence et la toxicomanie. L'exode rural des représentations filmiques du cannabis a donc été concomitant d'un assombrissement généralisé de l'image des villes, sous l'effet combiné de la crise économique et des désillusions nées de l'échec des utopies des années 1960.

Sachant cela, on ne s'étonnera pas du contrecoup subi par l'imaginaire de l'usage de marijuana après le milieu des années 1970. Dans de nombreuses productions françaises de cette époque, la substance apparait en effet comme un « pis-aller » plus qu'une « promesse de bonheur[123] ». Dans les cités, c'est le désœuvrement qui semble pousser les jeunes à fumer : qu'il s'agisse de *La Neige de Noël* ou du *Thé au harem d'Archimède*, les consommateurs, âgés de quinze à dix-neuf ans, ont pour la plupart arrêté les études et vivent d'expédients. Leur quotidien est rythmé par l'inactivité, les menus larcins et la consommation de drogue. Dans le premier, la bande d'Alain Barcini n'hésite pas à vendre des médicaments volés en hélant les passants, comme à la criée. Dans le second, Pat et Madjid, les deux héros, alternent entre vols à la tire, agressions et prostitution, pour se payer leurs bières et leurs cigarettes. Dans les deux œuvres, au moins l'un des moments cannabiques s'achève sur une intervention policière. Les premiers films de banlieue ont donc intégré la pratique à ce que des sociologues comme Alain Touraine ou François Dubet ont appelé la « galère », à savoir une « expérience de vie » propre à la jeunesse des quartiers populaires, marquée par « l'incertitude, le flottement, les longues périodes d'oisiveté entrecoupées de petits boulots, la délinquance présente et peu spectaculaire », mais également les « excès », l'absence de perspectives individuelles et d'utopies collectives[124].

D'autres longs-métrages, ne se déroulant pas dans le décor inquiétant des grands ensembles, ont opéré un rapprochement similaire entre le haschisch, les petits illégalismes et le quotidien morne et incertain des villes. C'est, par exemple, le cas de *Tchao Pantin*, *Marche à l'ombre*, *Subway*

[123] Rémy Pawin, *op. cit.*, p. 170.

[124] François Dubet, *La Galère : jeunes en survie*, Paris, Fayard, 1987, p. 10-11.

et *Un monde sans pitié*. Dans tous ces films, les consommateurs sont au mieux des marginaux squattant des appartements vides ou les couloirs du métro, au pire des petits dealers se livrant au trafic de stupéfiants dans le seul but de pouvoir payer leur loyer et s'adonner à leur vice. Malgré leur jeune âge, aucun d'entre eux ne semble avoir d'ambition, de désir ou de réelle perspective d'avenir, même à court terme. Après avoir été l'apanage des hippies et des *baby-boomers* révoltés, la substance est ainsi devenue celui de la « jeunesse irrégulière » des territoires urbains touchés par la crise.

Bien que son action se déroule essentiellement à la campagne, *Sans toit ni loi* d'Agnès Varda offre une image très similaire - quoique poussée à l'extrême - de la consommation du produit. À l'aide d'incessants allers-retours entre interviews fictives des personnages et flashbacks, ce film raconte l'errance d'une jeune vagabonde, Mona - interprétée par Sandrine Bonnaire -, retrouvée morte de froid dans un champ du Sud de la France. Dans les jours précédant son décès, cette dernière avait rencontré David, un autre sans domicile fixe avec qui elle avait forcé l'entrée d'une belle demeure pour y passer la nuit. C'est dans ce contexte que se déroule le premier moment cannabique de l'œuvre : celui-ci constitue une parenthèse dans la vie de Mona, que le spectateur a, auparavant, vu rejetée de toute part. Pour la première fois depuis longtemps, Celle-ci profite en effet d'un peu de chaleur humaine et dort dans un lit, avec un toit au-dessus de la tête. Roulés frénétiquement sur *The Changeling* des Doors, les joints symbolisent ici une mise à distance momentanée de sa lugubre condition, une évasion hors de la dure réalité de sa vie. Cette dernière reprend cependant bien vite le dessus, puisque l'héroïne quitte finalement David une fois son sachet d'herbe terminé. Cette bassesse noircit un peu plus la représentation d'une pratique qui n'apparaissait déjà que comme une « prothèse chimique contre l'effroi, la douleur ou le vide [125] » : dans *Sans toit ni loi*, le cannabis semble ainsi n'être bon qu'à procurer un bonheur artificiel et à nouer des relations éphémères, voire néfastes.

Ce sombre constat est d'ailleurs renforcé par le dernier moment de consommation du film. Au cours des ultimes pérégrinations précédant son décès, Mona rencontre des zonards s'adonnant à des escroqueries et à la prostitution en gare de Nîmes. Elle s'avoue « fatigué[e] de bouger ». Le chef de ce groupe interlope la rassure en lui proposant de l'aide et un peu de vin rouge au goulot : la scène suivante la montre affalée sur son épaule, l'œil vide, un gros joint à la bouche, dans une maison inhabitée

---

[125] Sylvie Le Poulichet, *Toxicomanies et psychanalyse. Les narcoses du désir*, Paris, Presses Universitaires de France, 1987, p. 29.

dont le papier-peint défraîchi tombe en lambeau. Dans la pièce d'à côté, un de ses nouveaux comparses sniffe de la colle. Plus tard, assoupie par la drogue, elle échappe de peu à un incendie, se retrouvant seule dans la rue, hagarde et en loques. L'usage du cannabis n'apparait plus ici que comme un signe de sa « clochardisation[126] » sans retour, un signe de sa fin imminente : à l'extraction momentanée d'un quotidien difficile a succédé la fuite définitive, voire un désir inconscient de précipiter sa propre mort. À la dimension ludique de la modification de conscience a succédé « la "défonce" avec "n'importe quoi"[127] ». À rebours de la tradition cinématographique française qui, depuis 1969, tendait à bien faire la distinction entre la marijuana et les autres stupéfiants, *Sans toit ni loi* a ainsi mis en scène un « usage dur des drogues douces[128] », participant à confondre l'imaginaire du cannabis et celui des « drogues dures », au moment où la consommation de ces dernières devenait un problème de santé public de premier ordre dans les villes de l'Hexagone.

Si l'on excepte *Chobizenesse* de Jean Yanne, qui met en scène un suicide sous ivresse cannabique, et *Comme un boomerang* de José Giovanni, qui débute par un meurtre commis dans le même état, rares sont cependant les longs-métrages de notre second sous-corpus à donner une vision aussi noire de la substance. Loin de la grande marginalité, de la galère des banlieues et de la petite délinquance, la plupart des films tournés entre 1975 et 1989 se contentent en effet de présenter l'usage du stupéfiant comme une pratique relativement banale, ayant pour seul objectif d'égayer un peu la routine du « Français moyen ». C'est par automatisme et sans enthousiasme que Micky, interprété par Coluche dans *La Femme de mon pote*, roule son pétard au petit déjeuner lors d'un séjour dans les Alpes. C'est pour tuer le temps d'un voyage qui leur semble interminable que Charles et Daniel allument le leur dans *Le Plein de super*. Attablés à la terrasse d'un café du village des Goudes à Marseille, les adolescents du *Grand frère* n'ont apparemment rien d'autre à faire de leur après-midi que de fumer en sirotant un Coca. Si l'on s'en tient à la partie cinématographique du corpus, plus de la moitié (46 sur 89) de nos personnages-consommateurs semblent entretenir un rapport occasionnel, régulier ou toxicomaniaque à la substance. L'inhalation de cette dernière ne se déroule plus dans le cadre d'un voyage initiatique ou

126 Claude Moutier, « Agnès Varda : Sans toit ni loi », *Les Cahiers du GRIF*, n° 34, 1986/2, p. 48.

127 Gérard Mauger et Claude Poliak, « Les loubards », *Actes de la recherche en sciences sociales*, vol. 50, 1983/4, p. 58.

128 Sylvain Aquatias, Ahmed Khedim et Numa Murard, *Usage dur des drogues douces. Recherche sur la consommation de cannabis dans la banlieue parisienne*, Paris, GRASS/IRESCO, 1999, 187 p.

d'une rencontre fortuite, sous le patronage d'un étranger prosélyte et initié aux mystères de la modification de conscience, mais dans la banalité d'un quotidien sans saveur ni aspérité, rythmé par le travail, les loisirs, les relations amicales, familiales ou amoureuses. Pour preuve de cette intégration de la pratique à la vie normale des gens normaux, le motif de l'Autre tentateur a presque disparu après 1975. Les Français de pellicule étaient désormais dépeints comme des amateurs avertis de marijuana, n'ayant plus besoin d'intermédiaire pour se procurer leur drogue, pour se préparer leur mixture et pour jouir de ses propriétés chimiques.

Ces signes d'un mouvement d'appropriation achevé posent la question des significations attribuées à la pratique une fois retombée l'effervescence contre-culturelle. En perdant son caractère expérimental, festif ou exceptionnel, la consommation de la substance a acquis le statut de passe-temps sans enjeu à l'écran, de palliatif à l'ennui, voire de véritable anesthésiant permettant de fuir une réalité jugée peu désirable. La migration vers les villes en crise des représentations filmiques du cannabis a ainsi participé à rapprocher ces dernières de l'imaginaire, plus sombre et plus tragique, de la toxicomanie, duquel le cinéma français les avait très largement tenus à l'écart depuis les débuts de la massification, au tournant des années 1970. L'ancrage du haschisch dans le paysage urbain du pays a finalement eu pour conséquence paradoxale de banaliser son usage aux yeux du plus grand nombre, tout en mettant en relief le caractère éminemment problématique, et potentiellement dangereux pour la santé publique comme pour le lien social, d'une telle dynamique à long terme.

La naissance difficile et l'autonomisation des représentations téléfilmiques de la consommation de marijuana

C'est au cours des années 1960 que la télévision a « supplant[é] la radio et le cinéma comme support socioculturel dominant » dans l'Hexagone[129]. Productrice et diffuseuse de ses propres programmes, elle était présente dans près de 70% des foyers au moment où débutait la croissance subite des usages de stupéfiants dans le pays. Comme nous avons eu l'occasion de le montrer dans le chapitre précédent, la crainte d'accentuer l'engouement de la jeunesse pour la modification de

129 Agnès Chauveau et Yannick Dehée, « Introduction », *in* Agnès Chauveau et Yannick Dehée (dir.), *Dictionnaire de la télévision française*, Paris, Nouveau Monde éditions, 2007, p. 13.

conscience a cependant rendu l'ORTF réticent à participer à la dépiction audiovisuelle du phénomène : durant une bonne partie des années 1970, la consommation du cannabis n'est ainsi apparue dans aucun téléfilm français financé par l'établissement public ou projeté sur ses chaînes. En ce sens, le petit écran n'a que très faiblement contibué à la structuration de l'imaginaire national de la pratique au cours des premières années de la massification.

L'éclatement de l'ORTF en 1974, la prise de conscience collective d'un ancrage à long terme du problème posé par les psychotropes illicites et les premiers pas de la privatisation du secteur dans les années 1980, ont participé à changer la donne : en effet, la télévision française a produit au moins quatre longs-métrages contenant un ou plusieurs moments cannabiques entre 1975 et 1989. L'évènement nous intéresse au plus haut point puisque, pour la première fois depuis 1969, un média audiovisuel autre que le cinéma proposait son propre répertoire de représentations de l'usage de marijuana **(Tableau 5)**.

Année	Titre du film	Réalisateur	Collection	Chaîne de diffusion	Date et horaire de diffusion
1977	*La Neige de Noël*	Michel Wyn	*La Brigade des mineurs*	Antenne 2	Mardi 13 décembre 1977, 20h30
1981	*L'Ange noir*	Bernard Roland	*Femme, femme, femme*	TF1	Mercredi 17 juin 1981, 20h50
1987	*La Baleine blanche (2ème partie)*	Jean Kerchbron	-	TF1	Jeudi 3 décembre 1987, 22h30
1988	*La Chambre d'ami*	Caroline Huppert	-	Antenne 2	Mercredi 14 septembre 1988, 20h30

Tableau 5 : Téléfilms français réalisés entre 1975 et 1989 contenant au moins un moment cannabique

En nous arrêtant sur la censure dont a été victime le téléfilm de Michel Wyn *La Neige de Noël*, en 1977, nous commençerons par montrer que la consommation du cannabis a mis du temps à s'imposer comme motif fictionnel légitime au petit écran. Dans un second temps, nous verrons qu'une fois ce palier franchi, la télévision a véhiculé un imaginaire du produit relativement similaire à celui du cinéma de la même époque : on retrouve ainsi les joints et leurs consommateurs dans des long-métrages se voulant réalistes, dont l'histoire se déroule dans des territoires urbains en crise et qui mettent en scène le quotidien morose de jeunes sans perspectives d'avenir. Pour terminer, nous nous intéresserons à la place centrale occupée par la consommation du haschisch dans l'économie de ces œuvres, afin de comprendre comment les représentations télévisuelles ont été mises au service de la lutte contre l'accommodement culturel au haschisch, dès la fin des années 1970.

La censure de *La Neige de Noël* ou les difficultés persistantes à mettre en scène les usages de drogues à la télévision

Transmis dix mois auparavant à Antenne 2, qui en avait confié l'écriture à Fred Kassak et Philippe Madral, le scénario de *La Neige de Noël*, dont la programmation était prévue le 8 octobre 1977 sur la seconde chaîne, ne faisait pas mystère de son intention d'aborder un thème sensible : l'usage de drogue chez les jeunes[130]. Dès les premiers plans de ce second épisode de la collection *La Brigade des mineurs*, il était en effet question d'individus grimés en Pères Noël consommant du « tabac d'Orient » dans un terrain vague. Plus loin, après que l'un d'eux ait déclaré que « [leurs] petits joints ne [le] défonc[ai]ent même plus », le script annonçait une longue séquence d'initiation collective à l'héroïne. L'escalade ainsi esquissée prenait finalement un tour tragique lorsque, rendus hagards par un cocktail de stupéfiants, les deux héros décidaient de se jeter du haut d'un immeuble pour échapper à une descente de police. Le 6 octobre 1977[131], Antenne 2 annonça pourtant dans un communiqué sa décision de reporter *sine die* la diffusion de cette dramatique tournée par Michel Wyn, réalisateur du feuilleton à succès *La Demoiselle d'Avignon*, quelques années auparavant.

Si la chaîne mentionna la nécessité « d'accompagner [l'œuvre] d'un débat, afin d'éviter toute interprétation malencontreuse[132] », cette déprogrammation de dernière minute ne manqua pas de soulever de vives protestations dans les milieux télévisuels et journalistiques. L'évènement, qui suscita plusieurs dizaines d'articles de presse, fit même craindre le retour d'une censure dont le spectre s'était pourtant éloigné avec la suppression de l'ORTF, en 1974. Finalement diffusé le 13 décembre 1977 dans le cadre de l'émission *Les Dossiers de l'écran*, *La Neige de Noël* fut assorti d'une discussion intitulée « Le public de la télévision peut-il tout voir ? ». Une telle formulation fournissait une grille de lecture des faits pour le moins orientée : c'est parce qu'il contenait des séquences de consommation de drogue particulièrement crues que le téléfilm aurait été déprogrammé. La direction d'Antenne 2 n'aurait ainsi fait que se prémunir contre d'éventuelles accusations d'apologie de la toxicomanie en prenant quelques « garanties[133] ». Dans ces conditions, le débat aurait

[130] Inathèque, Fonds SFP, *La Neige de Noël* [scénario], Paris, 1976, 156 p.
[131] « La valse-hésitation des programmes », *L'Aurore*, 7 octobre 1977.
[132] « Report d'une émission sur les jeunes et la drogue », *Le Monde*, 7 octobre 1977.
[133] *Idem*

dû porter sur les stupéfiants, comme le fit remarquer à juste titre Joël Le Tac, député RPR de Paris, dans une question écrite adressée au gouvernement quelques jours avant la diffusion[134]. D'autre part, l'argument du réalisme des images n'expliquait pas la soudaineté du revirement de la chaîne : « si le sujet traité posait un problème et nécessitait un débat, pourquoi s'en être aperçu deux jours avant le passage à l'antenne ? », avait à l'époque opportunément demandé le Syndicat français des rédacteurs de télévision[135]. Trois contextes, renvoyant à trois temporalités imbriquées, doivent en fait être pris en compte pour comprendre les enjeux d'une affaire témoignant de la difficile émergence du motif de la consommation de drogue à la télévision : celui des réticences, anciennes et tenaces, à voir représenté le phénomène sur le petit écran ; celui de la nouvelle doctrine de lutte contre les stupéfiants dessinée par Monique Pelletier à partir de juin 1977 ; et celui des « limites [du] libéralisme [télévisuel][136] » proclamé par Valéry Giscard d'Estaing à son arrivée au pouvoir en 1974.

Comme le rappellera Michel Wyn bien des années plus tard, son téléfilm fut probablement l'une des premières fictions produite pour le petit écran français à mettre en scène le phénomène de la consommation des drogues. De son propre aveu, il n'y était « pas allé de main morte[137] » pour raconter la descente aux enfers toxicomaniaque d'une bande d'amis vivant un quotidien monotone en banlieue parisienne. En effet, *La Neige de Noël* se signale par le réalisme de ses images et son traitement relativement complet du problème de la drogue. Pour cela, le réalisateur s'était entouré d'un ancien toxicomane, devenu conseiller technique, et avait multiplié les rencontres avec les policiers de la Brigade des mineurs, la vraie[138]. Entre les considérations sociologiques, la mise en scène du trafic et de sa répression, ou la dépiction physique et psychique du manque, peu d'aspects de la question sont ainsi laissés dans l'ombre. L'usage, à proprement parler, apparaît au travers de quatre longues séquences, représentant les principaux produits qui circulaient à l'époque : le cannabis, la cocaïne et l'héroïne sont longuement filmés. L'opium et le speed font une apparition plus furtive. Les drogues, en

---

134 « M. Le Tac conteste le choix d'une dramatique des "Dossiers de l'écran" », *J'informe*, 7 décembre 1977.

135 « Le report de l'émission sur les jeunes et la drogue. Questions des auteurs », *Le Monde*, 12 octobre 1977.

136 Sophie Bachmann, « La suppression de l'ORTF en 1974. La réforme de la "délivrance" », *Vingtième Siècle. Revue d'Histoire*, n° 17, 1988/1, p. 71.

137 Michel Wyn, *Mes années Lumières. Nouvelles aventures*, Marseille, Éditions Yris, 2007, p. 174-175.

138 *Ibid.* p. 176.

général, occupent une place centrale dans l'économie du récit, puisque leur consommation rythme la déchéance du jeune héros et le conduisent à la mort. Malgré le fait qu'elle soit la substance la plus présente, il est peu probable que la marijuana ait pesé dans le choix d'Antenne 2 de déprogrammer le téléfilm. Présenté comme la drogue du quotidien, celle que partage la jeunesse des grands ensembles à l'issue d'une journée d'ennui ou de travail harassant, le cannabis fait l'objet d'un traitement relativement sobre et classique, convoquant quelques motifs déjà connus des Français à la fin des années 1970 : un coup de langue sur une feuille à rouler, un joint passé de main en main, une atmosphère calme et enfumée, quelques sourires complices, etc. Les représentations de l'héroïne apparaissent, elles, plus problématiques. Par deux fois, *La Neige de Noël* montre en effet des jeunes gens en train de se piquer. La réalisation de la première séquence est minutieuse, presque pédagogique : la caméra se fixe pendant plusieurs minutes sur les mains agiles d'Yves Leguirec, un ami d'Alain interprété par le chanteur Renaud. Les étapes successives de la préparation du fix sont filmées en gros plan : un sachet que l'on vide, la poudre mélangée à l'eau, la cuillère chauffée à la bougie, la seringue qui se remplit… Sur *The Needle and the Damage Done* de Neil Young, qui raconte les conséquences funestes du produit, Yves promet à ses amis « la défonce, la vraie ». Les images suivantes montrent l'un des jeunes s'injecter le liquide dans la cuisse, arborant les yeux révulsés de l'orgasme.

Si le déroulement de l'histoire jette un discrédit indiscutable sur les propos laudateurs tenus par Yves Leguirec à l'endroit de l'héroïne – Alain et sa bande verseront dans la délinquance pour se procurer leur produit et le héros périra au bout de l'escalade toxicomaniaque –, ces images détaillées, presque enivrantes, ont fait craindre des velléités d'imitation de la part des jeunes téléspectateurs. Pour preuve, le présentateur des *Dossiers de l'écran*, Joseph Pasteur, introduisit de la manière suivante l'œuvre le soir de sa diffusion : « Devant le caractère réaliste de certaines scènes […] les parents [sont] seuls habilités à décider si les plus jeunes de leurs enfants peuvent, ou pas, regarder ce film. » Roland Faure, membre du conseil d'administration d'Antenne 2, et à ce titre coresponsable de la déprogrammation de *La Neige de Noël*, exprima plus clairement encore cette inquiétude lors du débat qui l'accompagna : celui qui était alors également directeur du journal *L'Aurore*, évoqua en effet son « malaise » et sa « perplexité » devant une « technique de la drogue qui nous est enseignée ». Sans doute, les motifs qui légitimaient jusqu'à peu des coupes franches sur les bobines et des interdictions aux plus jeunes pour le grand écran, étaient-ils encore valables pour le petit. Nous avons plus haut montré combien la dépiction des injections rebutait encore les fonctionnaires du ministère de l'Information au tournant des années 1970, ces derniers restant persuadés que la mise en scène de la toxicomanie ne pouvait être qu'incitative ou, tout du moins, banaliser la consommation des stupéfiants.

La Neige de Noël cumule donc plusieurs travers qui rendaient la formule initiale de sa diffusion problématique : son caractère aventureux à mettre en scène les drogues pour la télévision, son traitement détaillé de l'usage des principaux modificateurs de conscience, mais surtout des séquences d'injection d'héroïne à l'esthétique séduisante. Peut-on cependant parler de censure comme l'ont fait plusieurs journaux communistes[139], le réalisateur Michel Wyn[140] et Claude Loursais, le créateur de *La Brigade des mineurs*[141] ? Marcel Jullian, président d'Antenne 2 au moment des faits, et Armand Jammot, producteur des *Dossiers de l'écran,* se défendirent avec force contre cette accusation formulée après l'annonce de la déprogrammation. De fait, *La Neige de Noël* ne fut ni réécrit ni expurgé. Conformément à l'annonce faite par la chaîne en octobre 1977, la dramatique fut même reprogrammée, accompagnée d'une discussion. Si l'on se réfère à la définition que Paul Léglise donne de la censure dans son *Histoire de la politique du cinéma français*, la chose parait cependant moins évidente :

> « J'appelle censure, au sens étroit du terme, tout contrôle d'une autorité publique ou privée disposant d'un pouvoir direct et discrétionnaire d'interdiction sans aucun système démocratique de freinage de sa décision. La censure peut d'ailleurs aussi se parer d'hypocrisie et revêtir une forme larvée ou insidieuse sous l'aspect d'un contrôle en apparence anodin.[142] »

Assurément, l'attitude d'Antenne 2 entre octobre et décembre 1977 ne correspond en rien à la « censure archaïque[143] » qui avait pu s'exercer aux beaux jours de l'ORTF. La soudaineté de la décision de reporter le téléfilm révèle cependant l'intervention d'une autorité que le contenu de l'œuvre embarrassait. Alors, *La Neige de Noël*, une œuvre censurée par la direction d'Antenne 2 pour cause de contenu subversif ? L'hypothèse a de quoi séduire, surtout si on l'éclaire à la lumière d'un second contexte : la refonte de l'action publique menée à l'encontre des drogues.

---

139 Par exemple : « Censure à la télé », *Rouge*, 6 octobre 1977 ou « Experts ou censeurs », *L'Humanité*, 12 octobre 1977.

140 Michel Wyn, *op. cit.*, p. 174.

141 « Le report de l'émission sur les jeunes et la drogue. Questions des auteurs », art. cité.

142 Paul Léglise, *Histoire de la politique du cinéma français. Tome 1 : le cinéma et la IIIe République*, Paris, Librairie générale de droit et de jurisprudence, 1970, p. 238.

143 Jérôme Bourdon, « La censure, l'autocensure », *in* Jean-Noël Jeanneney (dir.), *L'Écho du siècle. Dictionnaire historique de la radio et de la télévision en France*, Paris, Hachette Littératures et Arte-Éditions, 1999, p. 268.

L'arrivée au pouvoir de Valéry Giscard d'Estaing consistue une véritable rupture dans l'histoire du second XXe siècle français. Dans son discours d'investiture, en 1974, celui-ci déclara l'ouverture d'une « nouvelle ère de la politique ». Afin de faire de la France une « société libérale avancée », il entreprit une série de réformes visant à moderniser le pays : passage de la majorité à dix-huit ans, légalisation de l'avortement, instauration du divorce par consentement mutuel, etc. Le nouveau Président de la République proposa, dans cette optique, de repenser l'intervention de l'État en matière de lutte contre les usages de psychotropes illicites. Plusieurs années après son adoption, force était de constater que la loi du 31 décembre 1970 ne remplissait pas l'objectif qui lui avait été assigné : éradiquer la consommation des drogues. C'est pour remédier à cette situation d'impasse que Monique Pelletier fut chargée de « repenser le régime juridique de la toxicomanie », à partir de juin 1977. La magistrate reçut pour consigne de « quantifier l'ampleur exacte du phénomène », d'émettre des propositions visant à « améliorer l'action préventive [et] curative » et d'imaginer des dispositions rendant plus efficace la lutte contre le trafic de stupéfiants. Le tout devait faire l'objet d'un rapport remis au Premier ministre avant le 31 décembre 1977. La lettre de mission, signée par Valéry Giscard d'Estaing, apporte cette ultime précision : « je ne crois pas opportun d'ouvrir, sur la drogue, un débat public dont l'expérience a montré qu'il risquerait d'avoir un caractère incitatif[144] ».

La diffusion de la dramatique de Michel Wyn à une heure de grande écoute n'arrangeait donc pas véritablement les affaires de « madame drogue », comme l'avait renommée la presse[145]. En dépeignant de jeunes banlieusards gravissant une à une les étapes de l'escalade toxicomaniaque, *La Neige de Noël* risquait de faire naître des peurs et des polémiques susceptibles d'entraver le bon déroulement des travaux de sa mission d'étude. Le caractère sulfureux des images de la dramatique fit certainement craindre à la magistrate l'émergence d'un débat national, qui ne manquerait pas de déboucher sur une demande de plus grande sévérité à l'encontre des usagers. Si sa rédaction n'était pas encore achevée au moment des faits, le rapport qu'elle rendit au président de la République en janvier 1978 allait, au contraire, conclure à l'inefficacité de la réponse pénale en direction des consommateurs et prescrire de ne plus adresser qu'une simple mise en garde à l'encontre des fumeurs de

144 Valéry Giscard d'Estaing, *Lettre du Président de la République à madame Monique Pelletier le 24 juin 1977*, Collection des discours publics.

145 « La politique des "messieurs" », *Le Monde*, 5 mars 1981.

cannabis[146]. La publicisation de ces mesures libérales n'aurait pas manqué de susciter de vives critiques, et l'entourage de Valéry Giscard d'Estaing préférait certainement que le sujet des drogues ne devienne pas un thème de campagne à quelques mois des élections législatives de mars 1978.

Dans ces conditions, on comprend mieux les insinuations proférées par les scénaristes du téléfilm au moment de la déprogrammation de leur œuvre. Dans leur communiqué, ces derniers avaient demandé si « les principaux experts français sur l'avis desquels s'[était] appuyée la chaîne pour prendre cette décision n'[étaient] pas simplement des fonctionnaires d'un ministère[147] ». Antenne 2 avait en effet affirmé avoir reporté *La Neige de Noël* après avoir écouté l'avis d'un panel de spécialistes de la toxicomanie[148]. Si l'identité de ces derniers ne fut jamais rendue publique, *Le Figaro* confirma que l'« avis [des membres de la mission d'étude dirigée par Monique Pelletier avait] pesé lourd dans la décision d'Antenne 2 [de] reporter la diffusion[149] ». L'hypothèse d'une intervention des hautes sphères du pouvoir giscardien gagne encore en crédibilité avec l'anecdote suivante. Revenant sur l'affaire dans son autobiographie, Michel Wyn mentionne une discussion qu'il a eue avec Marcel Jullian au milieu des années 1980 : l'ancien président d'Antenne 2 lui aurait alors assuré s'être battu pour que son œuvre ne subisse pas le même sort qu'une dramatique britannique qui avait été déprogrammée peu de temps auparavant sur injonction du ministère de l'Intérieur…[150]

Le retrait provisoire de *La Neige de Noël* de la grille des programmes d'Antenne 2 traduisit ainsi la volonté indirecte du Président de la République de maintenir la question des drogues dans la confidentialité des débats d'experts, à un moment crucial de refonte de l'action publique en la matière. La diffusion d'un téléfilm donnant « beaucoup trop d'informations techniques sur les moyens de se piquer et de se procurer de la drogue[151] », constituait un risque non-négligeable de publicisation d'une question particulièrement sensible, dont les conséquences étaient incertaines pour un exécutif en difficulté à l'orée d'élections décisives[152]. Ainsi, il semble probable que Monique Pelletier et son équipe aient pris la décision d'intervenir auprès d'Antenne 2, afin d'empêcher que la dramatique ne passe à la télévision.

---

146 Monique Pelletier (dir.), *Rapport de la mission d'étude sur l'ensemble des problèmes de la drogue*, La Documentation française, 1978, 284 p.

147 « Experts ou censeurs », art. cité.

148 « La "Brigade des mineurs" supprimé sur Antenne 2 », *Le Quotidien*, 7 octobre 1977.

149 « La télévision doit-elle tout montrer ? », *Le Figaro*, 13 décembre 1977.

150 Michel Wyn, *op. cit.*, p. 176.

151 « La télévision doit-elle tout montrer ? », art. cité.

152 Mathias Bernard, *op. cit.*, p. 195.

Cette version des faits fournit un éclairage intéressant sur le revirement opéré par la magistrate au sujet de sa venue dans les *Dossiers de l'écran :* bien que plusieurs magazines spécialisés aient annoncé sa participation au débat qui devait finalement entourer la diffusion de *La Neige de Noël*, au mois de décembre 1977, celle-ci déclina l'invitation au dernier moment, arguant du caractère « technique [et] ennuyeux » de ses arguments et de la dangerosité de faire de la drogue un « débat public[153] ». Cette attitude ressemble fort à un geste de sabotage de la formule de reprogrammation qu'avaient, dès octobre, dénoncé Fred Kassak et Philippe Madral : ces derniers s'étaient en effet étonnés que la chaîne ait réussi à réunir en quelques heures les plus grands experts en toxicomanie de France pour faire déprogrammer leur œuvre, alors qu'elle leur assurait, dans le même temps, qu'il lui serait difficile de réitérer l'opération pour que se tienne un débat de qualité permettant de l'éclairer[154]. Contrairement à ce qu'avait pu espérer Monique Pelletier, Antenne 2 diffusa bel et bien la dramatique le 13 décembre 1977 : la piètre gestion de l'imbroglio par cette proche du président suscita ainsi plus de remous que ne l'aurait fait seul *La Neige de Noël.* Les pressions de l'exécutif et la résistance affichée par la direction de la chaîne à leur encontre mettent en évidence une dernière dimension de l'affaire vers laquelle doit maintenant s'orienter notre réflexion : celle des rapports ambigus entre le pouvoir politique et le petit écran dans cette période d'incertitude qu'inaugura l'éclatement de l'ORTF.

C'est Georges Pompidou qui acta la disparation de l'Office de Radiodiffusion-Télévision Française, lors de son dernier conseil des ministres à l'hiver 1974, « afin de remédier aux lourdeurs et aux blocages résultant de son gigantisme[155] ». Créée en 1964 en remplacement de la Radiodiffusion-Télévision Française (RTF) héritée de la Libération, l'ORTF constitua une véritable rupture dans la continuité en matière de monopole étatique sur les médias hexagonaux : malgré une volonté affichée de rendre l'établissement plus indépendant du pouvoir politique, à travers l'ouverture de postes aux opposants au gaullisme ou à une timide libéralisation de l'information, l'acronyme renvoie aujourd'hui à une ère révolue d'audacieuses expérimentations et de « censure multiforme[156] ».

---

153 « La télévision doit-elle tout montrer ? », *loc. cit.*

154 « Le report de l'émission sur les jeunes et la drogue. Questions des auteurs », art. cité.

155 Sophie Bachmann, « L'éclatement de l'ORTF », *in* Jean-Noël Jeanneney (dir.), *op. cit.*, p. 55.

156 Jérôme Bourdon, « L'Office de Radiodiffusion-Télévision Française (ORTF) », *Ibid.*, p. 50-51.

Fraîchement élu à la tête du pays, Valéry Giscard d'Estaing se fit fort de promouvoir cette mesure qui symbolisait sa détermination à rompre avec l'ordre gaullien. Le 6 janvier 1975, le nouveau Président de la République déclara que « la radio et la télévision [n'étaient] pas la voix de la France », signifiant par-là que le Pouvoir n'interviendrait plus, en amont comme en aval, dans le traitement de l'information ou dans la grille des programmes des différents canaux télévisuels et radiophoniques nationaux. L'éclatement de l'« hydre O.R.T.F. » en unités indépendantes inaugurait ainsi, selon l'exécutif, l'« ère d[u] libéralisme [pour les médias audiovisuels français], donnant la priorité aux principes d'émulation et de concurrence[157] », sans que ne soit cependant remis en cause le monopole de l'État. La nomination de Marcel Jullian à la direction d'Antenne 2, en 1974, symbolisa ce vent nouveau censé souffler sur le petit écran post-ORTF. S'il ne révolutionna pas le fonctionnement de la chaîne ni sa grille des programmes, cet éditeur et scénariste pour le cinéma et la télévision innova cependant dès son arrivée, en donnant une latitude plus grande aux producteurs et en participant à la mise en place de nouvelles émissions comme *Apostrophes* ou *Stade 2*. En outre, celui-ci mit sur pied une stratégie visant à « renouveler les thèmes romanesques diffusés à la télévision[158] », en privilégiant les œuvres spécialement créées pour le petit écran, aux dépens des séries américaines et des longs-métrages cinématographiques.

C'est dans cette optique que Marcel Jullian demanda au créateur des *Cinq dernières minutes*, Claude Loursais, d'imaginer une série policière visant à dresser un panorama sociologique de la jeunesse contemporaine[159] : la création de *La Brigade des mineurs* avait ainsi pour but affiché de dépoussiérer le genre de la dramatique. Les ennuis de la collection commencèrent dès la diffusion du premier épisode, *Incident mineur*, en septembre 1977 : ce téléfilm, traitant de la violence chez les jeunes et de l'antagonisme entre générations, reçut en effet de mauvaises critiques et suscita des réactions indignées de téléspectateurs[160]. Comme pour *La Neige de Noël*, il fut reproché à l'œuvre sa mansuétude, voire sa bienveillance, envers l'une des grandes peurs de l'époque : la délinquance juvénile. Comme pour *La Neige de Noël*, il fut reproché aux images leur caractère incitatif : en dépeignant la violence, on risquait d'accroître la violence déjà présente dans la société.

---

157 Sophie Bachmann, *loc. cit.*, p. 56.

158 « La "Brigade des mineurs" supprimé sur Antenne 2 », art. cité.

159 Jean-Marie David, Jean Lebras et Serge Perraud, « Fred Kassak », *Temps noir*, n° 8, 2008, p. 65.

160 *Idem.* Scénaristes et réalisateurs ont par exemple été accusés de faire l'« apologie du sadisme » ou l'« éloge de fascistes et de S.S. en herbe ».

Cette polémique sur la performativité des représentations télévisuelles doit être lue à l'aune du contexte d'incertitude dans lequel se trouvait alors le petit écran. Théoriquement débarrassé de la tutelle du pouvoir politique, ce dernier jouissait pour la première fois d'une situation d'indépendance qui ne cessait, paradoxalement, de susciter des interrogations en son sein. Durant la seconde moitié des années 1970, la télévision passa son temps à se scruter, pour reprendre les termes d'Agnès Chauveau : *En direct de*, *Apostrophes* ou *Les Dossiers de l'écran* multiplièrent, par exemple, les émissions consacrées au public, au vedettariat ou aux dispositifs techniques[161]. Privées de l'ORTF, qui se considérait comme et agissait en véritable gardien de la morale, les chaînes innovèrent, tâtonnèrent, mais ne semblaient pas très assurées de l'étendue de leur nouvelle liberté. Le débat sur la violence à la télévision, qui enfla en cette fin d'année 1977, semble ainsi constituer un symptôme du doute dans lequel la disparition des instances de contrôle avait plongé le petit écran après 1974. Les polémiques que déclenchèrent les deux premiers épisodes de *La Brigade des mineurs* peuvent donc être comprises comme les manifestations d'un mouvement plus vaste de redéfinition des limites du montrable sur le média télévisuel. Pour preuve, la diffusion de *La Neige de Noël* donna finalement lieu à un énième débat sur le public de la télévision : la drogue ne fut que le prétexte conjoncturel à une autocritique structurelle.

L'attitude du pouvoir giscardien dans le cadre de cette affaire nous permet, pour terminer, de confirmer les conclusions de Sophie Bachmann au sujet des « limites [du] libéralisme » apporté dans l'audiovisuel français par la réforme de 1974. L'intervention de Monique Pelletier dans la déprogrammation du téléfilm, en octobre 1977, peut être rapprochée d'une série de mesures prises à la même période par le pouvoir, visant à rétablir l'ordre et une certaine hiérarchie dans les secteurs de la radio et de la télévision. On peut, par exemple, évoquer le début de la « bataille des radios-libres », qui vit le gouvernement s'opposer violemment à la prolifération des émetteurs pirates. On peut également penser à la question de la reconduction des contrats des présidents des trois chaînes de télévision, qui arrivaient à terme le 1er janvier 1978. Malgré l'éclatement de l'ORTF, l'exécutif était toujours responsable de la nomination à ces postes hautement stratégiques : en 1974, déjà, Marcel Jullian avait été installé à la tête d'Antenne 2 par l'exécutif, qui lui avait d'ailleurs laissé peu de latitude dans le choix de

---

161 Agnès Chauveau, « La télévision à la télévision », *in* Jean-Noël Jeanneney (dir.), *op. cit.*, p. 623.

son équipe de direction[162]. Comme un symbole du rétablissement de l'autorité politique sur les médias audiovisuels, c'est Alain Peyrefitte, véritable incarnation de la censure sous De Gaulle, qui fut chargé par Valéry Giscard d'Estaing de proposer les noms de leurs successeurs.

Dès septembre 1977, le sort de Jullian à la présidence de la deuxième chaîne était en fait scellé[163] : c'est son indépendance, son inventivité en matière de programmes et sa tendance à s'opposer aux injonctions du gouvernement qui semblent justement lui avoir coûté sa place. À la lumière de ces éléments, la discussion, déjà mentionnée qu'il eut avec Michel Wyn au sujet du report de *La Neige de Noël* prend une coloration particulière : sa détermination à voir projetée la dramatique contre l'avis de Monique Pelletier, peut être interprétée comme l'ultime acte de résistance à la censure d'un patron de chaîne condamné au départ, dans une situation de reprise en main des médias radiophoniques et télévisuels par le pouvoir politique. En intégrant le téléfilm aux *Dossiers de l'écran*, Marcel Jullian s'assura ainsi de la diffusion d'une œuvre symbolique de sa politique de refonte des programmes : l'émission d'Armand Jammot n'avait-elle pas, jusque-là, régulièrement exercé son magistère critique sur les grandes questions de santé publique[164] et toujours accueilli les films montrant des usages de drogues à la télévision française[165] ?

Télévision et cinéma : des représentations très semblables de la consommation du cannabis

Qu'elles aient relevé de l'ordre médiatique, de l'ordre politique ou d'une combinaison des deux, les diverses logiques qui ont présidé à la censure de *La Neige de Noël* témoignent donc des difficultés persistantes à représenter la consommation de marijuana et des autres stupéfiants sur le petit écran français dans la seconde moitié des années 1970. Cette affaire constitue cependant un cas isolé. Jamais plus, semble-t-il, les téléfilms contenant des moments cannabiques n'ont vu leur diffusion remise en cause sur décision du gouvernement par la suite. Plusieurs éléments

---

[162] Sophie Bachmann, « La suppression de l'ORTF en 1974 », art. cité, p. 71.

[163] « Objectif d'Antenne 2 : faire place à la… télévision », art. cité et « Décoloniser la TV », art. cité.

[164] Myriam Tsikounas, « Le discours sur les drogues licites et illicites dans les émissions médicales et les magazines consacrés à la santé publique à la télévision (de 1956 à aujourd'hui) », *Psychotropes*, vol. 20, 2014/3, p. 44.

[165] Le 29 mai 1973, *Les Dossiers de l'écran* avaient ainsi diffusé *Les Chemins de Katmandou* d'André Cayatte, lors d'une émission consacrée au « phénomène hippie ». Le 18 mars 1975, c'est *L'Homme au bras d'or* d'Otto Preminger qui servit de prétexte à une discussion sur « La drogue ». Le 16 mars 1976, enfin, le débat sur « La chasse aux trafiquants de drogue » fut précédé par *Razzia sur la chnouf* d'Henri Decoin.

peuvent être avancés pour expliquer cette normalisation des représentations fictionnelles de la drogue à la télévision. La première, c'est l'émancipation progressive du secteur de l'audiovisuel vis-à-vis du Pouvoir après 1981. Un an après l'élection de François Mitterrand à la présidence de la République, les socialistes ont en effet mis sur pied une Haute Autorité de la Communication Audiovisuelle (HACA), remplacée en 1986 par la Commission Nationale de la Communication et des Libertés (CNCL), puis en 1989 par le Conseil Supérieur de l'Audiovisuel (CSA), dont le but est de « garantir, autant que possible, l'indépendance des médias audiovisuels.[166] » Bien que ces instances n'aient pas aboli les velléités interventionnistes de l'exécutif, elles ont tout de même permis « une déprise du pouvoir politique sur la [radio et la] télévision[167] », compliquant ainsi la survenue d'actes aussi visibles que la réécriture d'une œuvre ou la déprogrammation d'une émission.

La seconde raison est également relative à l'évolution des structures médiatiques nationales. Au cours des années 1980, l'État a vendu TF1 au groupe Bouygues et autorisé la création de plusieurs chaînes privées comme Canal + et M6. Cette dynamique de libéralisation et de privatisation a fait de la concurrence économique le nouveau mode de fonctionnement du petit écran : rapidement, « la logique de la demande [a remplacé] la logique de l'offre », ce qui a eu pour effet d'accroître l'attention accordée aux goûts des téléspectateurs, alors que la multiplication des canaux de diffusion a entraîné une diversification des programmes et de leur contenu. La guerre de l'audimat s'est finalement soldée par l'avènement d'une télévision du divertissement aux dépens d'une télévision de l'information, l'attrait pour le spectaculaire engageant les programmateurs à la transgression, à l'évocation des sujets de société les plus sensibles et à la mise en scène des failles et des états d'âmes intimes. Si ce nouveau système a initialement favorisé le « développ[ement] de “produits” peu coûteux comme l'information, les variétés ou les jeux[168] », il a également favorisé l'essor de créations fictionnelles de qualité à partir du milieu de la décennie, soucieuses d'aborder des problématiques brûlantes ou complexes avec finesse, intelligence et pondération[169].

---

166 Agnès Chauveau, « La voie institutionnelle de l'indépendance. Les instances de régulation en France », *Le Temps des médias, n°* 13, 2009/2, p. 105.

167 Patrick Eveno, « La télévision entre politique et marché », *Le Temps des médias*, n° 6, 2006/1, p. 101.

168 Yannick Dehée, « La production privée », *in* Jean-Noël Jeanneney (dir.), *op. cit.*, p. 224.

169 Muriel Favre, « les dramatiques, les téléfilms », *Ibid.*, p. 522.

Enfin, on ne comprendra pas la timide installation de l'absorption du cannabis comme motif téléfilmique à partir de la fin des années 1970 sans évoquer ce qui explique également – au moins en partie - sa persistance comme motif cinématographique tout au long de la période : la prise de conscience collective de son ancrage durable sur le territoire hexagonal. Nous avons, plus haut, montré que c'était une volonté de confronter le pays aux problèmes qui le traversaient qui avait poussé Marcel Jullian, Claude Loursais, Philippe Madral, Fred Kassak et Michel Wyn, à concevoir, écrire, réaliser et enfin appuyer la diffusion au petit écran d'un film traitant des stupéfiants et de la dépendance. Cette conception de la télévision comme miroir tendu à la population française n'est pas sans rappeler la tendance réaliste qui a saisi le cinéma national à la même époque. Sur les deux médias comme au gouvernement, l'intégration du fait que « la toxicomanie [n'était pas] une flambée subite, et peut-être passagère, mais [...] une donnée permanente avec laquelle il fall[ait] apprendre à vivre[170] », a en fait été à peu près concomitante.

À cet égard, il est intéressant de constater la proximité des imaginaires télévisuels et cinématographiques du phénomène. Mis de côté Philippe Delarue dans *La Chambre d'ami*, aucun des 21 personnages-consommateurs présents dans nos quatre téléfilms réalisés entre 1975 et 1989 n'en est à son coup d'essai cannabique. On constate même une nette surreprésentation des trajectoires de consommation ascendantes et des individus entretenant un rapport régulier ou toxicomaniaque avec la substance par rapport aux films produits pour le grand écran (18 sur 21, soit environ 85%, contre 46 sur 89, soit un peu plus de 50%). Plus encore qu'au cinéma, les fictions télévisuelles ont ainsi dépeint l'usage de marijuana comme une pratique en voie de démocratisation, sinon déjà bien intégrée au quotidien des Français.

Exceptés ceux de *La Baleine blanche* qui se déroulent au Népal, tous les moments de consommation télévisuels ont, d'autre part, les territoires urbains d'Île-de-France pour décor. Nous avons déjà dit qu'à l'instar du *Thé au harem d'Archimède* de Mehdi Charef, *La Neige de Noël* se déroule entre les tours, les parkings et les terrains vagues d'une cité de la banlieue parisienne. Les joints de *L'Ange noir* et *La Chambre d'ami* sont, eux, fumés dans des salles de concert, des couloirs de lycée ou des appartements de la capitale et de sa périphérie proche. Particulièrement présente dans le film de Michel Wyn, la crise économique et ses lointaines conséquences constituent également l'arrière-fond narratif de ces deux derniers films. Dans le premier, les usagers sont des étudiants cherchant à percer dans la musique. Confrontés aux incertitudes de la vie d'artiste et à la violence

---

170 Monique Pelletier, *op. cit.*, p. 75.

d'une bande de loubards semant la terreur dans les cafés, ils se replient bien vite sur leur chambre et une ivresse cannabique leur permettant de fuir la morosité de leur quotidien. Dans le second, c'est un même mal-être existentiel qui unit autour de la drogue Marc, le pauvre complexé, et Philippe, le riche à qui tout réussi. Vivant seul avec sa mère dans un petit logement HLM, c'est cependant l'envie et le dénuement qui expliquent celui du premier, quand un sentiment de vacuité, une absence de désir et d'ambition, expliquent celui du second.

Le phénomène de la consommation de stupéfiants a donc bénéficié d'un contexte culturel plus favorable à sa mise en fiction téléfilmique à partir de la fin des années 1970. Mus par le désir de dépeindre la réalité sociologique d'une France touchée par le chômage, la violence, les inégalités sociales et la progression de la toxicomanie, les scénaristes et les réalisateurs travaillant pour le petit écran ont proposé des représentations du cannabis relativement similaires à celles du cinéma de la même époque : le fait que nos quatre téléfilms appartiennent tous aux catégories du drame et de la comédie dramatique témoigne de l'environnement doux-amer au sein duquel ils ont inscrit la pratique. Pensée comme l'apanage désormais bien installé d'une jeunesse désœuvrée et en manque de perspectives, la substance occupe cependant une place beaucoup plus centrale dans l'économie de ces œuvres. Il nous faut, à présent, nous arrêter sur cette caractéristique qui les différencie de leurs homologues cinématographiques, afin de déterminer la fonction sociale propre à ces premières représentations télévisuelles de l'usage de marijuana.

Des représentations performatives ? La télévision au service de la lutte contre l'accommodement culturel à la consommation du cannabis

Hormis peut-être dans *Chobizenesse*, *Comme un boomerang*, *Les Frères Pétard*, *Mes meilleurs copains* et *Milou en mai*, dont nous avons déjà parlé, la consommation de marijuana n'occupe pas une place centrale dans l'histoires des films de la partie cinématographique de notre second sous-corpus. Elle est, au mieux, un adjuvant ou un opposant mineur pour le héros, comme dans *Le Plein de super* ou *Sans toit ni loi*, au pire, un élément de décor permettant d'installer l'ambiance d'une scène comme dans *Alors…heureux ?*, de conférer une identité à un personnage secondaire comme dans *Ça va pas être triste*, voire le prétexte à une situation gaguesque comme dans *Mon curé chez les nudistes* ou *Marche à l'ombre*. Rarement le sujet principal de l'œuvre, sa présence y est souvent superflue, presque toujours interchangeable.

C'est tout le contraire au petit écran. La pratique, sans toujours constituer le cœur de l'intrigue, occupe souvent une fonction déterminante dans l'économie de nos téléfilms. Pour première preuve de cette différence, commençons par avancer le nombre beaucoup plus élevé de moments cannabiques que chacun d'eux recèle : quatre en moyenne, contre moins de deux pour le cinéma. Si seul *La Neige de Noël* peut être considéré comme un véritable film « sur la drogue », *L'Ange noir* et *La Chambre d'ami* racontent tous deux les rapports problématiques tissés par des jeunes avec la substance : dans le premier, les empêcher de sombrer dans la toxicomanie constitue même la mission que se fixe Sœur Louise, l'héroïne, en se faisant passer pour une rockeuse auprès d'eux. D'une manière générale, l'usage de la marijuana y est d'ailleurs dépeint de manière beaucoup moins anodine que dans les productions destinées au grand écran : dans les trois longs-métrages se déroulant en ville, l'expérimentation ou la consommation occasionnelle de la substance débouchent sur une surconsommation passagère, voire sur une dépendance aux drogues dures, alors que l'ivresse cannabique favorise le viol de Diana par une bande de hippies dans *La Baleine blanche.* Dans nos quatre téléfilms, tirer sur un joint porte systématiquement à conséquence, et la théorie de l'escalade structure largement l'imaginaire des produits stupéfiants qui y est déployé.

À cet égard, une dernière différence avec les représentations cinématographiques du cannabis doit être évoquée : il s'agit du ton utilisé pour mettre en scène son usage. *La Neige de Noël*, *L'Ange noir* et *La Chambre d'ami* se distinguent, en effet, par leur approche moralisatrice du phénomène de la modification de conscience. Le premier véhicule un message simpliste mais classique au sujet des psychotropes illicites : le désœuvrement et le manque de perspectives conduisent les jeunes à fumer du haschisch ; ce dernier mène à l'héroïne, qui elle-même conduit à la délinquance, voire à la mort. Conclusion : le haschisch, bien que moins néfaste que l'héroïne, est une substance hautement nocive dont il faut à tout prix éviter l'expérimentation.

Porteur d'un propos similaire, le second s'avère encore plus caricatural. *L'Ange noir* est une histoire de sauvetage et de rédemption qui ne s'embarrasse pas de nuances : il existe un chemin du vice, incarné par la drogue qui égare momentanément les jeunes héros, et un chemin de la vertu, astucieusement incarné par une nonne pétillante – la susnommée Sœur Louise -, qui, derrière l'austérité de son habit et de sa condition, se révèle être une femme de son temps. Après avoir échoué à détourner ses brebis perdues du fléau de la marijuana en montant avec eux un groupe de musique, la religieuse met en branle ses réseaux pour leur démontrer qu'ils s'aventurent sur une pente glissante : elle les fait d'abord rencontrer une bande d'anciens acteurs détraqués par la cocaïne et l'opium, puis un toxicomane en manque, incapable de quitter son lit, avant de les emmener dans un bar interlope où un client se pique à la vue de tous. Comme dans *La Neige de Noël*, l'injection est filmée en gros plan, et chaque étape, de la préparation du fix au flash provoqué par l'héroïne, est en même temps décrite et dénoncée par la voix-off du bon sens, Sœur Louise. Ce grand tour pédagogique est couronné de succès, puisque Pat et ses amis retrouvent la raison et décident, *in fine*, de renoncer aux sirènes du cannabis pour se consacrer à leur art.

Enfin, c'est dans les destinées antagonistes des deux héros que loge la condamnation des usages de stupéfiants de *La Chambre d'ami*. Marc, qui fume déjà de la marijuana lorsque débute l'intrigue, s'écarte progressivement du produit à mesure qu'il prend la place de Philippe au sein de la famille de celui-ci et, par la même, s'élève dans la hiérarchie sociale. Inversement, la déchéance de Philippe, puis sa fuite hors du monde jusqu'à sa disparition, commence à partir de son premier joint. Même s'il serait artificiel de voir dans ce récit croisé une mise en garde explicite, ces deux trajectoires fournissent tout de même des modèles contradictoires, dont il est aisé de comprendre que l'un vaut mieux d'être suivi que l'autre. Il semble ainsi que le schéma mis en évidence par Myriam Tsikounas et Sébastien Le Pajolec au sujet de l'alcool fonctionne également pour le haschisch :

> « les téléfilms et les feuilletons [proposent] des récits édifiants fonctionnant sur une dramaturgie mélodramatique, des histoires dans lesquelles les téléspectateurs peuvent se reconnaître. Mais ces fictions proposent moins des modèles d'identification que des figures repoussoir. Les scénaristes, qui n'ont pas suivi de cursus médicaux mais juridiques ou littéraires, évitent toute approche trop scientifique, lui préférant l'émotionnel et le spectaculaire.[171] »

Morale, conseil, dénonciation : de tels résultats nous obligent à poser la question des fonctions sociales de ces téléfilms. En d'autres termes, pour quelles raisons le petit écran s'est-il mis à produire ses propres représentations finctionnelles de la consommation du haschisch entre la fin des années 1970 et celle des années 1980 ? Au-delà de la seule possibilité de le faire - récemment acquise -, les éléments que nous venons d'égrainer nous orientent vers une autre réponse : combattre la progression des usages de stupéfiants, et notamment du premier d'entre eux, le cannabis. Plus haut, nous avons montré que, depuis les années 1950 au moins, circulait l'idée chez les hauts fonctionnaires, les

---

[171] Sébastien Le Pajolec et Myriam Tsikounas, « L'alcool dans les émissions médicales et les fictions à la télévision : convergences et influences de 1949 à nos jours », *Les Cahiers de l'IREB*, n° 20, 2011, p. 108.

responsables politiques, les réalisateurs et les directeurs de médias, que la mise en fiction de la consommation était incitative, notamment pour les plus jeunes. La dimension performative des programmes télévisuels était d'autant moins discutée que l'on considérait alors que ceux-ci entraient « par effraction » chez les gens, à la différence des films de cinéma que l'on choisissait d'aller voir[172]. La prise de conscience collective de l'ancrage désormais solide des pratiques psychotropes, à partir de la fin des années 1970, loin de faire disparaître ces conceptions, semble avoir contribué à faire naître le projet de mettre les productions audiovisuelles au service de la lutte contre l'accommodement culturel au phénomène.

Cette utilisation prophylactique de l'unitaire de fiction est particulièrement claire dans le cas de *La Neige de Noël*. Lors d'un entretien qu'il nous a accordé chez lui au mois de juin 2016, Michel Wyn a ainsi reconnu sa volonté « de faire un film citoyen », de « tirer la sonnette d'alarme », à une époque où le phénomène gagnait massivement les classes populaires. Initialement prévue un samedi soir, la diffusion de son œuvre a finalement eu lieu un mardi à 20h30, dans les *Dossiers de l'écran*. Loin d'être négligeable, ces horaires et ce dispositif nous indiquent qu'elle était destinée à être vue par la jeunesse : n'ayant plus cours le mercredi depuis 1972, cette dernière avait en effet de fortes chances de se trouver devant l'une des trois chaînes que comptait alors la télévision française[173]. De fait, lors du débat qui suivit, Marcel Jullian reprit à son compte le motif de l'effraction télévisuelle pour justifier sa décision d'appuyer le passage à l'écran du long-métrage : si les images pénétraient de force chez les gens, elles constituaient un puissant vecteur de dissuasion à l'encontre de l'expérimentation ou de la consommation des drogues.

Le ton à la fois didactique et moralisateur de *L'Ange noir* témoigne quant à lui d'une volonté de mobiliser les familles dans la lutte contre les stupéfiants. Mettant en exergue le travail sanitaire et social d'une quadragénaire dynamique à laquelle pouvaient s'identifier des mères de famille qui constituaient le public cible de la mini-collection *Femme, femme, femme*, ce film résonne comme un appel à l'engagement des parents dans la lutte collective que devait désormais mener la société toute

---

172 Philippe Ragueneau, directeur des programmes de la première puis de la seconde chaîne sous la RTF, cité par : Hélène Duccini, « Carré blanc et signalétique télévisée en France (1961-1998) », *Le Temps des médias*, n° 1, 2003/1, p. 69.

173 Myriam Tsikounas rappelle ainsi que l'émission *Les Dossiers de l'écran*, programmée le mercredi soir depuis 1967, a été déplacée au mardi soir en 1972, « quand le ministère de l'Éducation nationale [a] décid[é] de remplacer le jeudi par le mercredi » comme jour hebdomadaire non-travaillé pour les élèves : Myriam Tsikounas, « Le discours sur les drogues licites et illicites », art. cité, p. 44.

entière contre le problème posé par les psychotropes illicites. La chose est moins évidente en ce qui concerne *La Baleine blanche* et *La Chambre d'ami.* Il est en tout cas certain, au vu de ce que nous venons de dire au sujet de l'influence prêtée aux productions du petit écran, que leurs scénaristes, leurs réalisateurs et leurs programmateurs, ont été conscients de participer à la transformation de l'imaginaire collectif du cannabis en proposant des représentations aussi dépréciatives de la substance.

En ce sens, les quatre téléfilms de notre second sous-corpus ont été les pionniers d'une stratégie de lutte pour l'hégémonie culturelle en matière de représentation sociale de la modification de conscience. Malgré de timides tentatives dès la fin des années 1980, il a ainsi fallu attendre les années 2000 pour que la fiction audiovisuelle ne soit mise au service du combat contre la consommation de drogue et la toxicomanie par les pouvoirs publics. Parmi les réalisations les plus marquantes de cette entreprise, on retiendra surtout les vingt-quatre courts-métrages de la collection *Scénarios sur la drogue* (1999), et les multiples spots radiophoniques et télévisuels des campagnes de prévention « Drogues : savoir plus, risquer moins » (2000), « Alcool, cannabis, tabac et autres drogues. Et vous, savez-vous où VOUS en êtes ? » (2002) et « Le cannabis est une réalité » (2005).

Le cannabis, entre patrimonialisation de la contre-culture et prise en compte de la réalité de sa consommation

La fiction filmique a joué un rôle assez ambivalent dans le processus d'accommodement culturel des Français au cannabis entre 1975 et 1989. En continuant à dépeindre sa consommation dans des comédies grand public à un rythme relativement soutenu, le grand écran a constitué l'un des principaux vecteurs de la banalisation de sa présence dans l'imaginaire collectif hexagonal. En prenant une part active dans la lutte contre ladite banalisation, les téléfilms ont paradoxalement acté du fait que la pratique était désormais solidement installée dans l'Hexagone. Qu'ils en aient ri ou aient cherché à la combattre, les longs-métrages de notre second sous-corpus ont donc participé à diffuser auprès de la population une idée à laquelle souscrivait aussi la puissance publique : loin d'être un phénomène passager, les usages de drogues - et singulièrement ceux de marijuana - faisaient désormais partie intégrante de la culture nationale.

Cette intégration s'est faite au travers de deux processus : la patrimonialisation de la contre-culture et la prise de conscience collective des nouvelles réalités sociologiques des pratiques psychotropes. Suivant une tradition filmique inventée en 1969, d'ex-soixante-huitards et post-soixante-huitards ayant acquis leurs lettres de noblesse cinématographiques ont ainsi repris à leur compte l'utilisation du motif de la consommation comme ressort comique par-delà la crise. Passés devant ou derrière la caméra, d'autres se sont inspirés de leur passé pour raconter les bouleversements des *Sixties*, avec un mélange de sarcasme et de nostalgie. Coupée de son contexte socioculturel d'émergence en France et devenue l'élément iconique d'une période en voie de mythification, la consommation de cannabis a progressivement perdu le caractère subversif qu'elle avait pu revêtir à l'origine. Dans de nombreux films, elle était désormais le signe d'un esprit de dérision cultivé pour lui-même, d'une *cool attitude* en passe de devenir une nouvelle norme. On pourrait, finalement, ne considérer cette dynamique de normalisation que comme la conséquence naturelle du vieillissement et de l'embourgeoisement des *baby-boomers* : en fournissant les nouveaux cadres de la société française, cette génération, qui avait été la première à fumer massivement de la marijuana, à participé à conférer une certaine légitimité à des pratiques autrefois marginales et contestataires. Les signataires de l'Appel du 18 joint, qui demandèrent officiellement la dépénalisation du cannabis aux autorités dans le journal *Libération*, en 1976, n'étaient-ils pas des quadra et des quinquagénaires, pour la plupart artistes, intellectuels et médecins de renom ?

C'est cependant la prise de conscience collective d'un ancrage profond et durable de la consommation du produit au sein d'une population moralement et économiquement fragilisée, qui a été la plus déterminante. En recentrant les moments cannabiques sur les principaux territoires de vie des Français – les villes –, les longs-métrages télévisuels et cinématographiques ont cédé à une inclination esthétique réaliste, en même temps qu'ils ont donné à voir une nouvelle sociologie de la pratique. Au mieux, cette dernière concernait désormais l'individu moyen qui, l'ayant intégré à son quotidien, cherchait en elle un outil de festivité passagère ou de réconfort, au pire, une jeunesse sans repère, guettée par l'ennui ou la délinquance, et voyant dans la marijuana un anesthésiant, au même titre que l'alcool et les drogues dures. Ce regard inquiet, voire alarmiste, n'était pas totalement nouveau : nous avons vu que des films comme *Toute une vie*, *France Société Anonyme* ou *Les Suspects*, insistaient déjà, au tournant des années 1970, sur les motivations morbides des consommateurs, les illusions qu'ils se faisaient quant au pouvoir émancipateur de la substance, et le risque d'escalade toxicomaniaque que revêtait son expérimentation. Ce qui a changé entre 1975 et 1989, c'est le poids pris par ce regard par rapport à un imaginaire plus léger, mais surtout la pertinence qu'il a progressivement acquise. Là où les longs-métrages réalisés entre 1969 et 1974 projetaient des peurs et des fantasmes au sujet de la décadence de la société, ceux de la période suivante n'ont fait qu'acter la mue de la consommation des drogues en problème de santé publique effectif.

L'heure n'était plus au simple enregistrement de l'émergence d'une pratique psychotrope exogène et à la spéculation sur ses probables conséquences sociales ou sanitaires, mais à l'acceptation ou au rejet de sa présence durable et massive parmi les habitudes et les représentations collectives des Français.

CHAPITRE IV

Vers la normalisation : des Français accommodés à l'usage de cannabis depuis les années 1990

Déjà consommé par d'anciens « piétons de Mai » rangés et embourgeoisés, par les derniers représentants d'un milieu *underground* carburant désormais à des produits plus forts[174], ainsi que par une partie de la jeunesse populaire frappée par la crise, le cannabis n'a jamais cessé d'être un objet d'expérimentation pour les lycéens et les étudiants des classes moyennes et supérieures au cours des années 1970 et 1980. Qu'il ait fait partie de ces nouveaux rites de passage individuels que sont les « premières fois » - « la première rupture amoureuse, la première "cuite", le premier accident, le premier salaire », etc.[175]- ou, au contraire, de stratégies de marginalisation et de socialisation entre pairs, le joint était donc désormais un élément relativement commun – bien que toujours illicite - du paysage français. Fut-ce la conséquence de la moindre attention portée à la marijuana par la puissance publique lors de la double épidémie de sida et d'héroïne qui frappa le pays dans la seconde moitié des années 1980 ? Celle d'une croissance tendancielle de l'offre du produit couplée à une baisse de son prix d'achat ? Ou encore les fruits d'un accommodement culturel rampant depuis près de deux décennies ? Toujours est-il que la consommation du haschisch a explosé chez les adolescents et les jeunes adultes de l'Hexagone au tournant des années 1990.

174 Alexandre Marchant, « La scène punk en France et la "défonce" (1976-1984) », *Volume !*, n° 13, 2016/2, p. 117.

175 Michel Bozon, « Des rites de passage aux "premières fois". Une expérimentation sans fin », *Agora débats/jeunesse*, n° 28, 2002/2, p. 29.

C'est également le cas des mises en fiction de la pratique. Comme aux États-Unis[176], le petit et le grand écran français ont en effet multiplié les représentations de l'usage de haschisch à un rythme inédit entre 1990 et 2002. Loin de bouleverser les manières de montrer la substance, cette filmographie foisonnante a surtout participé à accentuer les dynamiques de normalisation précédemment esquissées : utilisation de la défonce cannabique comme ressort comique, surreprésentation des expérimentations heureuses, complications sanitaires ou psychiatriques passées sous silence, etc.

Plus que la télévision, restée fidèle aux objectifs prophylactiques qu'elle s'était fixée au cours de la période précédente, c'est bien le cinéma qui a joué les premiers rôles dans la consolidation de l'accommodement culturel des Français à la marijuana, durant les années 1990. Ayant grandi dans un environnement au sein duquel la modification de conscience était déjà largement dédramatisée, voire acceptée, nombre de cinéastes de notre dernier sous-corpus ont réalisé des œuvres élevant le cannabis au statut de drogue douce et vertueuse. Dans la plupart de nos longs-métrages, le joint est ainsi montré comme l'apanage curatif d'une société unie malgré sa diversité, permettant tour à tour de signifier le caractère hédoniste des personnages, leur émancipation sociale ou sexuelle, ou encore leur capacité à créer du lien.

Par contrecoup, ce glissement vers un regard franchement positif de la consommation du produit a donné lieu à un mouvement de circonscription du périmètre de son illégitimité social autour de la figure du jeune usager. Déjà montrée du doigt comme signe et comme catalyseur de la décadence française au tournant des années 1970, cette dernière a donné lieu à un surcroit de représentations filmiques à l'orée du XXIe siècle, les « jeunes de cité » ayant carrément acquis le statut d'incarnation du problème posé par la pratique à la collectivité.

176 Leighton Grist, « Drug, the family and recent american cinema », *in* Paul Manning (ed.), *Drugs and Popular Culture. Drugs, Media and Identity in Contemporary Society*, Cullompton, Willan Publishing, 2007, p. 119-120.

Année	Titre du film	Média	Réalisateur	Genre(s)	Nombre de moments cannabiques	Durée cumulée des moments cannabiques *(en secondes)*	Nombre de consommateurs représentés
1991	*Chien et chat*	TV	Philippe Galland	Comédie, policier	1	60	1
1992	*Homard*	TV	Philippe Condroyer	Drame	4	740	3
1993	*L'Eau froide*	Cinéma	Olivier Assayas	Drame	2	350	7
1993	*Le Péril jeune*	Cinéma	Cédric Klapisch	Comédie dramatique	2	230	6
1994	*Momo*	TV	Jean-Louis Bertucelli	Comédie dramatique	2	380	3
1994	*Va mourire*	Cinéma	Nicolas Boukhrief	Comédie dramatique	2	210	4
1994	*Les Cent et Une Nuits de Simon Cinéma*	Cinéma	Agnès Varda	Comédie	1	120	2
1994	*La Haine*	Cinéma	Mathieu Kassovitz	Comédie dramatique	6	840	5
1994	*Elisa*	Cinéma	Jean Becker	Comédie dramatique	1	120	3
1994	*Gazon maudit*	Cinéma	Josiane Balasko	Comédie	2	240	2
1995	*Raï*	Cinéma	Thomas Gilou	Comédie dramatique	1	120	3
1995	*Adultère (mode d'emploi)*	Cinéma	Christine Pascal	Comédie dramatique	1	210	1
1995	*Les Apprentis*	Cinéma	Pierre Salvadori	Comédie	1	280	2
1995	*Pédale douce*	Cinéma	Gabriel Aghion	Comédie	1	330	3
1996	*En danger de vie*	TV	Bruno Gantillon	Drame	2	270	3
1996	*Le Bébé d'Elsa*	TV	Michel Perrotta	Drame	1	80	5
1996	*Ma 6-T va crack-er*	Cinéma	Jean-François Richet	Drame	2	230	4
1996	*À toute vitesse*	Cinéma	Gaël Morel	Comédie dramatique	1	70	2
1996	*Dobermann*	Cinéma	Jan Kounen	Policier, action	1	10	1
1997	*Déjà mort*	Cinéma	Olivier Dahan	Drame	4	120	4
1997	*Grève party*	Cinéma	Fabien Ontoniente	Comédie	2	160	3
1997	*Zonzon*	Cinéma	Laurent Bouhnik	Comédie dramatique	1	240	3
1997	*Taxi*	Cinéma	Gérard Pirès	Comédie	2	140	3
1997	*Le Cinquième élément*	Cinéma	Luc Besson	Science-fiction, action	1	60	2
1998	*Le Plaisir (et ses petits tracas)*	Cinéma	Nicolas Boukhrief	Comédie dramatique	1	40	1
1998	*Les Parasites*	Cinéma	Philippe de Chauveron	Comédie	2	250	3
1998	*Serial Lover*	Cinéma	James Huth	Comédie	1	50	3

1998	*Trafic d'influence*	Cinéma	Dominique Farrugia	Comédie	1	150	2
1998	*Le Derrière*	Cinéma	Valérie Lemercier	Comédie	1	270	3
1998	*Le Ciel, les oiseaux…et ta mère*	Cinéma	Djamel Bensalah	Comédie	1	40	1
1998	*Belle maman*	Cinéma	Gabriel Aghion	Comédie	2	340	6
1998	*La Vie rêvée des anges*	Cinéma	Érick Zonca	Drame	1	140	2
1999	*Un pur moment de rock'n'roll*	Cinéma	Manuel Boursinhac	Comédie dramatique	1	60	2
1999	*Baise-moi*	Cinéma	Virginie Despentes et Coralie Trinh Thi	Drame	3	170	2
1999	*La Fidélité*	Cinéma	Andrzej Zulawski	Drame	2	80	2
1999	*Pas de scandale*	Cinéma	Benoît Jacquot	Comédie dramatique	1	80	2
1999	*Une affaire de goût*	Cinéma	Bernard Rapp	Thriller	1	120	2
1999	*Peut-être*	Cinéma	Cédric Klapisch	Science-fiction, comédie	2	60	1
1999	*Les Rivières pourpres*	Cinéma	Mathieu Kassovitz	Policier, thriller	1	120	3
1999	*Le Goût des autres*	Cinéma	Agnès Jaoui	Comédie dramatique	2	280	3
2000	*Exit*	Cinéma	Olivier Megaton	Thriller	1	40	1
2000	*La Squale*	Cinéma	Fabrice Genéstal	Drame	1	110	1
2000	*Total Western*	Cinéma	Éric Rochant	Policier, action	1	40	30
2000	*Loin*	Cinéma	André Téchiné	Drame	1	330	2
2000	*L'Art (délicat) de la séduction*	Cinéma	Richard Berry	Comédie	1	30	1
2000	*Tanguy*	Cinéma	Étienne Chatiliez	Comédie	3	110	4
2000	*Le Placard*	Cinéma	Francis Veber	Comédie	1	40	2
2001	*L'Homme qui ne savait pas être un ami*	TV	Benoît Graffin	Drame	2	460	2
2001	*Sauvage innocence*	Cinéma	Philippe Garrel	Drame	1	80	1
2001	*Wesh wesh, qu'est-ce qui se passe ?*	Cinéma	Rabah Ameur-Zaïmeche	Drame	5	590	7
2001	*Féroce*	Cinéma	Gilles de Maistre	Drame, thriller	1	60	2
2001	*Les Jolies choses*	Cinéma	Gilles Paquet-Brenner	Comédie dramatique	3	210	2
2001	*Nid de guêpes*	Cinéma	Florent-Émilio Siri	Action, policier	1	30	1
2001	*Sexy boys*	Cinéma	Stéphane Kazandjian	Comédie	2	190	2

2001	*Ah ! Si j'étais riche*	Cinéma	Michel Munz et Gérard Bitton	Comédie	1	320	2
2001	*Absolument fabuleux*	Cinéma	Gabriel Aghion	Comédie	5	350	2
2001	*L'Auberge espagnole*	Cinéma	Cédric Klapisch	Comédie	2	100	4
2001	*Le Boulet*	Cinéma	Alain Berberian et Frédéric Forestier	Comédie, action	4	290	3
2001	*Autrement*	TV	Christophe Otzenberger	Drame	2	300	2
2002	*Snowboarder*	Cinéma	Olias Barco	Action	4	400	4
2002	*Filles uniques*	Cinéma	Pierre Jolivet	Comédie, policier	1	130	3
2002	*Janis et John*	Cinéma	Samuel Benchetrit	Comédie dramatique	4	180	5
2002	*Swimming pool*	Cinéma	François Ozon	Thriller	2	400	2
2002	*Le Cœur des hommes*	Cinéma	Marc Esposito	Comédie dramatique	4	380	5
2002	*La Beuze*	Cinéma	François Desagnat et Thomas Sorriaux	Comédie	9	1080	8
2002	*Taxi 3*	Cinéma	Gérard Krawczyk	Comédie, action	1	100	2
66 films		**Cinéma : 59** **Télévision : 7**			**130**	**14210**	**184**

Tableau 6 : Films français réalisés entre 1990 et 2002 contenant au moins un moment cannabique

L'affermissement des héritages : quelques invariants des représentations filmiques de la pratique

Contrairement à ce que l'on aurait pu croire, l'explosion de la consommation de cannabis chez les jeunes Français, au tournant des années 1990, ne s'est pas traduite par un bouleversement des représentations filmiques de la pratique. Au contraire. Cette facette centrale du processus de normalisation du produit a été concomitante – sinon responsable – d'un renforcement des dynamiques qui avaient déjà favorisé l'accommodement culturel à son égard. Malgré l'accroissement de leur nombre et leur diversification, les longs-métrages cinématographiques contenant au moins un moment cannabique ont ainsi massivement continué d'utiliser les représentations de la substance pour faire rire le public, plus rarement pour signifier des difficultés sociales ou individuelles. De son côté, la télévision, qui s'était timidement essayée à la dépiction fictionnelle du phénomène à partir de la fin des années 1970, a poursuivi la mission de lutte contre la démocratisation du haschisch à laquelle elle s'était astreinte, tout en faisant évoluer son ton du moralisme vers la pédagogie.

Quantité, diversité et succès critique ou populaire : les voies de la banalisation de la présence du cannabis sur les écrans et dans l'imaginaire français

Si la massification des usages de cannabis avait entraîné les premières représentations cinématographiques du produit, à la fin des années 1960, l'explosion du phénomène, au début des années 1990, s'est traduit par une forte croissance du nombre de longs-métrages représentant la pratique. En effet, ce sont au moins 66 films qui ont mis en scène la consommation du cannabis entre 1990 et 2002, soit un tiers de plus sur cette seule période que durant les deux précédentes. Là où le cinéma et la télévision avaient dépeint 169 personnages-consommateurs entre 1969 et 1989, ils en ont montré 184 au public au cours des treize années suivantes. Ces chiffres traduisent un approfondissement de la banalisation de la présence de la marijuana sur les écrans français : l'exemple du film de fiction nous montre que d'un point de vue quantitatif, au moins, la dernière décennie du XXe siècle constitue une époque charnière dans le processus historique d'accommodement culturel des Français à la consommation de haschisch.

Si l'on se penche avec plus de précision sur la partie cinématographique de ce dernier sous-corpus, on remarque, d'autre part, que la consommation du cannabis apparait, au cours de cette période, dans des types de longs-métrages toujours plus variés. Cantonné au drame et au polar avant les années 1960, la pratique a fait son apparition dans des comédies et des comédies dramatiques à partir de 1969. Après une certaine stabilité au cours des années 1970 et 1980, cette dynamique de ventilation s'est accentuée au cours des anneées 1990 : les moments cannabiques se sont ainsi invités dans des films de science-fiction comme *Le Cinquième élément* ou *Peut-être*, des films d'action comme *Nid de guêpes* ou *Snowboarder*, et des thrillers psychologiques comme *Exit* ou *Swimming pool*. Dans un même ordre d'idées, notons que leur présence a fortement crû dans les films de banlieue, ces œuvres, apparues au tournant des années 1980, mettant en scène le quotidien morose et violent des jeunes de cité : on en retrouve en effet plusieurs dans *La Haine*, *Raï*, *Ma 6-T va crack-er*, *La Squale* et *Wesh wesh, qu'est-ce qui se passe ?*

Si l'on continue de s'en tenir au 7e art, on notera enfin le succès public et critique qu'ont rencontré nombre de ces longs-métrages. Près de 50% d'entre eux (26 sur 59) figurent ainsi dans les soixante-dix premières places du box-office national de leur année de sortie. Les trois quarts d'entre eux (44 sur 59) ont réuni plus de 100.000 spectateurs en salles, et un tiers plus d'un million (20 sur 59). C'est ici *Le Cinquième élément* de Luc Besson qui remporte la palme, avec plus de 7,6 millions de spectateurs en France en 1997. Dix de ces films ont obtenu un ou plusieurs Césars, et douze autres des prix plus ou moins prestigieux, allant du Grand prix de la critique au Festival du film policier de Cognac pour *Une affaire de goût*, au Prix FIPRESCI de la Mostra de Venise pour *Sauvage innocence*. Dans un autre genre, *La Beuze* a obtenu un Bidet d'or en 2002, malgré ses presque deux millions d'entrées. Rien de nouveau ici arguera-t-on : que l'on se souvienne des records d'affluence déjà atteints en leur temps par *Le Gendarme en balade* et *Marche à l'ombre*, ou de l'Oscar du meilleur film en langue étrangère obtenu en 1973 par *Le Charme discret de la bourgeoisie*. À la lecture de ces chiffres et de ces récompenses, on peut cependant conclure qu'en parallèle de la poursuite de leur colonisation des différents genres filmiques, les représentations de l'usage de cannabis ont continué de tisser leur toile dans le champ cinématographique, en direction de son pôle artistique aussi bien que de son pôle commercial.

Apanage du grand comme du petit écran, de films d'auteur confidentiels comme de superproductions internationales, de nanars comme de succès d'estime, d'un nombre croissant de drames, de comédies, de polars et de thrillers, la pratique était donc désormais solidement implantée dans tous les recoins du paysage fictionnel hexagonal. En voyant son appartenance à des catégories filmiques biens précises se déliter, la consommation de marijuana est devenue un objet culturel de moins en moins identifiable, ce qui n'a fait qu'accroître la banalité de sa présence dans l'imaginaire français au cours des années 1990. Il est maintenant nécessaire de se demander si cette diversification et cette démultiplication des images du produit ont participé à bouleverser leur raison d'être dans nos longs-métrages.

Une diversification somme toute limitée des fonctions et des significations du cannabis à l'écran

En d'autres termes, est-ce que le buissonnement des dépictions de l'usage de cannabis a engendré une évolution notable du rôle et de la signification de la pratique à l'écran ? Intuitivement, on pourrait en effet penser que l'explosion du nombre des moments de consommation dans une filmographie toujours plus hétérogène a contribué à accroître le spectre sémiologique des mises en scène de la substance. Afin de tester cette hypothèse, il convient de refaire un détour par la répartition de nos œuvres entre les différents genres filmiques. Que constate-t-on ? Que les catégories « majeures » - celles comptant le plus grand nombre de représentants depuis le tournant des années 1970 – n'ont en fait été que faiblement concurrencées par les catégories « mineures » ou « nouvelles », que sont les thrillers, les films d'action et les films de science-fiction : les comédies, les comédies dramatiques et les drames, ont continué à de compter pour plus de 80% (57 sur 66) des œuvres de notre corpus entre 1990 et 2002 **(Fig. 13)**.

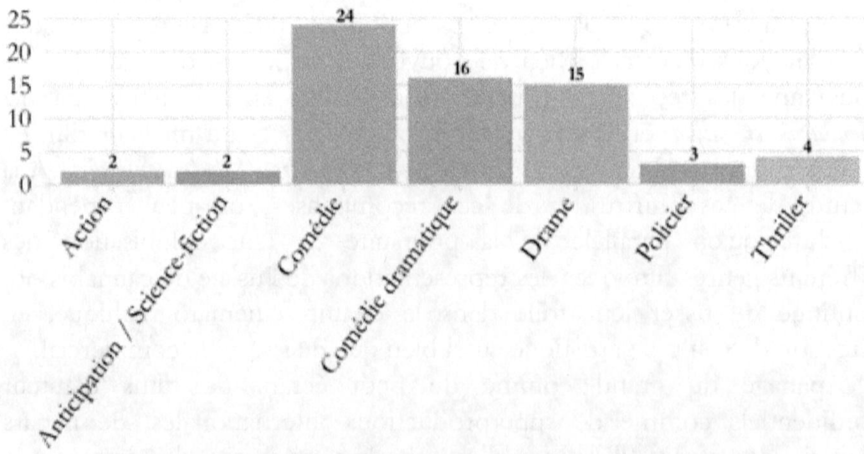

Fig. 13 : Répartition des films du corpus par genre (1990-2002)

Quelles conclusions tirer de ce ratio ? Premièrement, que le propos concernant le processus de ventilation que nous tenions plus haut doit être quelque peu nuancé. Deuxièmement, qu'en considérant que les mêmes films produisent les mêmes images, il apparait probable que les moments cannabiques ont globalement revêtu les mêmes fonctions qu'auparavant, soit, pour caricaturer, celles de ressort comique et de signifiant des difficultés sociales ou individuelles. Il nous faut, pour vérifier cela, dépasser l'écume du genre pour plonger à l'intérieur de nos longs-métrages.

Il est indéniable que le cinéma français a massivement continué d'utiliser la marijuana pour faire rire le public. Dans *Le Ciel, les oiseaux…et ta mère*, par exemple, la toux provoquée par la bouffée qu'aspire Mike, qui se fait passer pour un toxicomane de haut vol dans un documentaire sur la cité que réalisent les trois héros, confère, dès les premières minutes de l'œuvre, une identité bouffonne à ce personnage envahissant et mythomane. La dimension humoristique des images est notamment signifiée par leur mise en abîme : les apprentis cinéastes tournent en effet un film dans le film – ce que ne manquent pas de rappeler la présence du *time-code* en bas à droite de l'écran, et celle de la perche-micro dans le champ de la caméra -, jouant sciemment avec le cliché du « banlieusard fumeur de shit » afin d'apitoyer le public – fictif - de la diégèse, et de faire un clin d'œil à celui – bien réel - de la salle de cinéma. Dans un autre style, les effets de la substance conduisent Aldo Bonnard, le héros de *Ah ! Si j'étais riche*, à revêtir une robe de chambre féminine, à entreprendre des dessins au rouge à lèvre sur les murs de la salle de bain et à s'en prendre à des intrus imaginaires **(Fig. 14)**.

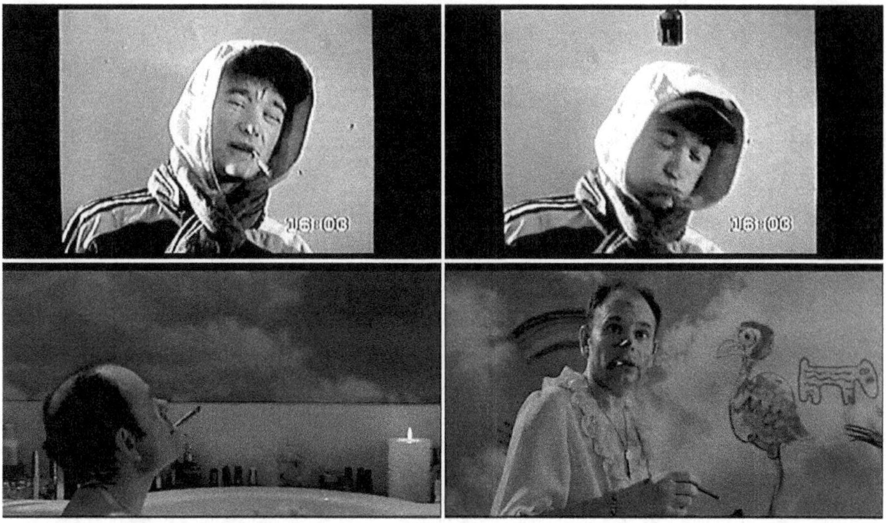

Fig. 14 : En haut, *Le Ciel, les oiseaux...et ta mère* (Djamel Bensalah, 1998) ; en bas, *Ah ! Si j'étais riche* (Michel Munz et Gérard Bitton, 2001)

Comme dans ce dernier cas, on retrouve dans nombre de nos films le motif déjà identifié du décalage entre la solennité, la sobriété ou la normalité du personnage-consommateur, et l'incongruité des actes que le poussent à commettre l'inhalation de la marijuana : ni Simon Cinéma, le héros centenaire du film éponyme d'Agnès Varda, ni Marie Agut, la femme au foyer trompée de *Pédale douce*, ni encore Frédérique, la bourgeoise coincée du *Derrière*, n'ont, par exemple, des profils de fumeurs de joints. Plus symbolique encore des permanences du rôle et des significations humoristiques de la pratique est la réactivation du motif de l'autorité consommatrice. Apparu au tournant des années 1970 dans des œuvres comme *Le Gendarme en balade* ou *La Brigade en folie*, ce ressort comique, jouant de la tension entre une figure de l'ordre et sa corruption cannabique, est ainsi présente dans cinq de nos films : elle concerne un ou plusieurs policiers dans *Taxi*, *Serial Lover*, *Trafic d'influence* et *La Beuze* ; des policiers et une magistrate dans *Filles uniques*.

On terminera sur ce point en évoquant le destin des *stoner comedies* à la française. Peut-être est-il légèrement exagéré d'assimiler *Les Parasites* de

Philippe de Chauveron aux *Frères Pétard* ? En effet, ce film ne contient que deux moments de consommation dont la durée cumulée excède à peine les quatre minutes. Il n'empêche : le haschisch est omniprésent dans ce long-métrage racontant l'intrusion d'un groupe d'amis dans une soirée du nouvel an. Le produit est l'objet de la quête de l'un des personnages principaux et les dialogues de presque chaque scène y font référence avec une complicité évidente (« C'est pas toi qui a mon bout de shit ? », « Mais qu'est-ce que tu me casses les couilles avec ton bout de teu-shi là ! », « Quoi, c'est toi qui a ma boulette d'afghan ? », « Hé, c'est toi qui a quelque chose à mé-fu ? », « Hé Jean-Luc, tu pourrais me dire quand il y a un pét' qui tourne ! », « J'vais m'en faire un p'tit, tu me passes mon teu-shi ? », etc.) L'obsession de Théo pour la drogue constitue à la fois un fil rouge comique et un catalyseur du dénouement de l'intrigue : alors que la fête bat son plein, ce dernier retrouve sa boulette et se roule frénétiquement deux gros joints qu'il allume en même temps. À partir de là, tout s'accélère : les danseurs deviennent fous, voire violents, quelqu'un tente de se pendre, un lustre se décroche du plafond, la lumière s'éteint et les invités fuient dans la confusion. Quitté pour un autre par sa petite amie qu'il a délaissée pour la drogue, rendu hagard par le cannabis, le sympathique fumeur s'en sort finalement bien, puisqu'une jolie fille lui propose de le ramener chez lui. La pratique, sur laquelle le film jette un regard globalement bienveillant, semble ainsi ne receler aucune conséquence négative pour les fumeurs, voire, porter chance aux épicuriens et aux je-m'en-foutistes.

Comme son titre l'indique plus clairement, *La Beuze* est, à l'inverse, un digne héritier de « l'humour cannabique qui fleurissait [aux États-Unis] dans les seventies[177] ». Cette comédie potache raconte l'ascension dans la musique de deux paumés du Havre, qui financent leur projet et leur train de vie en vendant une herbe surpuissante concoctée par les nazis pendant la Seconde Guerre mondiale : la mongolienne. Responsable d'un gag récurrent – chaque personne qui la fume reçoit un violent coup de tête du rugbyman néo-zélandais Jonah Lomu –, alternativement opposante et adjuvant de la quête d'Alphonse Brown, le héros interprété par Michaël Youn, et signifiant du dilettantisme viscéral de son attendrissant comparse, Scotch Bitman, la marijuana est à la fois le thème et le personnage central de cette œuvre destinée à la jeunesse : sa consommation, qui apparait comme une pratique absolument normale au vu de l'entêtement ridicule et solitaire de l'inspecteur Perez à traquer les dealers, revient à l'écran à neuf reprises, occupant près de 20% de la durée totale de ce long-métrage d'une heure et demi **(Fig. 15)**.

---

177 Vincent Ostria, « La Beuze », *Les Inrockuptibles*, n°371, janvier 2003.

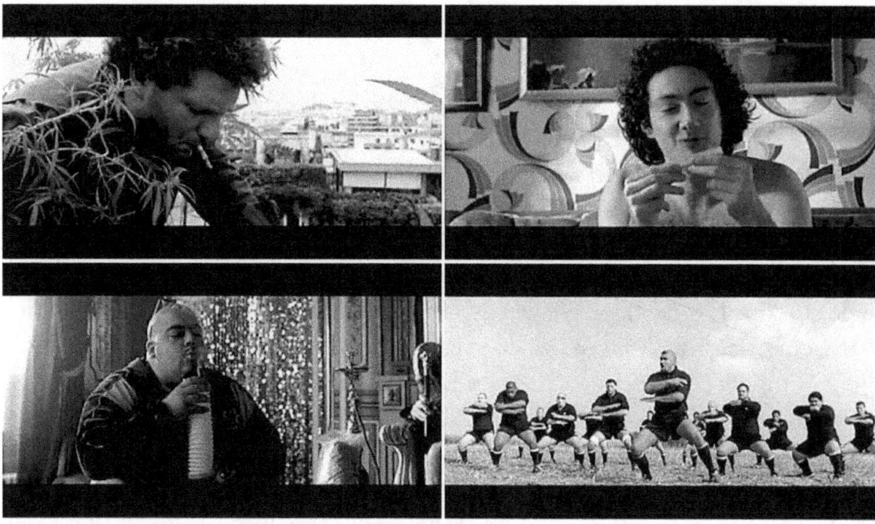

Fig. 15 : *La Beuze* (François Desagnat et Thomas Sorriaux, 2002)

Les Parasites et *La Beuze* témoignent d'une réalité paradoxale concernant les liens unissant le cannabis et la comédie en France. Comme l'avait prouvé *Les Frères Pétard*, dès le milieu des années 1980, il était toujours possible, malgré la législation, de réaliser des fictions ne se contentant plus de faire rire avec des images de l'usage du produit, mais véhiculant des représentations et des discours franchement positifs à son égard. Le contexte politique, culturel et idéologique relatif à la marijuana était d'ailleurs peut être plus favorable encore à de telles mises en scènes, au tournant des années 2000. En ce sens, quelque chose avait profondément changé depuis la sortie de la première *stoner comedy* hexagonale : ni le film de Philippe de Chauveron, ni celui de François Desagnat et Thomas Sorriaux, n'ont fait l'objet de protestations ou de tentatives d'interdiction de la part des pouvoirs publics. Au cinéma en tout cas, le moment cannabique était ainsi progressivement devenu un élément et un ressort relativement anodin de la culture comique, comme l'étaient, depuis longtemps déjà, les « situations d'alcoolisation réjouissantes[178] ». *A contrario*, le fait que seuls deux films de cette période puissent être rattachés au genre de la *stoner comedy* indique la difficile percée de cette catégorie filmique dans le pays. Contrairement au monde anglo-saxon, où les longs-métrages de ce type se sont multipliés dans le

178 François Steudler et Françoise Steudler-Delaherche, « Le cinéma entre vérité, fiction et silence : l'exemple de la consommation d'alcool à l'écran », *Revue des Sciences Sociales*, n° 34, 2005/2, p. 116.

sillage de la massification[179], l'industrie audiovisuelle française semble être restée réticente à faire trop massivement, trop régulièrement et trop explicitement la publicité de la modification de conscience cannabique. Peut-être faut-il y voir un effet dissuasif de l'article L.630 du Code de la santé publique. Peut-être faut-il y voir la forme très particulière prise par l'accommodement au produit dans la culture nationale : si rire de et avec la marijuana était un héritage toléré de l'esprit subversif des *Sixties*, la conscience collective des dangers sanitaires et sociaux que la substance était susceptible de faire peser sur la jeunesse a probablement engagé les diffuseurs, les producteurs et les réalisateurs, à une certaine modération en la matière. Mettre en scène sa consommation sur un mode complaisant, pourquoi pas, mais en faire la pierre angulaire d'un genre filmique à part entière, non.

Preuve du statut toujours ambivalent de la substance dans l'imaginaire hexagonal, la persistance, en parallèle de son utilisation à des fins humoristiques, de son apparition à l'écran comme signifiant dramatique ou inquiétant. Si les joints qu'ils roulent attablés à un bar de plage de la côte d'Azur au début du mois de septembre traduisent également l'insouciance et – une nouvelle fois - le dilettantisme bon-enfant des trois héros de *Va mourire*, ils permettent surtout de dire la précarité de leur situation : sans emplois fixes, la fin de l'été signe pour eux le retour d'une période incertaine, partagée entre l'ennui, l'inactivité et les menus larcins. Dans *Adultère (mode d'emploi)*, le joint pré-roulé qu'allume Simon au sortir du lit nous révèle, dès l'entame du film, le caractère toxicomaniaque de ce personnage trouble, vivant du commerce de stupéfiants et de transactions immobilières opaques. Il faut dire que son geste succède immédiatement à un rail de cocaïne prisé les yeux à peine ouverts. D'une manière générale, les drames et les comédies dramatiques de notre corpus ont ainsi continué à présenter la pratique comme un signe de marginalité sociale, de fragilité individuelle ou d'appartenance au milieu délinquant

Quid, alors, des films appartenant aux catégories « mineures » ou « nouvelles » ? Ont-ils conféré une fonction originale ou un sens inédit aux images de la marijuana qu'ils ont mises en fiction ? À en juger par les deux cas suivants, la réponse semble plutôt négative. Dans *Le Cinquième élément*, les consommateurs sont deux avitailleurs qui s'adonnent à leur vice sur leur lieu de travail. Leur décontraction apparente, que vient renforcer la musique reggae diffusée par la bande-son, tranche avec l'attention extrême que semble devoir nécessiter leur tâche – changer une

[179] Pour s'en convaincre, on lira par exemple : Shirley Halperin and Steeve Bloom, *Reefer Movie Madness: The Ultimate Stoner Film Guide*, New York, Abrams, 2010, 336 p.

barre de combustible radioactif - et par l'inquiétude qui s'empare de Corben Dallas, le héros interprété par Bruce Willis, à l'idée de vivre son premier vol interstellaire. Cette opposition des signes, ce décalage entre la gravité des gestes des usagers et la légèreté que leur confère le produit, vise, comme dans les comédies les plus classiques, à faire sourire le public. Dans *Snowboarder*, au moins trois des quatre moments cannabiques permettent de dépeindre le caractère instable et influençable du jeune héros, Gaspard, et la pente glissante sur laquelle l'entraîne son intégration au *crew* de Josh. On retrouve ici un rôle classiquement dévolu à l'absorption du produit tout au long de notre chronologie : celui de signifiant du manque de repère de la jeunesse.

Est-ce à dire que la diversification et l'explosion du nombre des représentations filmiques du haschisch entre le début des années 1990 et celui des années 2000 n'ont rien changé aux significations de sa présence à l'écran ? Une telle assertion apparait légèrement exagérée. Dans *Les Rivières pourpres*, par exemple, le motif de l'autorité consommatrice a pour la première fois été utilisé à contre-emploi : loin de provoquer le rire, le joint que partage l'inspecteur Max Kerkérian avec des jeunes de cité confère à ce policier interprété par Vincent Cassel une dimension inquiétante. Dans *Elisa*, celui qu'allument, alcoolisés et à vive allure sur des petites routes de campagne, les deux garçons rencontrés en boîte de nuit par l'héroïne éponyme et son amie, permet de mettre en scène la problématique des conduites à risque de la jeunesse, qui travailla avec force la vie intellectuelle et le débat public français dans les années 1990.

Malgré les rares évolutions sémiologiques et fonctionnelles de la présence du haschisch à l'écran que nous venons d'identifier, une conclusion semble tout de même s'imposer : ni l'explosion de l'usage de marijuana, ni la traduction filmique de ce mouvement, n'ont bouleversé en profondeur l'imaginaire fictionnel et social de la pratique dans l'Hexagone. L'inhalation du produit a ainsi continué d'apparaître à l'écran comme un ressort comique, comme signifiant du bien ou, à l'inverse, du mal-être individuel, et comme signifiant de la marginalité sociale et délinquante. Cette redondance relative de l'utilisation des moments cannabiques dans les longs-métrages a sans nul doute participé à rassurer un public habitué à visionner des images similaires depuis de longues années : si, comme nous l'avons dit plus haut, la dernière décennie du XXe siècle a bel et bien été une époque charnière dans le processus historique d'accommodement culturel des Français à la consommation de haschisch, d'un point de vue quantitatif, tout laisse à penser que l'inertie qualitative des représentations du produit est également venu nourrir le phénomène.

Les représentations téléfilmiques de la consommation du produit : changement d'approche pour un même objectif

Les conclusions qui précèdent s'appuient presque exclusivement sur une analyse de la partie cinématographique de notre corpus. En est-il de même pour sa partie télévisuelle ? Autrement dit, le petit écran a-t-il fait évoluer les fonctions et les significations de la présence du haschisch et de sa consommation dans ses œuvres, au cours des années 1990 ?

Année	Titre du film	Réalisateur	Collection	Chaîne de diffusion	Date et horaire de diffusion
1991	*Chien et chat*	Philippe Galland	*Chien et chat*	TF1	Mardi 29 avril 1993, 23h
1992	*Homard*	Philippe Condroyer	-	France 3	Mardi 19 mai 1992, 23h
1993	*Momo*	Jean-Louis Bertuccelli	-	France 3	Jeudi 14 janvier 1994, 22h30
1996	*En danger de vie*	Bruno Gantillon	*Les Mercredis de la vie*	France 2	Mercredi 22 janvier 1997, 20h30
1996	*Le Bébé d'Elsa*	Michel Perrotta		France 2	Mercredi 20 novembre 1996, 20h50
2001	*L'Homme qui ne savait pas être un ami*	Benoît Graffin	-	ARTE	Vendredi 9 novembre 2001, 20h45
2001	*Autrement*	Christophe Otzenberger	-	ARTE	Vendredi 8 février 2002, 20h45

Tableau 7 : Téléfilms français réalisés entre 1990 et 2002 contenant au moins un moment cannabique

Commençons, pour répondre à cette question, par évoquer l'augmentation importante des dépictions fictionnelles de l'absorption de haschisch sur ce média. Comme le grand écran à la même période, le petit a en effet connu une augmentation significative du nombre des téléfilms contenant au moins un moment cannabique entre 1990 et 2002 : si seulement quatre avaient été réalisés avant 1989, sept – au moins - l'ont été au cours des treize années suivantes. Ce chiffre monte même à neuf, si l'on tient compte du fait que *L'Eau froide* et *Le Péril jeune* ont initialement été produits dans le cadre de deux collections de longs-métrages destinées à la télévision, avant de prendre le chemin des salles obscures. D'autre part, comme dans le 7e art, les représentations filmiques du cannabis ont gagné de nouveaux territoires du champ télévisuel au cours de cette période : épousant le mouvement de multiplication des canaux de diffusion qu'avait inauguré la vague de libéralisation et de privatisation des années 1980, la consommation du produit a fait son apparition dans des œuvres diffusées sur France 3 et sur la chaîne culturelle franco-allemande Arte, continuant en parallèle d'apparaître dans des productions diffusées sur TF1 et sur France 2 **(Tableau 7).**

Notons, dans la même veine, qu'après avoir été cantonnée aux drames et aux comédies dramatiques entre 1975 et 1989, la consommation de marijuana a pour la première fois été représentée dans une comédie policière au cours de cette période : *Chien et chat* de Philippe Galland. De là à parler d'une ventilation des dépictions de la pratique entre les différents genres comme nous avons pu le faire pour le cinéma, il y a un pas que la solitude de ce cas ne nous permet pas de franchir. Si le faible nombre de film concerné ne nous permet pas non plus d'utiliser le terme de banalisation pour évoquer la présence du cannabis au petit écran, la croissance de ses apparitions témoigne cependant d'une poursuite de l'extension du domaine du visible et du montrable à la télévision. Des images dont on craignait encore le caractère incitatif à la fin des années 1970 semblent ainsi être devenues choses relativement communes au cours de la dernière décennie du XXe siècle.

Cet état de fait s'explique peut-être par la persistance de la forme téléfilmique à proposer des représentations performatives de la pratique. À la fin du chapitre précédent, nous avons montré comment les premiers longs-métrages ayant mis en scène la consommation de cannabis au petit écran s'étaient distingués de leurs homologues cinématographiques par leur ton moralisateur et leur mise en garde plus ou moins explicite à destination des parents et du jeune public. Il semble que cette tradition de lutte contre l'accommodement culturel au produit, inventée à la fin des années 1970, s'est perpétuée tout au long des années 1990.

Les sept œuvres que compte la partie télévisuelle de notre dernier sous-corpus ont en effet en commun de narrer le mal-être ou les difficultés d'un adolescent ou d'un jeune adulte, qu'il s'agisse d'un trouble psychiatrique comme dans *Homard*, de l'arrivée non-désirée d'un enfant comme dans *Le Bébé d'Elsa*, de la confrontation avec les institutions policières et judiciaires comme dans *Momo* et *Autrement*, de la toxicomanie comme dans *En danger de vie*, ou du désœuvrement et de ses conséquences comme dans *L'Homme qui ne savait pas être un ami*. Mis à part dans ce dernier, où le partage d'une pipe de kif est présenté comme une pratique constitutive de la sociabilité et de l'identité marocaine, l'usage de la marijuana bénéficie systématiquement d'un traitement peu amène dans ces productions. Dans *Chien et chat*, par exemple, le joint que fume le fils d'un honnête conseiller général annonce la tournure malsaine qu'est en train de prendre la fête à laquelle il participe avec ses amis lycéens : dans la foulée, une drogue dure non-identifiée se met à circuler parmi les invités, un dealer violent et patibulaire vient perturber la soirée, alors que les voisins, excédés, finissent par appeler la police pour tapage nocturne. Dans un autre genre, la substance constitue un opposant à la quête de réinsertion sociale et professionnelle que mène Céline dans *Autrement* : le pétard qu'elle allume dans la rue en compagnie d'un SDF marque, pour elle, le début d'une fuite en avant dans la marginalité qui s'achèvera par sa disparition. Mentionnons, pour terminer cette démonstration, le cas édifiant du *Bébé d'Elsa* : âgée de seize ans et refusant sa grossesse, l'héroïne éponyme trouve, l'espace d'une nuit, refuge sous un pont. Là, elle s'enivre de haschisch et de bière aux côtés d'un groupe de jeunes hommes inquiétants, cédant presque au harcèlement sexuel de l'un d'eux, avant que son amie ne s'interpose et ne l'extraie du piège.

Cette image dépréciative de la pratique véhiculée par la fiction télévisuelle française a été renforcée par des mécanismes dialogiques ou narratologiques qui ont rendu plus explicite encore le caractère performatif de ces représentations. Reprenons le cas de la comédie policière *Chien et chat*. Ce film met en scène un débat intergénérationnel au sujet des dangers du haschisch : les jeunes soutiennent avec nonchalance son innocuité (« oh un petit joint de temps en temps ça a jamais fait de mal à personne ! ») alors que les plus âgés – en la personne des deux policiers interprétés par Roland Giraud et André Dussollier – insistent, au contraire, sur ses effets néfastes et sa propension à conduire vers des substances plus fortes (« Ca va être l'engrenage infernal, l'engrenage infernal de la drogue »). L'histoire donne finalement raison à ces derniers, puisque la fameuse fête qui accueille le moment cannabique décrit plus haut s'achève par le *bad trip* de l'un des participants. En plus d'être des représentants de l'ordre, les deux héros s'avèrent ainsi être du côté de la sagesse et de la raison : tous ces éléments s'ajoutent à la notoriété des acteurs qui les incarnent pour conférer puissance et légitimité aux messages de mise en garde distillés tout au long du film.

Dans un genre différent, c'est par la construction d'un contre-modèle désirable qu'*En danger de vie* entend inciter le public à ne pas tomber dans l'enfer de la drogue. Face à Jean-Luc, un toxicomane cynique et violent, se trouve le héros, Guillaume, un jeune homme sain, doux et prévenant, qui tombe amoureux de la mère du premier. Au début de l'œuvre, les deux garçons se rapprochent et Jean-Luc tente lourdement d'initier Guillaume à la défonce. S'il refuse de se shooter à l'héroïne, ce dernier accepte tout de même de tirer sur un joint, par politesse autant que par amitié. Ce qui aurait pu être un moment charnière de l'histoire se transforme finalement en non-évènement : à un copain qui lui demande comment s'est déroulée sa première expérimentation cannabique,

Guillaume avoue simplement n'avoir pas apprécié. Malgré la pression de son ami, il n'est pas tombé dans le piège, sa vie continue. Jean-Luc est, du même coup, renvoyé à l'irrationalité de son addiction, à la malveillance de son geste et à sa solitude. Il finira tué par sa mère, alors qu'il tentait de la voler pour rembourser une dette à des trafiquants.

Le dispositif de diffusion dont a bénéficié ce téléfilm rend encore plus évidentes ses intentions prophylactiques, voire prescriptives. Comme plusieurs autres téléfilms issus des *Mercredis de la vie*, *En danger de vie* a été suivi par une émission de débat, ce soir-là consacrée au rôle de la famille dans la lutte contre la toxicomanie. Sur le modèle de ce qu'avaient proposé les *Dossiers de l'écran* jusqu'en 1991, l'objectif affirmé de la collection était de s'appuyer sur un film abordant une problématique sociétale brûlante afin de provoquer ensuite un « débat d'idées », de « verbaliser » ce qu'avaient suggéré et mis en scène les images de fiction[180]. Bien que ne faisant pas partie des *Mercredis de la vie*, *Le Bébé d'Elsa* a également été suivi d'une discussion, même si celle-ci a tourné autour de la question des mères-filles, et non de la consommation de stupéfiants. Le sujet a tout de même été rapidement évoqué parmi les dangers pouvant guetter cette catégorie d'individus particulièrement vulnérable. Notons, dans un même ordre d'idées, que *L'Homme qui ne savait pas être un ami* et *Autrement* ont été diffusés un vendredi soir aux alentours de 20h50 : bien que la solitude de leur programmation n'indique pas une volonté farouche d'ériger les représentations de l'usage de cannabis en objet de réflexion, ces dates et ces horaires témoignent d'un désir de les offrir à la vue du plus grand nombre, l'ensemble de la famille étant susceptible de se trouver devant le petit écran en ces veilles de jours non-travaillés.

Finalement, ce dernier élément nous permet d'apprécier la transformation sensible de la forme et des modalités de la lutte contre l'accommodement culturel à la marijuana qu'a continué de mener la télévision française au cours des années 1990. Là où *La Neige de noël* et *L'Ange noir* ne s'étaient pas privés pour avancer avec de gros sabots, leurs successeurs ont fait le pari de la subtilité et de l'intelligence collective : en présentant la pratique de manière sombre mais non caricaturale, en permettant aux jeunes de s'identifier aux personnages-consommateurs et en adaptant l'offre de programmation pour que parents et enfants soient confrontés aux mêmes images au même moment, le petit écran semble avoir privilégié la voie de la pédagogie et du débat à celle de l'effroi et du moralisme. Ce changement de stratégie n'a fait que renforcer la

---

[180] François Jost, « Séries policières et stratégies de programmation », *Réseaux*, n° 109, 2001/5, p. 162.

différence qui existait, depuis la fin des années 1970, entre les dépictions fictionnelles de la consommation de cannabis au cinéma et à la télévision : là où les premières sont globalement restées cantonnées au registre du divertissement, les secondes ont confirmé leur choix initial d'être des acteurs de la prévention. En ce sens, nos analyses valident le constat opéré par Myriam Tsikounas et Sébastien Le Pajolec dans le cadre d'un travail sur les représentations filmiques de la jeunesse irrégulière : « les fictions télévisuelles (feuilleton, série ou téléfilm), dans leur grande majorité, épousent [...] le point de vue des institutions.[181] »

Paradoxalement, cette cristallisation de la répartition des rôles entre les deux écrans a participé à accentuer un peu plus le processus de normalisation du haschisch auprès de la population : la croissance du nombre de ses images sur le petit a constitué le pendant prescriptif et prophylactique à leur foisonnement licencieux et récréatif sur le grand, qui témoignait lui-même de l'explosion de la consommation du produit. À l'exact opposé de la doctrine longtemps défendue par l'ORTF, programmateurs, réalisateurs et directeurs de chaîne considéraient désormais que la lutte contre l'accommodement culturel au cannabis passait par une multiplication de ses mises en scène, ce qui a eu pour effet, en plus de banaliser sa présence dans l'univers sensible des Français, de répandre l'idée que la pratique était en voie de banalisation, sinon déjà banalisée, dans le pays.

Réflexions sur l'hégémonie rampante des représentations positives de la substance dans les années 1990

S'il est une dynamique que l'explosion de la consommation du cannabis est venue renforcer au tournant des années 1990, c'est bien la tendance de la filmographie nationale à enrichir régulièrement le spectre sociologique des usagers visibles à l'écran. En effet, après n'avoir concerné qu'un pigeon et une toxicomane durant leur préhistoire, les représentations cinématographiques de la pratique ont mis en scène des *baby-boomers* et des acteurs de la contre-culture à la fin des *Sixties*, avant que les longs-métrages des années 1980 ne l'intègrent au quotidien morose du « Français moyen ». Dès la fin des années 1970, leurs homologues télévisuels ont ajouté à tous ces consommateurs la figure tragique du jeune fragile et en danger, guetté par le désœuvrement, la délinquance et l'addiction. À ces coups de projecteurs conjoncturels a

181 Myriam Tsikounas et Sébastien Le Pajolec, « La jeunesse irrégulière sur grand écran », art. cité, p. 89.

succédé une logique que l'on pourrait qualifier d'universaliste et intégrative : dans les dernières années du XXe siècle, le profil des personnages-consommateurs s'est brusquement diversifié, s'ouvrant notamment à des catégories de population dominées, minoritaires ou jusqu'ici peu représentées.

En devenant l'apanage de toutes les composantes d'une société hexagonale présentée comme hétéroclite et hédoniste, le joint s'est définitivement éloigné des mondes de la déviance et de la marginalité à l'écran, les films des années 1990 s'étant surtout attachés à dépeindre les dimensions récréatives et émancipatrices de son usage, voire à défendre son innocuité. Afin de comprendre cette ultime étape du basculement vers un traitement franchement positif du produit par la fiction française, il convient de faire un ultime détour par la sociologie du cinéma et de la télévision, en interrogeant le rapport entretenu par les acteurs de ces milieux à la modification de conscience.

La consommation de cannabis : une pratique universelle, émancipatrice et intégrative

Dans le second mouvement du chapitre précédent, nous avons montré comment l'exode rural des représentations filmiques du cannabis avait contribué à faire évoluer la sociologie de ses usagers à l'écran. En s'ancrant dans les territoires urbains en crise, la pratique a commencé à se dépouiller des significations contestataires qu'elle revêtait à son arrivée dans l'Hexagone à la fin des années 1960, et, dans le même temps, à gagner des populations initialement éloignées d'elle. Avec le chômage, les difficultés économiques et l'étiolement des grandes utopies collectives, elle est ainsi devenue, dans les longs-métrages, un moyen relativement banal et facilement accessible d'égayer la vie difficile ou ennuyeuse de l'individu lambda, un « passe-temps sans enjeu » comme nous l'avons appelé plus haut. Cette sociologie fictionnelle de la consommation du produit a encore évolué avec l'explosion de la pratique et celle du nombre de ses dépictions cinématographiques et télévisuelles, au tournant des années 1990.

La chose qui frappe le plus lorsque l'on s'intéresse aux 184 consommateurs qui peuplent notre dernier sous-corpus, c'est l'hétérogénéité de leur profil. Nous avons déjà mentionné la présence en son sein d'une poignée de policiers, d'une magistrate, de quelques adolescents vivant une mauvaise passe, de deux Normands cherchant à percer dans la musique et d'une sympathique bande de squatteurs, mais ces quelques cas sont loin d'épuiser la galerie de personnages mis en scène par les soixante-six films réalisés jusqu'en 2002. Plutôt que de proposer à la lecture une litanie d'idéaux-types ne permettant finalement pas d'apprécier les transformations profondes de l'imaginaire du produit, nous avons fait le choix d'étudier les enjeux de ce mouvement de diversification en concentrant nos analyses sur deux catégories de consommateurs appartenant à des populations dominées ou minoritaires, dont les représentations filmiques ont pris de l'importance ou changé de signification au cours de la dernière décennie du XXe siècle : les femmes et les homosexuels.

Il serait faux de dire que les consommatrices étaient absentes de notre filmographie avant les années 1990 : en effet, elles représentent un peu plus de 30% des personnages-usagers mis en scène entre 1969 et 1989 (58 sur 69). D'un point de vue purement quantitatif, l'explosion des images fictionnelles de l'usage de haschisch s'est donc traduite par une certaine masculinisation de la pratique à l'écran, leur part tombant aux environs de 25% entre 1990 et 2002 (47 sur 184). Ces chiffres rendent cependant mal compte du nouveau rapport tissé entre les femmes et la marijuana au cours de notre dernière période. Une analyse qualitative fine de ces deux ensembles montre, tout d'abord, que là où 70% d'entre elles (40 sur 58) n'étaient que des figurantes, des silhouettes ou des personnages secondaires avant 1990, elles n'étaient plus que 35% (16 sur 47) à occuper ces positions subalternes dans les intrigues de nos films après cette date. Dans un même ordre d'idées, là où elles étaient à peine 10% à exercer une activité professionnelle avant (6 sur 58), elles étaient près de 40% après (18 sur 47). Jusqu'aux années 1990, la figure de la consommatrice se résumait ainsi généralement à celle d'une femme passive, mystérieuse, discrète, voire effacée, comme les nombreuses hippies apparaissant à l'arrière-plan des moments cannabiques du *Gendarme en balade* et des *Stances à Sophie*, Estelle, l'énigmatique étudiante de *More*, ou Helena et Camille, les femmes au foyer de *Subway* et *Milou en mai*. Leur expérimentation ou leur consommation du produit se faisait généralement sous la férule d'un homme, en tout cas toujours en compagnie de l'un d'eux, et revêtait rarement une signification individuelle forte.

Avec l'explosion de la pratique, les longs-métrages se sont mis à insister sur les figures féminines libres, actives et aventureuses, comme Marie-Jo, la DJ homosexuelle interprétée par Josiane Balasko dans *Gazon maudit*, Léa, la « belle maman » interprétée par Catherine Deneuve dans le long-métrage éponyme de Gabriel Aghion, ou Sarah Morton, la romancière britannique de *Swimming pool*, jouée par Charlotte Rampling. Servant la plupart du temps à souligner ces traits de caractère, le haschisch en est venu à signifier l'émancipation des personnages en tant qu'individus sexués. En témoigne l'émergence d'un grand nombre de moments d'usage ne faisant plus apparaître d'hommes : dans *Gazon maudit*, *Taxi*, *Trafic d'influence*, *Belle maman*, *La Vie rêvée des anges*, *Baise moi*, *Absolument fabuleux* et *Swimming pool*, le joint se partage entre femmes, l'intimité des discussions se déroulant dans ses volutes permettant aux fumeuses de prendre conscience de leur condition, et parfois même de s'en affranchir. Ce glissement vers l'égalité devant la modification de conscience à l'écran témoigne de la rencontre de deux phénomènes au tournant des années 1990 : la féminisation de la consommation de cannabis et celle « du monde cinématographique[182] ». Par extension, cette acquisition de l'indépendance cannabique par les personnages féminins de notre corpus peut s'interpréter comme un signe de l'accentuation des mouvements historiques, nés dans les années 1960, de libération des femmes et de réduction des différences entre sexes, en matière de droits, de pratiques et de représentations collectives[183] **(Fig. 16)**.

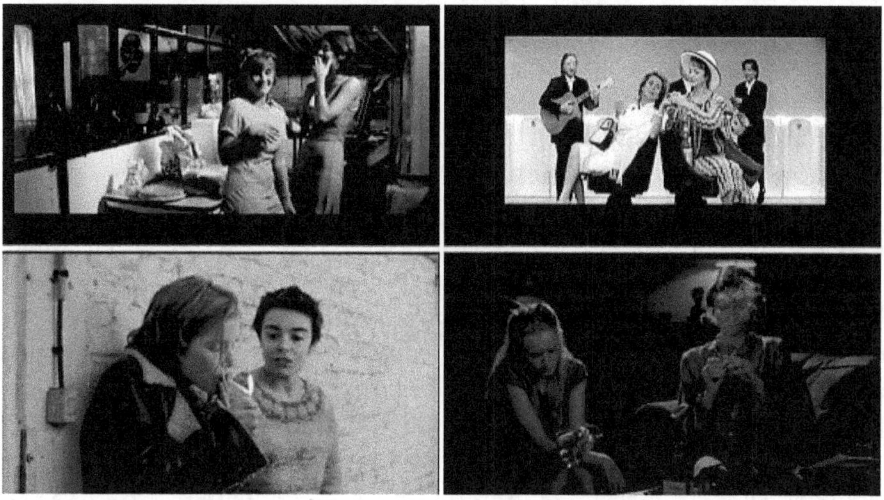

Fig. 16 : En haut à gauche, *Taxi* (Gérard Pirès, 1997) ; en haut à droite, *Belle maman* (Gabriel Aghion, 1998) ; en bas à gauche, *La Vie rêvée des anges* (Éric Zonca, 1998) ; en bas à droite, *Swimming pool* (François Ozon, 2002)

Poursuivons notre réflexion en faisant succéder à la question du genre des usagers celle de leur orientation sexuelle. Force est de constater que

[182] Xavier Lardoux, « Le cinéma français au féminin pluriel », *Le Débat*, n° 116, 2001/4, p. 96.

[183] L'émergence de ces figures de femmes libres et indépendantes en matière de modification de conscience peut également s'expliquer par la transformation du public des salles de cinéma au cours de cette période. En effet, le sociologue Julien Duval a montré que le 7e art n'avait cessé de séduire des contingents toujours plus importants de femmes urbaines et diplômées à partir des années 1970 : Julien Duval, « L'offre et les goûts cinématographiques en France », *Sociologie*, vol. 2, 2011/1, p. 8.

les homosexuels n'ont longtemps représenté qu'une part infime des personnages-consommateurs de notre filmographie. De trois entre 1969 et 1989, leur nombre est passé à neuf au cours des treize années suivantes. Rajoutons-y François Pignon, le héros du *Placard*, dont tout le monde autour de lui est persuadé qu'il l'est, et Félix Santini, son collègue macho qui le deviendra au terme de l'histoire. Commençons par dire que cette forte croissance correspond à une tendance lourde concernant la visibilité médiatique des sexualités minoritaires en France : dans la dernière décennie du XXe siècle, en effet, le nombre de fictions destinées au grand public mettant en scène des gays, des lesbiennes, des transgenres et des travestis a explosé, en même temps qu'a émergé un cinéma homosexuel indépendant et militant. Là encore, cependant, ces chiffres traduisent mal la transformation sensible du lien entre homosexualité et consommation de haschisch qui s'est opérée à l'écran dans les années 1990. Qu'il s'agisse de Philippe Delarue, le fils de bonne famille cherchant à fuir le monde à travers l'escalade toxicomaniaque dans *La Chambre d'ami*, d'Éric Guidolino, l'importateur des mœurs et des pratiques contre-culturelles dans *Mes meilleurs copains*, ou de Claire, un personnage secondaire interprété par Dominique Blanc dans *Milou en mai*, tous avaient auparavant en commun d'appartenir à un monde déviant ou socialement perçu comme tel dans leurs diégèses respectives. Dans le premier cas, on retrouve l'association déjà évoquée entre l'amour homosexuel et le caractère épidémique de l'addiction aux drogues dures qui prit corps, dans l'imaginaire collectif français, avec la propagation du sida au cours des années 1980. Dans le second, bien que tolérée, l'orientation sexuelle du personnage ne manque pas de susciter du dégoût chez certains de ses camarades (« Lui et Fettucino c'est à gerber ! Ils se branlent mutuellement et c'est Manuela qui filme ! »), voire une véritable violence (« Cette tantouze a essayé de me faire des avances, s'il recommence je l'égorge ! »). Dans le dernier cas, c'est par une gêne manifeste, des regards désapprobateurs et des non-dits, que la partie conservatrice de la famille de Claire réagit à une union qu'elle considère contre-nature.

À l'inverse, les films de notre dernière période, sans passer sous silence les réactions négatives susceptibles de soulever leur condition, dépeignent tous les personnages homosexuels comme des individus émancipés et revêtant tous les aspects de la normalité : Adrien Aymar et André Lemoine, par exemple, respectivement interprétés par Patrick Timsit et Jacques Gamblin dans *Pédale douce*, sont tous deux cadres dans une grande banque. Marié à une femme, le premier n'hésite pas à organiser des réceptions dans son grand appartement du XVIe arrondissement de Paris en compagnie de son patron et de ses collègues, même si ces derniers ne savent rien de ses penchants. Bien que son logis soit plus modeste, Philippe, l'ami de l'héroïne du *Derrière*, est un urbain jovial à la sociàabilité bien remplie. Dans *Le Goût des autres*, Antoine est un galeriste approchant de la cinquantaine qui partage son temps entre ses projets artistiques et les dîners entre copains. Dans *L'Auberge espagnole*, Isabelle est une étudiante belge qui, comme le reste de ses comparses de toutes nationalités, profite de son expérience barcelonaise pour faire la fête et multiplier les rencontres.

Dans ce contexte, les moments cannabiques dans lesquels ces personnages apparaissent ne servent plus à mettre en scène leur déviance supposée, mais le secret relatif dans lequel les condamne encore à vivre leur condition. L'illégalité des joints qu'ils consomment fait ainsi écho à la marginalité des lieux dans lesquels leur orientation sexuelle peut s'étaler au grand jour : des clubs interlopes et des rades de quartier, pour la plupart. Dans le même temps, la pratique permet de souligner leur excentricité et leur liberté, deux traits de caractère dont sont systématiquement privés les hétérosexuels avec lesquels ils fument. Le partage du stupéfiant est alors l'occasion d'un transfert d'émancipation, d'une révélation, d'un bouleversement bienvenu dans la vie de ces derniers : dans *Le Derrière*, c'est pendant le moment de consommation que ses amis décident de déguiser Frédérique - une notable de province coincée qu'incarne Valérie Lemercier - en homme, afin qu'elle puisse rentrer dans une boîte réservée aux gays. En conservant sa nouvelle identité masculine et homosexuelle à la suite d'un quiproquo, cette dernière gagne finalement en assurance pour affronter l'objectif qu'elle s'était fixée au début du film : renouer les liens avec son père. Dans *Pédale douce*, les effets de la marijuana enhardissent Marie Agut, l'épouse bafouée interprétée par Michèle Laroque, qui exige de se voir délivrer un cours de fellation par Adrien Aymar pour reconquérir son mari, au motif que les « les hommes le font mieux que les femmes. » Dans *Gazon maudit*, la drogue apportée par Marie-Jo fonctionne comme une madeleine de Proust pour Loli : en lui faisant se remémorer ses jeunes années où elle rêvait de devenir danseuse, elle la pousse du même coup à prendre conscience de la tristesse de sa vie maritale et à se tourner vers l'homosexualité pour y pallier. Dans *Le Placard*, c'est un joint qui permet à François Pignon et à son fils de renouer après des années de silence, le second étant fier du premier dont il est persuadé qu'il a enfin fait son *coming out*. Dans *Loin*, la figure rugueuse de Serge, le camionneur tourmenté interprété par Stéphane Rideau, se voit opposée à celle de François, un étudiant en cinéma ayant choisi de vivre sur les terrasses tangéroises avec un homme plus âgé que lui. Le moment cannabique qui les réunit constitue cependant l'exception qui confirme la règle, puisqu'ici la révélation, le transfert d'émancipation ne se produit pas, le haschisch, trop vite inhalé par Serge, le faisant défaillir et retomber au plus bas, au sens propre, comme au sens figuré : son *bad trip* se produit en effet dans les escaliers, alors qu'il regagne l'agitation, la pauvreté et la fatalité de la rue marocaine.

De symbole d'une marginalité déviante et exclue, à l'écran, le cannabis est devenu celui d'une marginalité épanouie et salvatrice pour les personnages homosexuels. En permettant de représenter leur affranchissement des conventions en même temps que leur liberté d'esprit, leur association au produit a érigé ces derniers en minorité-ressource pour une majorité hétérosexuelle résignée à la routine, acceptant les déterminismes pesant sur elle et ayant banni la fantaisie de sa vie : dans les films qui les mettent en scène, le joint a ainsi acquis le statut éminemment positif de vecteur de lien social, et ses effets psychoactifs celui de catalyseur du dépassement de soi.

Il nous aurait été possible de poursuivre cette démonstration en nous appuyant sur l'analyse d'autres catégories de personnages socialement dominés, comme les membres des minorités ethniques dont les représentations parmi nos consommateurs ont explosé entre 1990 et 2002[184]. Nous aurions également pu la corroborer en évoquant les nombreux profils de fumeurs atypiques ou inclassables qu'ont mis en scène le cinéma et la télévision française au cours de cette période : nous pensons, par exemple, à Tanguy, le fils unique surdiplômé refusant de quitter le domicile familial dans le film éponyme d'Étienne Chatiliez, aux assassins rastas du *Boulet*, ou à Fouad, le misanthrope vivant en ermite sur une plage marocaine dans *L'Homme qui ne savait pas être un ami.* De tels choix n'auraient cependant fait qu'alourdir le propos sans apporter d'éléments nouveaux. En effet, l'étude du cas des femmes et des homosexuels nous a permis de mettre au jour une inflexion profonde dans l'histoire des représentations filmiques de l'usage de haschisch : à la mise en scène de la consommation du « Français moyen » du temps de la crise – celui-ci prenant généralement les traits d'un homme blanc et hétérosexuel de la classe moyenne âgé de 30 à 50 ans -, les années 1990 ont fait succéder celle des nombreuses composantes d'une population

184 De quinze consommateurs « non-blancs » représentés entre 1969 et 1989, on est passé à 41 entre 1990 et 2002. Comme dans le cas de l'homosexualité, cependant, cette évolution quantitative s'explique d'abord par la plus grande visibilité accordée aux descendants d'immigrés maghrébins et subsahariens par la filmographie française à partir des années 1990 : Julien Gaertner, « Aspects et représentations du personnage arabe dans le cinéma français. 1995-2005, retour sur une décennie », *Confluences Méditerranée*, n° 55, 2005/4, p. 192 et René Prédal, *Le Jeune cinéma français*, Paris, Nathan, 2002, p. 136-140.

française présentée comme diverse sur les plans sociaux, sexuels, professionnels, ethniques ou encore générationnels. Bien que la logique ait été sensiblement similaire – montrer que n'importe qui était un fumeur de joint potentiel -, cette inversion des perspectives dénote un nouveau glissement du sens de la présence de la pratique à l'écran : après avoir été un signe de transgression au tournant des années 1970, puis un signe d'intégration et de bonne santé mentale dans certains longs-métrages réalisés entre 1975 et 1989, le produit était désormais ponctuellement représenté comme permettant l'amélioration des individus, l'émancipation des dominés et la cohésion des groupes sociaux. La modification de conscience cannabique n'était plus simplement acceptée comme palliatif à l'ennui et à la morosité de l'époque, mais promue comme vecteur de communion et d'épanouissement personnel, voire universel.

La consommation de cannabis : une pratique récréative et inoffensive

Avec ce basculement du regard, c'est toute la signification filmique des causes et des conséquences de la consommation du produit qui s'est vue transformée. Hormis les téléfilms qui, avec constance depuis la fin des années 1970, se sont employés à dénoncer les dangers psychologiques, sanitaires et sociaux guettant les jeunes s'essayant à la pratique, force est de constater que les facettes les plus sombres du phénomène ont été globalement euphémisées, si ce n'est passées sous silence, par la filmographie nationale. Cette tendance s'est encore aggravée dans les dernières années du XXe siècle.

Commençons par noter que seuls 59 des 130 moments cannabiques tournés entre 1990 et 2002 mettent en scène les effets de la substance. Autrement dit, dans plus de la moitié des cas, les propriétés psychoactives de la marijuana n'apparaissent tout simplement pas à l'écran ou n'ont qu'un impact très réduit sur le déroulé de l'intrigue. Lorsqu'elles sont représentées, celles-ci se résument le plus souvent à des manifestations somatiques mineures, comme la toux de François Pignon dans *Le Placard*, à une vague somnolence, comme celle dont fait montre Greenrabbit en pleine fête dans *Serial Lover*, ou à un mélange d'euphorie et de désinhibition, à l'instar de Camille dans *Les Cent et Une Nuits de Simon Cinéma*, qui se met subitement à imiter le phrasé si particulier de Jean-Luc Godard.

Les troubles de l'élocution de Solange dans *Elisa*, les brusques changements d'humeur de Homard dans le téléfilm éponyme, ou les difficultés motrices dont est victime Némo dans le second moment de consommation de *La Fidélité*, constituent donc des exceptions plutôt que la règle. Ajoutons d'ailleurs que ces dernières n'ont pas forcément pour fonction de conférer une image négative à la pratique : la perte de repère qu'éprouvent les assassins rasta dans l'ultime moment cannabique du *Boulet,* le chaud-froid d'Aldo Bonnard dans *Ah ! Si j'étais riche*, ou la violence décontractée qu'affiche l'inspectrice Sandrine Athan dans *Trafic d'influence*, semblent ainsi n'avoir d'autre raison d'être à l'écran que de faire rire le public.

En ce qui concerne le cinéma, cette approche légère du phénomène est généralement renforcée par le contexte dans lequel se déroule l'usage du produit. Dans beaucoup de films, en effet, les joints se partagent dans un cadre festif : c'est notamment le cas dans *L'Eau froide*, *Dobermann*, *Déjà mort*, *Belle maman*, *Les Parasites*, *Serial Lover*, *Trafic d'influence*, *Peut-être*, *Exit* ou encore *Sexy boys*. Ils sont alors associés à une consommation d'alcool excessive mais joyeuse, et à un certain entrain musical. Dans d'autres œuvres, on les allume afin de marquer un évènement spécial, voire mémorable, qu'il s'agisse d'une première escapade à Paris, comme celle des jeunes banlieusards de *Raï*, ou d'une grève bon-enfant, comme celle qu'organisent les protagonistes de *Grève party*. Enfin, il arrive que la substance soit consommée en des occasions plaisantes mais plus banales : à la sortie des cours, comme dans le premier moment cannabique du *Péril jeune*, pendant un câlin amoureux, comme dans *La Squale*, à la fin d'un bon repas comme dans *Une affaire de goût*, ou tout simplement lors d'une pause de travail comme dans le premier moment de consommation du *Cœur des hommes*. Dans tous les exemples cités, les personnages ne semblent ainsi rechercher dans l'inhalation de la drogue qu'un moyen de s'amuser, de se détendre ou de célébrer, plus rarement le courage, comme le personnage interprété par Guillaume Depardieu avant une séance de voyeurisme dans *Les Apprentis*, ou l'inspiration créatrice, comme le sosie de Janis Joplin interprété par Marie Trintignant dans *Janis et John*.

Notre dernier sous-corpus témoigne ainsi d'un pas supplémentaire fait en direction de la normalisation du produit en France : au cours des années 1990, la plupart des longs-métrages cinématographiques et télévisuels ayant représenté sa consommation n'ont pas montré ses effets ou euphémisé leurs conséquences, contribuant ainsi à renforcer l'idée que le cannabis n'était pas une drogue tout à fait comme les autres, mais une drogue douce, voire inoffensive. L'éloignement de la crise économique aidant, le 7e art a réactivé et reconfiguré son image de substance récréative : contrairement à la filmographie de la seconde moitié des années 1970 et des années 1980, la marijuana n'était désormais plus montrée comme un palliatif chimique servant à tromper l'effroi ou la morosité du quotidien, mais comme une douceur, rare ou inattendue, permettant d'apporter un surcroit de plaisir ou de bonheur à des individus et à une société cultivant l'hédonisme.

Un milieu de l'audiovisuel toujours plus perméable à la modification de conscience cannabique ?

Ces représentations filmiques globalement bienveillantes de l'usage de haschisch ne vont pas sans poser de questions. Laissons de côté le problème de leur légalité pour nous concentrer sur les raisons de la croissance de leur nombre dans la France de la dernière décennie du XXe siècle. En effet, comment expliquer cette multiplication des dépictions positives de la pratique dans les longs-métrages réalisés entre 1990 et 2002 ?

Peu d'éléments sont mobilisables pour évaluer le rapport au cannabis entretenu par les cinéastes, les scénaristes et les comédiens de notre dernier sous-corpus. Cette question, toujours largement perçue comme tabou car relevant de l'intime ou susceptible de nuire à leur image publique, est rarement évoquée dans leurs biographies ou leurs autobiographies. Les seules informations dont nous disposons à ce sujet sont des déclarations extraites d'interviews promotionnelles, la plupart du temps invérifiables et, de ce fait, sujettes à caution : ainsi de Catherine Deneuve, usagère régulière dans *Belle maman*, qui a réfuté l'être dans la vraie vie[185], contrairement à Gabriel Aghion, le réalisateur de l'œuvre et de *Pédale douce* qui a avoué, au moment de la sortie en salles d'*Absolument fabuleux*, avoir fumé son premier joint avec sa mère dans les années 1970[186]. Même chose pour Mathieu Kassovitz : le réalisateur de *La Haine* et *Les Rivières pourpres* n'a jamais fait mystère de son appétence pour la marijuana[187]. Dans une optique un peu différente, on se souviendra que Josiane Balasko, réalisatrice de et consommatrice dans *Gazon maudit* – mais également dans *Absolument fabuleux* -, a été l'une des membres fondateurs de la troupe du Splendid, dans les années 1970, dont nous avons plus haut évoqué la perméabilité au phénomène de la modification

185 Au sujet de son personnage, l'actrice a ainsi déclaré au *Journal du dimanche* : « Oui, elle aime bien se rouler un p'tit joint devant un bon coucher de soleil. Moi, ce n'est pas un truc sur lequel je suis portée » : « Une Deneuve bon chic, bon gendre », *Le Journal du dimanche*, mars 1999.

186 Nicole Clodi, « Absolutely ridiculous », *La Dépêche du Midi*, 26 août 2001.

187 Par exemple : « Je fume toujours deux ou trois joints avant l'entraînement [de boxe]. Ma physiologie et ma morphologie me le permettent. La première fois que j'ai dit ça à mon entraîneur, il ne me croyait pas. Mais si je ne fume pas, je suis trop nerveux » : « Mathieu Kassovitz, le roi du boxe-office », *GQ*, n° 116, décembre 2017-janvier 2018.

de conscience. On terminera ce rapide tour d'horizon par le cas d'Agnès Varda : si rien ne permet d'affirmer qu'elle entretenait un lien privilégié avec la substance à l'époque où elle a réalisé *Sans toit ni loi* ou *Les Cent et Une Nuits de Simon Cinéma*, on se remémorera qu'elle avait séjourné en Californie à la fin des années 1960, alors que la contre-culture hippie battait son plein.

Avérée ou probable, cette présence du haschisch dans la vie intime de quelques cinéastes suffit-elle à expliquer l'hégémonie rampante du regard bienveillant qui a gagné le cinéma français au sujet du produit dans les années 1990 ? Certes non. Peut-être faut-il, afin de pallier la maigreur des témoignages et des connaissances relatives à la situation personnelle des uns et des autres, tourner notre regard vers des données plus structurelles, comme la profondeur et l'ancienneté du lien qui unit les milieux de la création aux drogues. Sans remonter aux travaux de Max Milner concernant l'évocation des substances psychoactives par les romanciers et les poètes européens du XIXe siècle, on rappellera ainsi qu'Emmanuelle Retaillaud-Bajac a identifié le « monde des lettres, des arts et du spectacle », comme l'un des principaux pôles socioculturels de consommation des stupéfiants dans l'entre-deux-guerres[188]. Son travail était venu confirmer et antidater une proximité précédemment mise en évidence par le sociologue Patrick Mignon. Dans une étude sur « la démocratisation de la bohème », celui-ci avait en effet déjà montré qu'à chaque style et à chaque génération de musiciens avait correspondu l'utilisation d'une ou plusieurs substances psychotropes : aux jazzmen noirs des années 1940 l'héroïne, aux rockers des *Sixties* le LSD et la marijuana, aux punks de la décennie suivante la bière et les amphétamines, etc.[189] Plus récemment, le psychiatre Mario Blaise a mis en évidence la filiation qui relie les artistes décadents du XIXe siècle à des auteurs-compositeurs-interprètes plus récents, et touchés par l'addiction, comme Keith Richards, le guitariste des Rolling Stones, ou la chanteuse Amy Winehouse, décédée en 2011 d'une overdose alcoolique[190]. Pour notre part, nous avons, plus haut, évoqué l'expérience de la drogue par certains acteurs et réalisateurs états-uniens proches de la contre-culture

---

188 Emmanuelle Retaillaud-Bajac, « Du haschichin au drogué : constances et mutations de la sociologie des usagers de stupéfiants (1916-1939) », *Le Mouvement Social*, n° 197, 2001/4, p. 83-104.

189 Patrick Mignon, « Drogue, jazz et pop music : la démocratisation de la bohème », *in* Alain Ehrenberg (dir.), *Individus sous influence. Drogues, alcools, médicaments psychotropes*, Paris, Esprit, 1991, p. 103-122.

190 Mario Blaise, « "Ils ont voulu m'envoyer en cure". De la bohème à l'artiste survivant, évolution de la figure du musicien drogué », *Drogue, santé & société*, vol. 11, 2012/1, p. 107-122.

des *Sixties* comme facteur d'explication de l'émergence du motif de sa consommation au cinéma.

La porosité à la modification de conscience de certaines activités et de certains métiers liés à la musique, au théâtre, à l'audiovisuel ou à la littérature, apparait ainsi comme une constante de la période contemporaine. En ce sens, il ne semble donc pas illégitime de conjecturer que les individus ayant participé à la conception et au tournage des films de notre troisième sous-corpus entretenaient une relation privilégiée avec le cannabis. Cette hypothèse est d'ailleurs étayée par certaines études épidémiologiques récentes : les enquêtes relatives à la santé des Français que mène l'Institut national de prévention et d'éducation pour la santé (INPES), depuis 1992, font en effet régulièrement apparaître une surconsommation de la substance chez les individus travaillant dans « les professions des arts et du spectacle[191] », par rapport à la population générale. Le fait qu'un nombre potentiellement important de scénaristes, de réalisateurs, de producteurs et d'acteurs, des œuvres de notre dernière période aient été de probables expérimentateurs ou de possibles usagers de marijuana, constitue-t-il un élément suffisant pour expliquer le phénomène que nous étudions ? Toujours pas.

Peut-être faut-il alors envisager la question d'un point de vue générationnel. C'est en tout cas l'angle d'analyse qu'ont privilégié un certain nombre d'universitaires et de critiques cherchant à rendre compte des transformations qui se sont emparées du cinéma français dans les années 1990 : René Prédal a, par exemple, qualifié de « génération de transition[192] » la nuée de jeunes cinéastes ayant réalisé leur premier film au cours de cette décennie, Cécile Luong préférant évoquer une « génération sans pères[193] » afin d'insister sur le rapport antagonique qu'entretenaient ces derniers avec le cinéma d'auteur classique. Quoi qu'il en soit, force est de constater une certaine homogénéité générationnelle parmi les cinéastes de notre troisième sous-corpus : mis de côté quelques cas extrêmes comme Philippe Condroyer - soixante-cinq ans au moment du passage à la télévision de son téléfilm *Homard* - ou Agnès Varda - soixante-sept ans lors de la sortie en salles des *Cent et Une Nuits de Simon Cinéma* -, la plupart étaient âgés de moins de quarante ans lorsqu'ils ont écrit et/ou tourné leur long-métrage. Appartenant à la catégorie des *baby-*

191 Par exemple : François Beck *et alii*, « Usages de substances psychoactives et milieu de travail », *La Santé en action*, n° 425, 2013/4, p. 43.

192 René Prédal, *Le Cinéma français des années 1990. Une génération de transition*, Paris, Armand Colin, 2008, 192 p.

193 Cécile Luong « Le jeune cinéma français d'aujourd'hui : une génération sans pères ? », *Quaderni*, n° 29, 1996/2, p. 13-24.

boomers, les plus anciens ont ainsi vécu le déferlement de la vague contre-culturelle et de ses avatars psychotropes durant la fin de leur adolescence ou leur jeune vie d'adulte, alors que les plus jeunes ont grandi dans une France en voie d'accommodement culturel au haschisch.

Contrairement aux réalisateurs du tournant des années 1970 dont nous avons, plus haut, mesuré la séparation d'avec la pratique qu'ils ont été les pionniers à mettre en fiction, leurs héritiers de la dernière décennie du XXe siècle entretenaient donc un rapport moins distant avec la consommation du cannabis, du fait des classes d'âges auxquelles ils appartenaient. Sans avoir forcément été des usagers, ils s'étaient construits et avaient vieilli dans un pays au sein duquel le phénomène progressait de manière apparemment inexorable, dont la présence dans l'univers sensible ne cessait de se renforcer, et sur lequel le regard tendait à s'adoucir à mesure que s'éloignait le choc initial de 1969. Si l'on rajoute à ces dynamiques de normalisation l'inclination du cinéma de certains d'entre eux à traiter « des préoccupations en cours chez les adolescents[194] », on comprendra aisément que le produit a vu ses dépictions filmiques se multiplier entre 1990 et 2002, et que les représentations le concernant ont peu à peu glissé du côté de l'innocuité, de l'universalité, de la bienveillance, voire, dans de rares cas, de la promotion à peine voilée.

La consommation des jeunes : dernier espace imaginaire de résistance à la normalisation de la pratique

Si nous arrêtions là nos analyses, le lecteur pourrait conclure à une disparition presque totale des représentations filmiques critiques ou défavorables de la consommation de cannabis durant les années 1990, et donc à l'achèvement du processus historique d'accommodement culturel à la pratique au cours de cette période. Ce serait, premièrement, oublier les sept téléfilms de notre troisième sous-corpus dont nous avons, plus haut, évoqué la dimension pédagogique des images à destination des adolescents et de leurs parents. Ce serait, d'autre part, négliger le fait qu'à chaque fois qu'ils ont été interrogés au cours des vingt-cinq dernières années, les Français se sont montrés moins conciliants avec la substance que ne le laisse penser leur filmographie. Malgré une baisse tendancielle au cours du temps, les différentes études relatives à la perception des drogues menées entre 1992 et 2013 sont toutes arrivées à la même

---

194 *Idem*, p. 20.

conclusion : une majorité assez nette de la population considère toujours que le cannabis est dangereux dès l'expérimentation[195].

La probité et la rigueur scientifique nous ont donc obligé à nous pencher sur ces traces de méfiance persistantes au sein de notre filmographie. De fait, nos analyses nous ont permis d'identifier un ultime espace des représentations collectives qui a résisté au phénomène de la normalisation entre 1990 et 2002 : la consommation des moins âgés. À âge égal, il est intéressant de constater que nos longs-métrages n'ont pas associé les fumeurs de joints aux mêmes choses selon leur classe sociale d'appartenance : aux jeunes des classes moyennes et supérieures, la passade difficile, la crise d'immaturité et la transition vers l'âge adulte ; à ceux des classes populaires, la défonce, le désœuvrement et la petite délinquance. Nous chercherons ainsi, pour finir, à comprendre les implications de ce traitement différencié dans le processus historique de circonscription des dimensions négatives de la substance, au sein de l'imaginaire national.

La consommation du cannabis chez les jeunes des classes moyennes et supérieures : entre passade difficile, immaturité et transition vers l'âge adulte

Contrairement à l'âge moyen des expérimentateurs et des usagers de haschisch qui a eu tendance à baisser en France, à partir du tournant des années 1990, celui de nos haschischins de pellicule n'a cessé de tourner autour de vingt-huit ans tout au long de notre chronologie. Dans un même ordre d'idées, on notera que la part des fumeurs de moins de trente ans apparaissant à l'écran est resté stable autour de 60% entre 1969 et 2002 : d'un point de vue purement quantitatif, les représentations filmiques de notre troisième sous-corpus ne se sont donc pas faites l'écho de l'explosion de la consommation du produit ayant touché la jeunesse française dans la dernière décennie du XXe siècle.

Le constat est différent lorsque l'on se penche avec plus de précision sur le contenu desdites représentations. Si c'est effectivement une forme de bienveillance, voire de complicité, qui caractérise les mises en fiction de la pratique entre 1990 et 2002, on ne peut s'empêcher de remarquer le traitement particulier réservé par notre filmographie à l'usage des adolescents et des jeunes adultes. Pour le petit écran, la chose a déjà été dite : l'absorption du produit y est systématiquement associée à un état

---

195 François Beck et Patrick Peretti-Watel, *EROPP 99. Enquêtes sur les représentations, opinions et perceptions relatives aux psychotropes*, Paris, OFDT, 2000, p. 46 et Marie-Line Tovar, Olivier Le Nézet et Tanja Bastianic, « Perceptions et opinions des Français sur les drogues », *Tendances*, n° 88, 2013/5, p. 3.

de mal-être ou à des difficultés personnelles, qu'elle sert à signifier ou participe à accentuer dans le cadre de l'intrigue. Sans être aussi prégnante, la chose se vérifie également pour une partie des œuvres du 7e art. Il convient, cependant, de tracer une ligne de partage entre les personnages appartenant aux classes sociales moyennes et supérieures, et ceux appartenant aux classes populaires.

Pour les fils et les filles de la première catégorie, le rapprochement avec le produit ou sa consommation – aussi bien occasionnelle que régulière – se déroule généralement au cours d'une épreuve ou d'une parenthèse peu agréable de leur vie. Dans *Les Apprentis*, c'est pour surmonter sa gêne de faire l'amour avec une femme devant le compagnon de celle-ci que Fred accepte de tirer sur un joint. C'est dans un moment de doute au sujet de la poursuite de sa jeune carrière de scénariste que l'on surprend Dan, interprété par Vincent Elbaz, réfléchissant sur le toit d'un immeuble avec un pétard à la bouche dans *Grève party*. Pour Lily Bertineau, la compagne du héros de *Taxi*, Daniel Morales, c'est un flottement dans sa vie de couple qui semble la pousser à se tourner exceptionnellement vers la marijuana. Configuration similaire pour le personnage interprété par Guillaume Canet dans *La Fidélité*, puisque l'échec de sa relation sentimentale avec Clélia entraîne le jeune photographe vers une consommation excessive et néfaste du produit. Dans *Les Jolies choses*, c'est après avoir usurpé l'identité de sa sœur jumelle décédée que Marie, jouée par Marion Cotillard, s'enfonce dans une vie malsaine, mélangeant alcool, drogues et pornographie.

Si elle est montrée comme servant à ces jeunes à surmonter un malaise passager, à atténuer la douleur d'un évènement traumatique ou à canaliser le stress engendré par un accident de la vie, la consommation de la substance sert aussi, dans plusieurs de ces longs-métrages, à souligner leur immaturité. Dans *Peut-être*, Vincent Elbaz – encore lui – incarne un post-adolescent plus intéressé par les stupéfiants que par l'organisation de la soirée du nouvel an qui se déroule pourtant chez ses parents. Dans *Tanguy*, le joint que fume le héros constitue l'un des premiers éléments permettant de signifier au public son caractère dilettante et enfantin : à vingt-huit ans, en effet, ce dernier vit toujours chez ses parents, malgré le fait qu'il soit surdiplômé et gagne plus d'argent qu'eux. Cette situation incongrue, bientôt gaguesque, se révèle finalement moins drôle qu'elle n'y paraissait au début : les diverses péripéties de l'histoire nous révèlent que c'est un mélange de peur et de fainéantise qui empêchent Tanguy de quitter le cocon familial. Dans *Le Placard*, le cannabis qu'il a été heureux de partager avec son adolescent de fils fait tout de même dire à François Pignon que celui-ci « traverse une crise » et que sa mère « l'élève mal ». Cette lecture de la pratique comme étape de transition vers l'âge adulte est encore plus claire dans *Sexy boys* : dans cette comédie graveleuse, Manu, l'un des personnages principaux interprété par Matthias Van Khache, arrête d'en consommer en même temps qu'il devient monogame et abandonne son style vestimentaire négligé, afin de reconquérir sa petite amie. Nous terminerons la démonstration par le cas déjà évoqué mais emblématique de la petite bande du *Péril jeune* : Bruno, Tomasi, Alain et Momo, fument en effet leurs premiers joints pendant leurs « années lycée[196] », en même temps qu'ils expérimentent, avec maladresse, leurs premières relations sexuelles et amoureuses, entrent en conflit avec leurs parents, et commencent à toucher du doigt le militantisme politique. Aucun d'entre eux, excepté Tomasi qui décédera d'une overdose, ne poussera plus avant sa relation avec la marijuana une fois passée cette phase cruciale de construction de l'individualité.

La consommation du cannabis chez les jeunes des classes populaires : entre défonce, désœuvrement et délinquance

La chose est différente en ce qui concerne les jeunes des classes populaires. D'émergent entre 1975 et 1989, ce profil de consommateurs a pris de l'importance entre 1990 et 2002, pour venir représenter près de 20% des personnages de notre troisième sous-corpus (34 sur 184). Cette inflation s'explique, notamment, par un phénomène déjà évoqué : la multiplication des films de banlieue au cours de notre dernière période, un genre qui, de mineur dans la filmographie nationale des années 1980, est passé à significatif au cours de la décennie suivante. Au-delà de l'augmentation de leur nombre, les dépictions cinématographiques et télévisuelles des fumeurs issus des catégories sociales les moins favorisées ont changé, ces derniers ayant troqué le perfecto en cuir, les santiags et les mobylettes, des jeunes loubards de *La Neige de noël*, *Tchao Pantin* et *Le Thé au harem d'Archimède*, pour les baskets, les casquettes et les survêtements, des jeunes de cité de *Raï*, *La Squale* et *Wesh wesh, qu'est-ce qui se passe* ?

Derrière ces évolutions quantitatives, esthétiques et sociologiques, se cachent pourtant d'indiscutables permanences en matière d'imaginaire cannabique. Ainsi, nos longs-métrages ont continué de représenter l'inhalation du haschisch comme un élément central de la sociabilité des quartiers HLM de la périphérie des villes, et de l'identité des moins âgés de leurs habitants. Le psychotrope s'y consomme aussi bien à la tombée du lit, pour se réveiller, à l'image de Vinz et Saïd dans *La Haine*, que sur

[196] Pour rappel, c'est le titre de la collection télévisée dans le cadre de laquelle a initialement été réalisé le film, avant d'être diffusé au cinéma.

un banc, une fois la nuit tombée, comme Djeff et ses amis dans *Ma 6-T va crack-er*. La pratique sert parfois à célébrer un évènement exceptionnel, comme la virée parisienne de la petite bande de *Raï*, plus rarement à sublimer un instant de tendresse, comme celui que vivent Toussaint et Désirée dans *La Squale*, la plupart du temps à meubler des plages d'ennui ou d'inactivité : Kevin, Aziz et Kamel, les trois jeunes en réinsertion dans un mas du Sud de la France dans *Total Western*, n'ont, par exemple, apparemment pas de dessein bien précis lorsqu'ils allument leur joint en plein après-midi, si ce n'est celui de planer un peu. Leur geste tient de l'habitude, voire du réflexe, peut-être également de la bravade. Il est en tout cas susceptible de venir ponctuer n'importe quel moment et de se produire dans les contextes les plus variés.

La Haine constitue, de ce point de vue, un cas d'école : au cours des vingt heures que dure la diégèse de l'œuvre, les trois héros ont l'occasion de rouler six pétards, un seul n'étant pas fumé pour cause d'altercation avec une équipe de journalistes. Le rituel de la drogue rythme ainsi leurs journées, à l'instar des contrôles de police, des menus larcins et des bagarres, la défonce cannabique leur permettant d'endurer ce quotidien peu enviable. Deux éléments de la réalisation viennent renforcer l'aspect routinier et problématique de la pratique. Le premier, c'est le choix du noir et blanc par Mathieu Kassovitz et son équipe : plus globalement pensé par souci de réalisme[197] et pour « rendre » l'aspect « glauque » de la banlieue[198], cette particularité esthétique dénote l'incapacité des propriétés psychoactives de la drogue à magnifier, même pour un court instant, la vie du trio. Le haschisch à haute dose n'apparait ainsi que comme un anesthésiant, plongeant son consommateur dans une réalité informe et monotone. Cette impression est, par ailleurs, confirmée par l'organisation temporelle interne de *La Haine* : Ginette Vincendeau a montré que de nombreuses séquences du film se distinguent par leur « compression irréaliste du temps ». Tantôt, des plans-séquences traînant en longueur, servant à mettre en scène le désœuvrement, l'ennui et les divagations d'esprit d'Hubert, Vinz et Saïd. Tantôt, un nombre improbable de péripéties survenant dans un laps de temps trop court pour les contenir pratiquement[199]. En jouant avec l'écoulement normal des heures, le réalisateur a non seulement cherché à surprendre le public en le confrontant à une intrigue non-linéaire[200], mais a probablement

---

197 Ginette Vincendeau, *La Haine*, London, I.B. Tauris, 2005, p. 46-50.

198 Marion Lary, « Variations autour de "La Haine", un film en noir et blanc. Entretien avec Lionel Kopp, étalonneur du film », *Vacarme*, n° 52, 2010/3, p. 38.

199 Ginette Vincendeau, *op. cit.*, p. 41-42.

200 Thomas Bourguignon et Yann Tobin, « Entretien avec Mathieu Kassovitz – Les cinq dernières secondes », *Positif*, n° 412, 1995/6, p. 9.

aussi tenté de retranscrire la perte de notion du temps et du sens des réalités qui saisit les personnages – à l'instar des gros fumeurs - au fur et à mesure des joints et de l'avancée de l'intrigue. L'usage de la substance vient ainsi progressivement rajouter une couche de brouillard à l'apparente impasse qui caractérise, dès le début de l'œuvre, la situation de ces jeunes banlieusards.

Notons, pour terminer sur ce point, que la mise en scène de la fonction anesthésiante du produit n'est pas propre aux représentations filmiques de la cité : dans *La Vie rêvée des anges*, c'est pour tenir la cadence et oublier la précarité de leur condition d'ouvrières du textile que Marie et Isabelle s'accordent une pause cannabique dans les locaux de leur usine du Nord de la France.

L'enracinement profond de la pratique chez les jeunes de banlieue est accentué par la relation intime et toxique qu'entretiennent systématiquement ces derniers avec la marijuana : pas un seul de nos personnages-consommateurs appartenant à ce profil n'est montré à l'écran en train de découvrir la substance. Tous sont, au minimum, des usagers réguliers, sachant, dès les premières bouffées, reconnaître le « shit [...] chelou, [la] de-mer », comme Mousse et BB dans le second moment cannabique de *Wesh wesh, qu'est-ce qui se passe ?* D'ailleurs, contrairement à leurs homologues des classes moyennes et supérieures, ces individus n'attendent pas une parenthèse difficile de leur vie ou une crise d'immaturité pour plonger dans l'usage du produit : leur rapport à la marijuana semble anhistorique, presque acausal. Pour illustrer cette assertion, nous ne citerons qu'un seul exemple : alors que tous les autres adolescents en difficulté représentés dans nos téléfilms sombrent dans l'addiction à des produits plus forts ou s'écartent du haschisch une fois leurs problèmes réglés, Momo, le héros de l'œuvre éponyme, est le seul à retomber dans ses travers après le dénouement de l'intrigue. Malgré les efforts concertés de sa mère et d'un policier bienveillant pour lui éviter la prison, celui-ci préfère retourner fumer des joints avec ses amis délinquants, plutôt que de mettre à profit sa chance pour s'écarter de ses mauvaises habitudes et de ses mauvaises fréquentations. Comme ses semblables, sa condition, son milieu, son habitus semblent ainsi le condamner à revenir vers la substance, les propriétés psychoactives de cette dernière lui permettant, en retour, de les supporter. C'est d'ailleurs pour « faire crédible », par souci de « réalisme », que Youssef, Stéphane et Christophe, les personnages principaux du *Ciel, les oiseaux...et ta mère*, forcent Mike à « fumer un oinj » lorsqu'il évoque son pseudo « vécu de toxicomane-trafiquant » pour le reportage qu'ils réalisent sur leur cité : tous trois expriment ainsi leur pleine conscience du fait que le cannabis et la modification de conscience qu'il entraîne sont indissociables de l'image qu'eux et leur lieu de vie renvoient au reste de la société.

Il nous faut, finalement, évoquer une dernière dimension problématique de la consommation de ces jeunes appartenant aux catégories sociales inférieures : son lien avec la délinquance. Nombre de ces personnages sont en effet des petits dealers de quartier, vendant un peu de haschisch pour assurer leur consommation personnelle, leur train de vie souvent modeste, voire aider leurs parents à payer le loyer : c'est, par exemple, le cas de Toussaint dans *La Squale*, d'Hubert dans *La Haine* ou de Mousse et sa bande dans *Wesh wesh, qu'est-ce qui se passe ?* Lorsqu'elle n'est pas renvoyée à la dimension illégale de son économie, la substance voit régulièrement ses effets associés à la commission de crimes et de délits. Dans *Nid de guêpe*, c'est pour se détendre avant le braquage d'un fourgon blindé que Nadia allume son joint. Dans *Momo*, c'est à la sortie du tribunal, qui vient de le condamner à une peine de travaux d'intérêt général pour vol, que l'on aperçoit pour la première fois le héros fumer en compagnie de ses amis. Dans *Ma 6-T va crack-er*, c'est la tête encore embrumée des vapeurs du haschisch qu'ils viennent de consommer en bas d'une tour que les deux jeunes du second moment de consommation de l'œuvre refusent le contrôle routier auquel tentent de les soumettre des policiers. En réponse, les fonctionnaires leurs tirent dessus, provoquant leur chute, leur probable décès et l'embrasement de leur cité **(Fig. 17)**.

D'une manière générale, l'usage de la substance se déroule d'ailleurs presque systématiquement dans un contexte violent ou agité. Dans *Ma 6-T crack-er*, le premier moment cannabique s'achève, par exemple, par une bagarre entre bandes rivales. Dans *La Haine*, au moins trois d'entre eux précèdent ou succèdent à une altercation, sans compter celle avec les journalistes que nous avons déjà évoquée. Il faut dire que l'histoire du film se déroule dans un quartier quadrillé par les forces de l'ordre, au lendemain d'une nuit d'émeute. Dans *Zonzon*, *Total Western* et *Raï*, la violence ne dépasse pas le stade des mots : les pétards tournent tout de même au rythme des « fon-bou », « va te faire enculer », « enculé de ses morts », éructés avec véhémence. En plus d'être représentée comme une pratique interdite, signifiant ou favorisant l'autodestruction et la mise au ban de ces populations, la consommation de marijuana par les jeunes des classes populaires est donc dépeinte, dans les longs-métrages de la dernière décennie du XXe siècle, comme un catalyseur de discorde, voire un vecteur de trouble à l'ordre public.

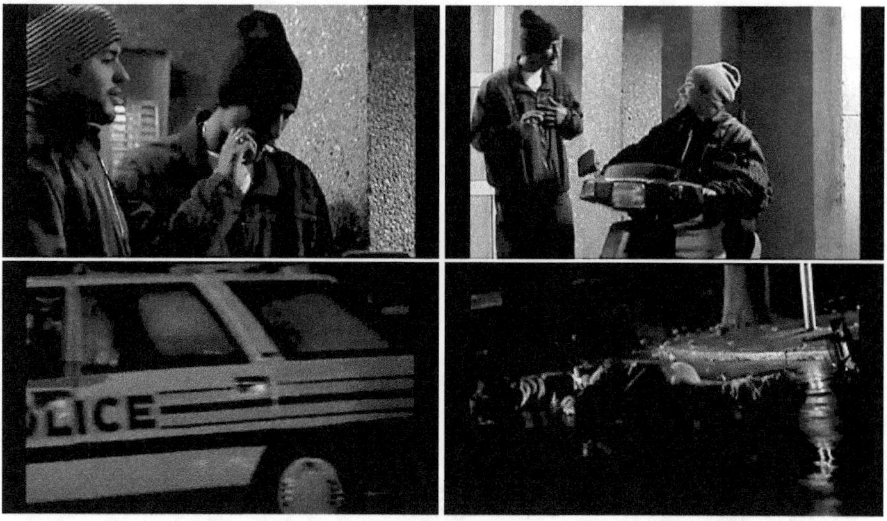

Fig. 17 : ***Ma 6-T va crack-er*** **(Jean-François Richet, 1997)**

Des implications de ce traitement différencié dans le processus historique de circonscription des dimensions négatives de la pratique

Commençons par dire que tous les films de notre dernier sous-corpus ne rentrent pas parfaitement dans ce schéma binaire que nous achevons de décrire. Dans *Baise moi*, la toxicomanie cannabique concerne, par exemple, deux jeunes femmes n'appartenant ni au monde ouvrier ni à celui de la banlieue. Bien que ces dernières sombrent dans une spirale morbide à la suite d'un viol, elles semblaient déjà entretenir une relation soutenue et malsaine avec la substance avant cet évènement traumatique. Même chose dans *Déjà mort*, puisque les consommateurs sont, pour la plupart, des enfants de la jeunesse dorée azuréenne : les nombreux joints qu'ils fument ne constituent pour eux qu'un moyen – aux côtés des relations sexuelles extrêmes, de la violence et des autres stupéfiants – de se sentir vivants dans un quotidien vide de sens, malgré les fêtes, l'argent et les projets artistiques.

Ces quelques cas dissonants ne font cependant que renforcer les deux constats plus haut établis, dont il nous faut à présent analyser les implications à l'égard de l'imaginaire collectif du cannabis à l'orée du XXIe siècle : premièrement, les jeunes fumeurs de joints sont la seule population à ne pas avoir bénéficié d'un regard bienveillant, que ce soit au cinéma ou à la télévision. Deuxièmement, la pratique a subi un traitement filmique différencié selon le statut socio-économique du personnage-consommateur.

En effet, nos longs-métrages ont très largement circonscrit les dimensions négatives de la marijuana à la consommation des adolescents et des jeunes adultes. Tout a donc fonctionné comme si les éventuels dégâts sociaux, sanitaires ou psychiques, qu'était susceptible de causer l'absorption du haschisch, ne concernaient que les nouvelles générations, les plus âgés étant comme immunisés contre les complications ou les mauvaises expériences cannabiques. Ce trait saillant de l'imaginaire filmique du produit a permis, en creux, de mieux définir le territoire de la normalité de la pratique : en disqualifiant la consommation des jeunes, le cinéma et la télévision française ont ainsi participé à légitimer celle de leurs aînés. Au caractère hautement problématique de la première, s'opposait la tranquillité et la banalité de la seconde. Rappelons qu'une telle dichotomie n'était pas totalement nouvelle : au tournant des années 1970, déjà, le 7e art national avait opéré une distinction similaire, insistant sur le rôle des relations malsaines tissées entre les *baby-boomers* révoltés et la marijuana dans le processus de décadence de la société. Deux à trois décennies plus tard, la situation était cependant différente, puisque la génération du *baby-boom* avait vieilli, s'était assagie, était entrée dans l'âge de la parentalité et s'était installée aux postes de direction dans le monde de l'audiovisuel. À présent, elle demandait à pouvoir fumer en paix, puisqu'après tout elle n'embêtait personne et savait gérer sa défonce. D'une certaine manière, les représentations positives de la pratique qu'ont diffusé les téléfilms et les longs-métrages cinématographiques dans les années 1990, constituent un prolongement du prosélytisme cannabique qu'avait affiché la presse *underground* à la fin des années 1960, et du militantisme en faveur de la dépénalisation du produit qu'avaient formulé les pétitionnaires de *L'Appel du 18 joint*, en 1976.

La loi, la morale et l'honnêteté intellectuelle empêchait tout de même de produire des œuvres faisant trop explicitement l'apologie du haschisch, alors qu'explosait sa consommation au sein de la jeunesse du pays. Cette dernière a donc été désignée et mise en scène comme le principal dépositaire et la principale responsable du problème public posé par le premier des stupéfiants. Encore immature, sujette aux mouvements d'humeur et aux mauvaises fréquentations, multipliant les pratiques à risque, elle n'était pas encore prête pour une expérimentation festive, apaisée ou intellectuelle, de l'ivresse cannabique.

Là intervient cependant une bifurcation fondamentale : une fois laissés derrière eux les problèmes inhérents à l'adolescence, la maturité acquise, les filles et les fils de bonne famille ont été représentés comme susceptibles d'entrer dans la cour des grands, dans le cercle des consommateurs responsables, sachant adopter une distance suffisante avec la substance, sans être trop rigides pour refuser de la côtoyer totalement. En revanche, leurs homologues du bas de l'échelle sociale ont systématiquement été dépeints, par le cinéma autant que par la télévision, comme incapables d'atteindre ce territoire normalisé de la pratique, sinon en quittant leur classe. Alors qu'on soupçonnait les premiers de ne se faire mal qu'à eux-mêmes pendant un court laps de temps, les seconds, en abusant de la marijuana, en participant à son trafic et à son lot de violence, ont été accusés de nuire durablement à l'ensemble de la société. En venant rappeler à tous les dimensions addictives et anesthésiantes du produit, en mettant à nu l'illégalité persistante de sa consommation et les dégâts sociaux que son économie engendrait, les jeunes de cité sont devenus, dans la filmographie comme dans l'imaginaire hexagonal des années 1990, le dernier lieu véritable de résistance à l'accommodement culturel au produit. Si les jeunes des classes moyennes et supérieures étaient des usagers normaux en devenir, ceux des classes populaires resteraient toujours des usagers problématiques, car concentrant toutes les caractéristiques négatives accumulées au cours du temps à l'encontre de la pratique dans les représentations collectives : illicéité, marginalité, pauvreté, criminalité, toxicomanie, etc. À l'inverse, leur association à l'usage de cannabis fonctionnait pour eux comme un stigmate supplémentaire, sa mise en scène permettant de dire la précarité de leur situation socio-économique, leur insertion dans des réseaux délinquants ou leur profonde instabilité psychique. Comme si, qu'elle qu'ait été la réalité de leur relation au produit, leur condition ontologique de pauvres les condamnait à ne pouvoir retirer que le pire de la substance.

Conclusion

Les trois temps de l'accommodement culturel

Le tour d'horizon diachronique que nous achevons nous a permis d'identifier trois étapes, trois temps de l'accommodement culturel au cannabis, par lesquels sont passés la France et les Français depuis que le psychotrope a commencé à devenir un produit de consommation courante.

C'est en 1969 que s'est produit le choc initial de cette histoire sociale des représentations. L'année même où l'Hexagone a emboité le pas aux États-Unis en matière de modification de conscience, sa filmographie s'est mise à produire une quantité inédite d'images de fiction mettant en scène la pratique, témoignant en cela de la nouveauté et de la vigueur du phénomène, ainsi que de la curiosité qu'a immédiatement nourri la population à son égard. Cette rupture a ouvert une brèche dans un imaginaire national de la substance jusqu'ici très sombre, associant le haschisch à la petite ou à la grande criminalité, à une extranéité ethnique forcément corruptrice, et à une épidémie toxicomaniaque dont l'ombre planait sur le pays depuis le milieu du XIXe siècle. À partir du tournant des années 1970, la marijuana a ainsi, pour la première fois, été érigée en ressort comique, en technique de bonheur individuel et en symbole du pacifisme de la révolution hippie, par la plus influente des productions culturelles de l'époque : le long-métrage de cinéma. Cet adoucissement du regard trouve une partie de son explication dans la bienveillance avec laquelle le monde du 7e art a globalement accueilli les effusions juvéniles des *Sixties*. Que ce soit aux États-Unis, où l'absorption de la substance a initialement été filmée par des *baby-boomers* proches des mouvements contestataires, ou en France, où s'en sont chargés des cinéastes plus âgés et généralement éloignés de ces réalités socioculturelles, la consommation du cannabis a bénéficié d'un traitement filmique différent de celui des autres psychotropes illicites. Cette particularité a participé à éloigner le haschisch du reste des stupéfiants dans les représentations collectives, et à forger son identité de drogue douce.

Les dynamiques que nous évoquons ne doivent cependant pas être pensées sur le mode de la succession ou du remplacement, mais sur celui de la cohabitation. En effet, à partir de la fin des années 1960, un imaginaire plutôt favorable au haschisch, ayant tendance à euphémiser les dangers sanitaires et sociaux de sa consommation, et à mettre en avant ses dimensions récréatives et conviviales, a commencé à concurrencer, dans les cerveaux comme sur les écrans français, un répertoire d'images mentales et audiovisuelles lui étant plus classiquement hostile. Il a fallu attendre le retour à l'ordre moral du milieu des années 1970 pour que ce courant, mis en sourdine par les succès de la contre-culture et la révolution des mœurs, ne retrouve de la vigueur. Déjà ponctuellement dépeint comme un révélateur et un facteur de décadence dans la filmographie des Trente Glorieuses finissantes, l'usage de marijuana a alors retrouvé son statut de pratique nocive, pour l'individu comme pour la collectivité, dans un certain nombre d'œuvres réalisées jusqu'à la fin des années 1980. Sa migration vers des villes touchées par le chômage de masse et sa prolétarisation ont ainsi participé à réactiver de vieilles représentations du produit, tout en les reconfigurant : au cours de cette seconde période, le joint a régulièrement été montré comme un palliatif à l'ennui et au désœuvrement des adolescents, un outil de défonce, une première marche vers des produits plus forts et, finalement, comme un signe de la crise qui frappait le pays. Cette époque a également été celle du bilan pour les anciens soixante-huitards devenus acteurs, scénaristes ou réalisateurs : avec un humour acerbe caractéristique des milieux *undergound* qu'ils avaient côtoyé avec plus ou moins d'assiduité durant leur jeunesse, ces derniers se sont plu à mettre en scène les relations ambivalentes tissées par le « Français moyen » avec la substance une fois retombée l'euphorie contre-culturelle. S'ils n'ont pas manqué pas de souligner l'hypocrisie de ce personnage idéal-typique - venue avec l'âge -, ou de moquer son côté coincé, la nostalgie manifeste avec laquelle ils ont traité cette période heureuse de leur vie a participé à arrimer la consommation du cannabis à la culture nationale : la substance, bien qu'illégale et potentiellement néfaste, ne constituait-elle pas l'un des symboles du joyeux bordel, de l'éclatement des carcans, de l'ouverture du champ possible, qui avait si profondément bouleversé la France à partir du milieu des années 1960 ? Ce processus de patrimonialisation par le rire a très largement contrebalancé les efforts du petit écran pour lutter contre l'accommodement culturel au produit, dynamique dont les autorités n'ont pris conscience que tardivement : en effet, il a fallu attendre la fin des années 1970 pour que la télévision française, dont les relations avec le pouvoir politique restaient intimes malgré la disparition de l'ORTF, ne produise ses premières fictions dépeignant l'inhalation de la substance. À rebours des objectifs prophylactiques qu'ils portaient plus ou moins explicitement, ces téléfilms ont en fait ajouté leurs représentations du haschisch à celles, déjà nombreuses, proposées par le grand écran, actant par-là l'enracinement désormais profond - et probablement inéluctable - de son usage auprès des spectateurs.

L'explosion du phénomène, au tournant des années 1990, n'a ainsi fait que confirmer ce sentiment latent. Sans interruption jusqu'au début des années 2000, la pratique a gagné des fractions toujours plus importantes de la jeunesse hexagonale, alors qu'une part non-négligeable de ses aînés continuait également à fumer. Devenu un produit de consommation courante et bénéficiant d'une certaine mansuétude dans les productions culturelles comme dans l'imaginaire social depuis deux décennies déjà, le cannabis a fait l'objet d'un nombre croissant de mises en fiction au cours de cette période. Ici, la concurrence des regards a très largement profité à celui, positif, bienveillant, voire prosélyte, qui avait émergé dans le pays à la faveur du débarquement de la contre-culture américaine à la fin des années 1960 : si la télévision a poursuivi, à bas bruit, son travail de pédagogie et de mise en garde, le cinéma a massivement vanté la douceur, l'innocuité, et les vertus émancipatrices de la substance, conférant à sa consommation l'image d'une pratique banale et universelle, malgré les interdits moraux et légaux qui continuaient de peser sur elle. Pour preuve de ce nouveau pas franchi en direction de la normalisation du haschisch, la filmographie hexagonale s'est globalement accordée pour arrêter la frontière de l'acceptable à l'usage des jeunes. Une telle circonscription du territoire de l'illégitimité cannabique à cette population immature et turbulente faisait, consciemment ou pas, écho aux récriminations des thuriféraires de la substance et aux partisans de l'évolution de son statut légal : le problème ne venait pas de la substance, mais de ses utilisateurs. À l'instar du « bien boire » - ou du « savoir boire » pour reprendre les termes de Roland Barthes[201] -, sur lequel est fondée toute une partie de la culture vinicole française, le petit, mais surtout le grand écran, ont ainsi participé à construire et à populariser un répertoire d'images du « bien fumer » au cours des années 1990.

L'histoire des représentations filmiques de l'usage du cannabis depuis la fin des années 1960 – et, par extension, celle des représentations sociales afférentes – est donc celle d'un basculement du regard, d'un imaginaire classique, sombre, moraliste et essentiellement prescriptif, vers un imaginaire moderne, assumant sa complaisance et sa légèreté, voire son caractère incitatif. C'est le récit de l'émergence, de la

---

201 Roland Barthes, *Mythologies*, Paris, Seuil, 1957, p. 75.

massification, et de la marche en avant vers la normalisation du premier des modificateurs de conscience illégaux de l'Hexagone. C'est celui de la sortie d'une pratique psychotrope du cœur de la contre-culture pour les lisières de la culture commune, nationale et légitime. Si nous avons mis au jour les principales ruptures et les principales étapes de la dynamique d'accommodement culturel des Français à la marijuana au cours des cinquante dernières années, il nous faut à présent nous pencher plus en détail sur les figures, les territoires et l'esthétique, qui peuplent, constituent et habillent, cet imaginaire cinématographique et télévisuel, afin d'en mieux cerner les enjeux, les mécanismes et les significations historiques profondes.

SECONDE PARTIE

Les ressorts filmiques, rhétoriques et psychologiques de l'accommodement des Français au cannabis à l'ère de la massification

S'il a été progressif à partir de la fin des années 1960, l'accommodement des Français au cannabis constitue la caractéristique distinctive de l'histoire récente du produit dans l'Hexagone, aux côtés de la massification de ses usages. À ce titre, il est possible d'en étudier les mécanismes internes, qui parcourent l'ensemble de notre chronologie et permettent d'éclairer son surgissement, son installation, puis son enracinement dans l'inconscient - ou le très conscient - collectif. L'analyse à la fois sémiologique, culturaliste et sociologique de notre, corpus nous a amené à identifier trois grands types de ressorts de l'accommodement à la substance : les ressorts rhétoriques, les ressorts psychologiques et les ressorts proprement filmiques.

L'inclination à la tolérance ou à l'acception - disons à la non-hostilité - vis-à-vis du premier des stupéfiants repose en effet, d'abord et avant tout, sur une série de techniques et de processus communs à l'art oratoire et au fonctionnement de la psyché humaine : la négation, l'euphémisation, la valorisation, etc. Les images, les sons et le texte de chacune de nos œuvres révèlent ainsi comment le dialogue à distance entre les producteurs culturels - réalisateurs, scénaristes, acteurs, etc. - et le public du cinéma et de la télévision a eu tendance à insister sur les aspects les plus positifs ou désirables de la consommation du cannabis et, symétriquement, à laisser dans l'ombre les aspects les plus sombres ou condamnables de la pratique. En outre, la nature de nos sources nous a conduit à mettre au jour le rôle central joué par les caractéristiques intrinsèques du long-métrage de fiction dans cette dynamique d'accommodement : grammaire filmique, jeux sur la matière visuelle et acoustique, stratégies de diffusion, etc.

Plutôt que de nous intéresser successivement à chacune de ces catégories de ressorts, nous avons choisi de les aborder de manière indirecte, au travers de l'étude des figures de personnages-consommateurs - ou les fumeurs de joints mis en scène à l'écran -, des territoires de l'imaginaire du cannabis - ou les pratiques, les valeurs et les objets auxquels est associé le produit dans nos œuvres -, et de l'esthétique cannabique - soit les images et les sons qui composent les moments de consommation.

CHAPITRE V

Figures de personnages-consommateurs : le cadre sup', le déviant et le hippie

La mémoire collective occidentale est peuplée de figures de consommateurs de haschisch, construites par un entrelacs de dépictions et de discours rarement dénués d'approximations, de fantasmes ou d'arrière-pensées : le Scythe d'Hérodote poussant des cris de joie sous sa tente, le grognard napoléonien abruti par les plaisirs de l'Orient, le poète romantique cherchant l'inspiration créatrice dans la modification de conscience, etc. Quel que soit leur degré d'historicité réel, leur existence renseigne le chercheur sur le système de représentations sociales qui les a produites. L'époque de la massification n'échappe pas à cette règle. À partir des années 1960, la progression constante de la prévalence du cannabis, le rajeunissement de ses consommateurs et les motifs avant tout hédonistes de son expérimentation, ont fait naître de nouvelles figures de la pratique, que le cinéma et la télévision se sont rapidement employés à mettre en scène. Parmi elles, nous en avons identifié trois qui symbolisent la diversité de la sociologie fictionnelle de la marijuana à l'époque de la banalisation de son usage, soit du fait de leur surreprésentation quantitative au sein de notre corpus, soit parce qu'elles incarnent des problématiques plus larges posées à nos sociétés par la démocratisation de la modification de conscience : le cadre supérieur, le déviant et le hippie.

Le premier est l'acteur central de la légende dorée du processus de massification, dont l'émergence distingue l'imaginaire social du cannabis à l'ère de sa consommation courante de son ancien régime. Possédant un capital culturel et économique qui le mettent à l'abri de l'addiction et des conséquences fâcheuses des effets du produit, il semble être le seul à pouvoir en user - voire en abuser - de manière à la fois régulière et légitime.

Le deuxième incarne, au contraire, la face sombre du phénomène. Théoriquement indésirable car transgressant aussi bien les normes légales que morales, il est intéressant de constater que son inadaptation manifeste, ses vices et ses excès, ne l'ont pas empêché de bénéficier d'un traitement plutôt favorable au sein de la filmographie française.

Enfin, le troisième constitue la synthèse imparfaite de l'opposition dessinée par les deux précédents. À la fois propagateur de la contre-culture et de la toxicomanie dans l'Hexagone, le hippie est aussi le dépositaire et le passeur des représentations les plus anciennes de la pratique, l'ensemble de ces caractéristiques en faisant la figure archétypique du consommateur contemporain de cannabis.

Le cadre supérieur fumeur de joints, incarnation de la légende dorée du processus de massification

Le cadre supérieur n'est pas un individu auquel on pense spontanément lorsqu'il s'agit d'évoquer la consommation du cannabis. Et pourtant, les membres du groupe socioprofessionnel « cadres et professions intellectuelles supérieures » - ou GSP 3, pour reprendre la terminologie de l'Institut national de la statistique et des études économiques (INSEE)[202] – comptent bien parmi les expérimentateurs et les fumeurs de joints les plus représentés par les longs-métrages français entre 1969 et 2002. Loin du bouillonnement contre-culturel, de la descente aux enfers toxicomaniaque ou des affres de l'adolescence, les sons et les images de la consommation de cette figure de la normalité sociale et de l'aisance matérielle, constituent plutôt les composantes de l'écriture d'une légende dorée du processus de massification.

Après avoir tenté d'expliquer les causes à la fois sociologiques, esthétiques et économiques de la surreprésentation de cette catégorie de travailleurs privilégiés parmi nos haschischins de pellicule, nous mettrons en lumière les processus d'invisibilisation, d'euphémisation et de positivation systématiquement déployés par le cinéma français pour faire apparaître son rapport au produit comme heureux, anodin ou non-problématique. Cette réflexion nous conduira, finalement, à envisager le rôle joué par nos œuvres dans l'émergence du « bien fumer » comme pratique de classe.

---

202 Les analyses suivantes ont été menées à partir de la nomenclature des professions et catégories socioprofessionnelles (PCS) établie par l'INSEE. Pour en consulter le détail : https://www.insee.fr/fr/information/2497952

Parmi nos personnages-consommateurs, un grand nombre de cadres et de représentants des professions intellectuelles supérieures

Dans le cadre d'une réflexion sur la condition socioéconomique des personnages-consommateurs de notre corpus, nous avons remarqué la présence particulièrement importante des « cadres et professions intellectuelles supérieures », groupe socioprofessionnel dont le site de l'INSEE nous apprend qu'il :

> « regroupe des professeurs et professions scientifiques salariés qui appliquent directement des connaissances très approfondies dans les domaines des sciences exactes ou humaines à des activités d'intérêt général de recherche, d'enseignement ou de santé. Des professionnels de l'information des arts et des spectacles dont l'activité est liée aux arts et aux médias. Des cadres administratifs et commerciaux d'entreprise, salariés qui ont des responsabilités importantes dans la gestion des entreprises. Des ingénieurs et cadres techniques d'entreprise, salariés exerçant des fonctions de responsabilité qui nécessitent des connaissances scientifiques approfondies. »

Sur les 261 haschischins de pellicule dont les dialogues et/ou la mise en scène nous ont permis de déterminer le métier, 45 – soit 17% - appartiennent en effet à ce groupe socioprofessionnel, dont les membres se distinguent des autres travailleurs par leurs études, relativement plus longues, et leurs rémunérations, relativement plus élevées. Ce chiffre les place, certes, loin derrière l'ensemble hétéroclite des inactifs – retraités, chômeurs et étudiants, notamment, composant les GSP 7 et 8 – qui rassemble 152 individus, mais très loin devant toutes les autres catégories d'actifs : à titre de comparaison, on dénombre seulement 23 représentants de la GSP 5 – les « employés » -, pourtant deuxième en importance au sein de notre filmographie. Au total, les hauts-gradés de l'armée, comme le colonel de cavalerie interprété par Claude Piéplu dans *Le Charme discret de la bourgeoisie* (Luis Buñuel, 1972)[203], les chirurgiens-dentistes, comme celui joué par Marina Vlady dans *Duos sur canapé* (Marc Camoletti, 1979), les réalisateurs de cinéma, à l'instar de Mica dans *Les Cent et une nuits de Simon Cinéma* (Agnès Varda, 1994), et autres avocats, comme Annette dans *Le Cœur des hommes* (Marc Esposito, 2002), comptent ainsi pour 12% des 353 usagers de cannabis représentés par notre corpus filmique. Notons, dès à présent, que tous appartiennent, sans exception, à sa partie cinématographique.

---

203 Afin d'alléger le texte, nous avons, dans cette seconde partie, fait le choix de ne rappeler le nom du réalisateur et l'année de production de chaque film du corpus qu'à la première mention de celui-ci, sauf dans les cas ou l'une ou l'autre de ces informations était nécessaire à la bonne compréhension du propos.

Si ce ratio prouve la place significative qu'occupent ces populations privilégiées parmi nos fumeurs de fiction, peut-on pour autant parler de surreprésentation ? Autrement dit, les longs-métrages français réalisés entre 1969 et 2002 peuvent-ils être qualifiés de loupe posée sur la consommation des cadres et des professions intellectuelles au cours de cette période ? Afin de répondre à cette question et d'en tirer des conclusions, il convient de mettre en regard les données relatives à la dépiction filmique de ce groupe socioprofessionnel avec celles ayant trait à son rapport au cannabis dans le monde réel.

Le cinéma français : une loupe posée sur la consommation des plus favorisés

Si l'on part du principe que les productions audiovisuelles sont des reflets de la société qui les produit, l'hypothétique surreprésentation des cadres parmi les fumeurs de marijuana tout au long de notre chronologie constitue la première piste à explorer pour expliquer leur poids particulièrement important au sein de notre corpus. Hélas, les données croisant usages de drogues et situation professionnelle sont inexistantes pour les périodes antérieures aux années 1990, et les Baromètres santé que publie l'INPES depuis cette époque ne proposent pas de répartition des consommateurs de stupéfiants par GSP : il est donc impossible de connaître la part des cadres et des professions intellectuelles supérieures parmi les amateurs de haschisch français, et encore moins l'évolution relative de celle-ci à travers le temps. Tout au plus pouvons-nous émettre des conjectures à partir de deux chiffres. Premièrement, en 2015 comme en 2005, la prévalence cannabique des membres de cette catégorie était proche de celle de la moyenne des Français (entre 7 et 9% pour l'usage dans l'année)[204]. Deuxièmement, l'INSEE nous apprend que leur part parmi l'ensemble des actifs est passée de 4,7% à 15,8% entre 1962 et 2007[205], soit, dans tous les cas, moins que les 17% de leur présence moyenne parmi les personnages-consommateurs en âge et en capacité de travailler mis en scène par nos longs-métrages. Voilà un groupe socioprofessionnel dont les effectifs ont bel et bien augmenté sous l'effet conjoint de la désindustrialisation et de la tertiarisation de l'économie française, à partir des années 1960, mais sont restés relativement

204 Bertrand Redonnet, *Consommation de drogues illicites en milieu professionnel : état des lieux des connaissances des recherches menées en France*, Saint-Denis, OFDT, Note n° 2010-9, p. 2 et Christophe Palle, *Synthèse de la revue de littérature sur les consommations de substance psychoactives en milieu professionnel*, Saint-Denis, OFDT, Note n° 2015-05, p. 3-4.

205 Olivier Marchand, « 50 ans de mutations de l'emploi », *INSEE Première*, n° 1312, 2010/40, p. 2.

minoritaires dans le monde du travail au cours de la période qui nous intéresse. Voilà, d'autre part, un agrégat dont le rapport au cannabis des membres le composant semble avoir évolué au même rythme que celui de l'ensemble de la population. Autrement dit, les cadres supérieurs ne constituent pas une catégorie surreprésentée chez les usagers de marijuana à l'ère de la massification. La théorie du reflet ne permet donc pas d'expliquer leur présence hypertrophiée dans la filmographie cannabique nationale.

Peut-être faut-il alors se tourner vers leur représentation filmique depuis la fin des années 1960. Contrairement aux patrons ou aux ouvriers, les cadres et assimilés n'ont pas fait l'objet d'études concernant leur image cinématographique et/ou télévisuelle. Dans son *Histoire sociale du cinéma français*, le sociologue Yann Darré note cependant qu'après la Seconde Guerre mondiale, les cinéastes se sont progressivement désintéressés des travailleurs manuels et des prolétaires pour se concentrer sur le « milieu privilégié » auquel eux, les spectateurs de leurs œuvres et les « vedettes » qu'ils mettent en scène, appartiennent. Selon lui, cet « embourgeoise[me]nt » du 7e art hexagonal est à mettre sur le compte des mutations sociologiques du public des salles obscures – l'augmentation du prix des places faisant du cinéma une « distraction de luxe » -, et de l'empreinte indélébile laissée par la Nouvelle Vague qui, s'opposant aux velléités populaires et artisanales du courant de la Qualité française, a incité, dès la fin des années 1950, les réalisateurs à « filmer ce [qu'ils] connai[ssent]. »

L'inclination du grand écran national à mettre en scène son « petit monde[206] », au cours de notre chronologie, permet-elle d'expliquer la surreprésentation des cadres et des professions intellectuelles supérieures parmi nos personnages-consommateurs ? Il semble que oui, au vu de la part occupée, au sein de ce groupe socioprofessionnel, par les membres de la catégorie socioprofessionnelle 35 (CSP 35), les « professions de l'information, des arts et du spectacle ». 26 des 45 fumeurs de joints appartenant à la GSP 3 travaillent en effet à des postes de responsabilité dans les domaines du « patrimoine, [de] l'édition, [du] journalisme, [des] spectacles vivants et audiovisuels, [des] arts plastiques et graphiques [ou de] la composition musicale. » À titre d'exemple, mentionnons parmi eux Pierre Charon, le vil éditeur du *Magnifique* (Philippe de Broca, 1973), Maryline, une chanteuse interprétée par Zabou Breitman dans *Le Beauf* (Yves Amoureux, 1986), Dan, un scénariste raté incarné par Vincent Elbaz dans *Grève party* (Fabien Ontoniente, 1997), ou Antoine, le galeriste

---

206 Yann Darré, *Histoire sociale du cinéma français*, Paris, La Découverte, 2000, p. 88 et Yann Darré, « Le cinéma, l'art contre le travail », *Mouvements*, n° 27-28, 2003/3, p. 121.

du *Goût des autres* (Agnès Jaoui, 1999). Dans la partie précédente, nous avons rappelé que ces populations constituaient déjà le premier pôle de consommation du haschisch en France dans l'entre-deux-guerres, le rôle central qu'elles avaient joué dans l'importation puis la démocratisation du produit dans le pays, au tournant des années 1970, et les taux de prévalence cannabique plus élevés que ceux du reste des Français qu'ont systématiquement fait apparaître, à leur sujet, les enquêtes en population générale menées depuis les années 1990.

C'est donc parce que les cinéastes français se sont attachés, pour des raisons à la fois esthétiques et économiques, à mettre en scène les milieux dans lesquels ils étaient nés, avaient grandi, ou que leur métier les avait, par capillarité ou par identité, amené à côtoyer - milieux au sein desquels l'habitude de fumer de la marijuana était relativement banale depuis les premiers temps de la massification -, que notre corpus compte un nombre disproportionné de travailleurs aisés. Le 7e art hexagonal, loin de s'être fait le reflet des réalités sociologiques de la pratique en France, a donc plutôt fait office de miroir grossissant, voire déformant, en surreprésentant la consommation des franges les plus favorisées de la société. Ce constat fait écho à celui déjà dressé par François Steudler et Françoise Steudler Delaherche au sujet de l'alcool :

> « Rares sont les œuvres qui décrivent le monde des "gens de peu", ce qui correspond bien sûr en partie à l'évolution de la composition de la société française, mais donne sans doute un poids excessif à quelques milieux, dont celui des gens du spectacle, des professions intellectuelles, des cadres en général et induit une incontestable sur-représentation des soirées mondaines, arrosées rituellement au champagne.[207] »

Surconsommations non-problématiques et absorptions sans conséquences : euphémisation, invisibilisation et valorisation de la pratique à l'écran

Bien que la possession d'un fort capital économique et culturel ne protège pas des affres de l'addiction, de la désocialisation ou des dangers immédiats qu'est susceptible de faire peser sur le corps et sur l'esprit une absorption de psychotrope, force est de constater que nos longs-métrages dépeignent généralement la consommation du cannabis par les cadres et les membres des professions intellectuelles supérieures comme une pratique non-problématique.

Un premier indice de cet état de fait nous est fourni, en négatif, par la localisation exclusive des personnages-consommateurs appartenant au

---

[207] François Steudler et Françoise Steudler-Delaherche, « Le cinéma entre vérité, fiction et silence », art. cité, p. 111.

GSP 3 dans la partie cinématographique de notre corpus : les téléfilms français, dont nous avons plus haut mis en évidence la dimension prophylactique des représentations, n'ont en effet jamais mis en scène l'usage de ces populations bien insérées et jouissant d'une certaine aisance matérielle, concentrant exclusivement leurs images et leurs scénarios sur des adolescents et des jeunes adultes naïfs, psychologiquement fragiles ou en difficulté. Si cette occultation peut également s'expliquer par des logiques de programmation propres au média et au format en question, elle révèle en tout cas que le cannabisme des cadres supérieurs n'a pas constitué un problème public suffisamment grave dans l'esprit des scénaristes, des réalisateurs et des programmateurs du petit écran, pour faire l'objet de mises en fiction au cours de notre chronologie[208].

Même au cinéma, rares sont les films ayant mis en scène les conséquences néfastes ou funestes de l'inhalation du produit pour cette population. Commençons par mentionner le contre-exemple : *Chobizenesse* (1975). L'unique moment cannabique de cette comédie « désenchantée » de Jean Yanne fait intervenir deux artistes à la dérive : Gigi Nietzsche, une danseuse has-been et alcoolique, et Jean-Sébastien Bloch, un organiste dépressif et mégalomaniaque. Logés dans les combles d'un théâtre détenu par Clément Mastard, un producteur sans scrupule, c'est là qu'ils se retrouvent à fumer un joint d'herbe, fourni à Gigi par le propriétaire des lieux afin d'amadouer le musicien qu'il cherche à recruter pour l'un de ses spectacles. La marijuana transforme brutalement Jean-Sébastien Bloch : lui qui ne voulait plus jouer de son instrument se met à inventer des airs lugubres sans s'arrêter, comme hypnotisé. Dans le même temps, il sombre dans une froide brutalité : après avoir injurié sa partenaire (« Vous êtes d'une vulgarité répugnante [...] vous êtes laide, abîmée, fanée, sale »), il lui cogne calmement la tête contre un miroir. En sang, cette dernière est victime d'hallucinations dues aux coups et à la drogue : elle se voit bientôt sous les traits d'un clown effrayant et finit par se jeter par la fenêtre. Le soufflé retombe

208 Les sociologues du petit écran ont montré, d'une part, que les catégories populaires étaient surreprésentées parmi le public des téléfilms, d'autre part, que les programmateurs avaient tendance à surévaluer la part de ces catégories sociales au sein du public de la télévision. La conjugaison de ces logiques semble avoir poussé les scénaristes et les réalisateurs de téléfilms à privilégier la mise en scène de figures populaires, afin de favoriser l'identification du public aux héros et aux personnages principaux : Éric Macé, « La télévision du pauvre. Sociologie du "public participant" : une relation "enchantée" à la télévision », *Hermès*, n° 11-12, 1993/1, p. 160-161 et Michel Souchon, « Les programmateurs et leurs représentations du public », *Réseaux*, n° 39, 1990/8, p. 104.

alors : Jean-Sébastien lâche son orgue, retrouve ses esprits et s'excuse auprès de Gigi pour l'avoir négligée sous l'effet d'une puissante inspiration créatrice. Il est malheureusement trop tard, puisque celle-ci s'est écrasée sur le capot d'une voiture, quatre étages plus bas.

Ne nous y trompons pas : le cannabis, ses dangers et la banalité de sa consommation chez les artistes, ne constituent pas les sujets de cette scène, mais plutôt des prétextes à une énième dénonciation par Jean Yanne de la violence, de la corruption et du « désordre », régnant dans le monde des médias et du spectacle, une thématique « récurrent[e] dans [son] cinéma[209] ». D'autre part, les personnages-consommateurs ne sont pas représentatifs de leur catégorie et de leur groupe socioprofessionnel, puisque tous deux sont, au moment de la consommation, dans une situation de détresse psychologique et de précarité matérielle. C'est probablement cette condition de déclassés, plutôt que leur appartenance théorique à un milieu privilégié, qui explique la noirceur des représentations de leur rapport au cannabis dans cette œuvre.

Aucun autre long-métrage de notre corpus ne propose une vision aussi tragique de l'usage du produit par les membres du GSP 3. Seul *Déjà mort* d'Oliver Dahan (1997) montre des travailleurs aisés entretenant un rapport compliqué au haschisch : il s'agit de David et Romain, respectivement interprétés par Benoît Magimel et Romain Duris, à la fois membres de la jeunesse dorée azuréenne et nouveaux entrants dans le petit monde de la production pornographique. Lors des fêtes qu'ils donnent dans leurs luxueuses villas ou de leurs virées en boîtes de nuit, ces derniers allument régulièrement des joints, ce qui confère à la consommation du produit l'image d'une pratique certes hédoniste, mais surtout artificielle. Cette dernière est cependant largement éclipsée par la profondeur de leur alcoolisme et les ravages causés par leur polytoxicomanie : après quelques bières et plusieurs verres de whisky, sous cocaïne, sous ecstasy ou sous benzédrine, ces derniers multiplient les insultes, les comportements inadaptés, les actes de violence et les agressions sexuelles. C'est ce cocktail détonant, plus que le cannabis dont l'absorption ne semble jamais avoir d'impact sur eux, qui constitue la trame de fond décadente sur laquelle repose l'intrigue de ce drame.

Notons que ce processus d'euphémisation - voire d'invisibilisation - des propriétés psychoactives du haschisch, constitue une constante de la représentation filmique de la pratique chez les cadres et les professions intellectuelles supérieures. Dans *La Femme de mon pote* (Bertrand Blier, 1983), le pétard qu'allume Micky dès le petit-déjeuner ne modifie en rien

---

209 Philippe Riutort, « Dérision et cinéma commercial : les limites de l'humeur anti-institutionnelle de Jean Yanne », *Hermès*, n° 29, 2001/1, p. 212.

l'apparence et le comportement de ce disc-jockey solitaire et taciturne : le personnage interprété par Coluche arbore le même regard, à la fois triste et vitreux, et le même détachement, avant comme après l'inhalation du produit. Pareil dans le long-métrage de Pierre Salvadori, *Les Apprentis* (1995) : c'est plutôt pour exprimer son côté bourru et routinier que son désir de voir son état de conscience modifié que Patrick, le régisseur de théâtre, est montré roulant un joint devant les ébats sexuels de sa compagne. Rien, à l'image ou dans le jeu de Bernard Yerlès, n'indique en effet un quelconque effet de la substance sur le personnage-consommateur.

Dans le même temps, lorsque les propriétés psychoactives du cannabis sont bien montrées à l'écran, c'est presque systématiquement sous un angle positif : elles permettent de signifier le lâcher-prise mérité que s'accorde Gérard Floque - réalisateur de publicités - dans le film portant sur sa *Vie dissolue* (Georges Lautner, 1986) ; la liberté du pianiste dans *Si tu vas à Rio…tu meurs* (Philippe Clair, 1987) ; ou le grain de folie qu'apporte dans la vie d'Antoine - avocat au barreau de Paris - sa *Belle maman*, dans l'œuvre éponyme de Gabriel Aghion (1998). Les moments cannabiques mettant en scène ces catégories de travailleurs se déroulent d'ailleurs souvent dans l'allégresse et la bonne humeur : c'est, par exemple, le cas dans *Duos sur canapé*, où Jacqueline - la dentiste - et Bubble - la mannequin - abandonnent momentanément leurs amants pour fumer des joints en discothèque ; dans *Tanguy* (Étienne Chatiliez, 2000), où Paul et Édith Guetz - respectivement patron d'une entreprise spécialisée dans le traitement de l'eau et décoratrice d'intérieur - fêtent le départ de leur fils avec un peu d'herbe; ou dans *Filles uniques* (Pierre Jolivet, 2002), où la magistrate interprétée par Sandrine Kiberlain finit sa soirée arrosée et enfumée par un fou-rire avec son amie dans les couloirs de leur hôtel.

Même lorsqu'elle constitue autre chose qu'une parenthèse agréable dans l'existence diégétique de l'usager, la pratique n'apparait jamais comme une tare pour ces populations favorisées. Dans *Le Cœur des hommes*, la marijuana qu'il consomme dans son bureau lors de la visite d'un ami n'empêche pas Alex, incarné par Marc Lavoine, de reprendre son travail de co-directeur d'une petite maison d'édition. Même chose pour Mikki et Freddy, dans *Janis et John* (Samuel Benchetrit, 2002), dont la maîtrise de la guitare et de la batterie ne semble pas altérée par les nombreux joints qui circulent en studio. Il convient ainsi de préciser que les membres du GSP 3 représentés dans notre corpus entretiennent un rapport plus étroit au produit que la moyenne de nos personnages-consommateurs : moins d'un quart d'entre eux (10 sur 45) en est à son coup d'essai cannabique ou ne consomme que de manière exceptionnelle, alors qu'ils sont près de 60% (26 sur 45) à s'adonner à l'acte régulièrement, voire quotidiennement. C'est donc une image singulière de l'absorption du haschisch qu'a donné à voir le cinéma français entre 1969 et 2002 : celle d'une catégorie d'individus socialement bien insérés, hautement éduqués et vivant confortablement, pouvant se permettre de consommer de la marijuana plus que de raison, sans que les effets de celle-ci ne nuisent aucunement à leur intégrité psychique ou somatique, ni au bon déroulé de leur vie sociale, amicale ou professionnelle. Seul un oxymore, forgé à partir des catégories épidémiologiques, semble à même de décrire cette toxicomanie heureuse et sans conséquence : la surconsommation non-problématique.

Le « bien fumer », une pratique de classe

Ce n'est pas la première fois que nous croisons de telles représentations de l'usage du produit dans notre travail. En effet, dans le cadre de notre étude sur les longs-métrages cannabiques réalisés entre 1990 et 2002, nous avions déjà mis en évidence des processus dialogiques et scénaristiques d'euphémisation et de dédramatisation de la consommation des jeunes appartenant aux classes les plus aisées. La plupart du temps représentés nouant des relations avec le produit lors d'une passade difficile ou d'une crise d'immaturité, ces derniers semblaient susceptibles de devenir des fumeurs responsables avec l'âge, contrairement à leurs homologues du bas de l'échelle sociale, condamnés par leur condition à entretenir des relations hautement problématiques avec la marijuana, sauf à quitter leur milieu d'origine. Cette circonscription d'un « cannabisme raisonnable » - et donc, implicitement, légitime - à certaines franges de la société, nous avait amené à conclure la partie précédente sur le rôle de premier plan joué par le cinéma et la télévision dans la diffusion d'un imaginaire collectif du « bien fumer », construit sur le modèle du « bien boire », soit une modalité de la consommation d'alcool se tenant à bonne distance « et [de] l'abstinence et [de] l'excès. » L'alcoologie et la sociologie ont montré de longue date que ces bonnes pratiques éthyliques étaient en fait un « mythe », permettant aux classes moyennes et supérieures de « prendre le contre-pied du vivre et du boire populaire[210] ».

Au vu de l'analyse que nous achevons, il ne semble pas exagéré de dire que la filmographie nationale a été l'une des principales actrices de l'établissement du « bien fumer » comme nouvelle pratique de classe,

---

[210] Ludovic Gaussot, « Les représentations de l'alcoolisme et la construction sociale du "bien boire" », *Sciences sociales & santé*, vol. 16, 1998/1, p. 7-8.

permettant de distinguer, à l'ère de la massification, les Français les plus favorisés des plus précaires en fonction de leur rapport au cannabis. Pour s'en convaincre, il suffit de comparer le traitement réservé aux fumeurs appartenant au GSP 3 à celui réservé à leurs homologues des GSP 5 – les employés -, 6 – les ouvriers - et aux chômeurs. Là où les cadres et les professions intellectuelles supérieures apparaissent maîtres de leur usage, sachant gérer leur approvisionnement, leur fréquence d'absorption et leur défonce, les populations plus fragiles ou plus modestes semblent entretenir une relation moins équilibrée à la substance. Quand elles la méconnaissent totalement, elles sont régulièrement victimes de la puissance de ses propriétés psychoactives : rappelons, par exemple, les hallucinations de Denis, le SDF interprété par Michel Blanc dans *Marche à l'ombre* (Michel Blanc, 1984), la folie qui s'empare des brigadiers de police drogués à leur insu dans *Les Frères Pétard* (Hervé Palu, 1986) ou le malaise de Serge, le chauffeur routier joué par Stéphane Rideau dans *Loin* d'André Téchiné (2000). À l'inverse, une consommation régulière n'est jamais représentée, chez elles, comme parfaitement anodine ou sans conséquence : c'est pour tromper la grisaille et l'ennui de leur cité HLM qu'Yves et François - sans emplois –, et Éric – commis boucher –, ponctuent leurs journées de joints dans le téléfilm de Michel Wyn, *La Neige de noël* (1977). C'est pour supporter la cadence infernale de son métier de couturière que Marie, l'une des deux héroïnes de *La Vie rêvée des anges* (Éric Zonca, 1998), en allume un lors de ses pauses déjeuner. Dans *Zonzon* (Laurent Bouhnik, 1997), celui que partagent Grandjean et Kader en cellule leur vaut un séjour à l'isolement. Tout fonctionne comme si la faiblesse de leur capital économique et/ou culturel les empêchait de trouver la distance satisfaisante à adopter vis-à-vis du stupéfiant.

De même, alors que l'usage du haschisch par les travailleurs pauvres et les inactifs est généralement dépendant des hasards de la vie et des contraintes horaires, spatiales et matérielles qui pèsent sur leur quotidien, celui des travailleurs privilégiés est mis en valeur par son intégration à un art de vivre bourgeois. Tous deux chômeurs, Charles et Daniel, respectivement incarnés par Étienne Chicot et Patrick Bouchitey dans *Le Plein de Super* d'Alain Cavalier (1975), n'ont d'autre choix que de rouler leur pétard dans la voiture qui a accepté de les prendre en stop, et de le fumer debout, lors d'un rapide arrêt dans une station-service. Chauffeur de taxi, c'est la nuit tombée, dans son garage qui lui sert également de logis, que Daniel Morales consomme dans *Taxi* (Gérard Pirès, 1997), puis aux aurores, à l'intérieur de son véhicule, dans le troisième opus de la série, *Taxi 3* (Gérard Krawczyk, 2002). Nous avons déjà dit comment la pratique servait à meubler les temps-morts et les plages d'inactivité chez les personnages-consommateurs des films de banlieue : c'est également le cas dans les deux œuvres de Nicolas Boukhrief que compte notre corpus, pour Marcel, Raoul et Yoyo, les trois dilettantes de *Va mourire* (1994), et pour le soldat attendant la reprise des combats dans *Le Plaisir (et ses petits tracas)* (1998).

A contrario de ces consommations subies, passives ou inconfortables, nombre de nos longs-métrages montrent les plus aisés choisissant de sortir le haschisch dans un cadre mondain, généralement à la fin d'un repas : toujours attablés, comme dans *Mes meilleurs copains* (Jean-Marie Poiré, 1988), *Pédale douce* (Gabriel Aghion, 1995) et *Le Cœur des hommes*, ou déjà installés dans les canapés et les fauteuils du salon, comme dans *Gazon maudit* (Josiane Balasko, 1994) et *Swimming pool* (François Ozon, 2002), les convives, la plupart du temps déjà avinés, s'autorisent une ultime transgression en emplissant les grands espaces de leurs confortables demeures des volutes interdites du haschisch. La substance revêt alors la fonction classiquement dévolue par le cinéma français au champagne ou au digestif : signifier un hédonisme ou un excès attestant d'une « certaine appartenance sociale[211] ». L'exemple le plus criant de cette représentation de l'usage du cannabis comme pratique de distinction reste l'unique moment de consommation du *Charme discret de la bourgeoisie* de Luis Buñuel : dans cette scène à proprement parler surréaliste, un haut-gradé de l'armée s'offusque de la méconnaissance affichée par l'un de ses subordonnés à l'égard du stupéfiant, puis poursuit poliment la discussion à son sujet avec un évêque et un ambassadeur, joint à la bouche, tout en sirotant un martini **(Fig. 18)**.

---

211 François Steudler et Françoise Steudler-Delaherche, « Le cinéma entre vérité, fiction et silence », art. cité, p. 111.

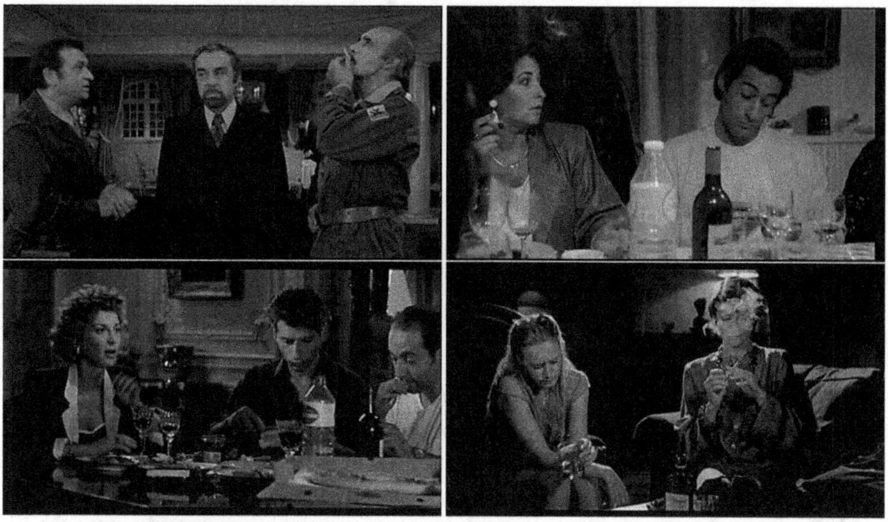

Fig. 18 : En haut à gauche, *Le Charme discret de la bourgeoisie* (Luis Buñuel, 1972) ; en haut à droite, *Mes meilleurs copains* (Jean-Marie Poiré, 1988) ; en bas à gauche, *Pédale douce* (Gabriel Aghion, 1995) ; en bas à droite, *Swimming pool* (François Ozon, 2002)

Ainsi, la surreprésentation des cadres et des professions intellectuelles supérieures parmi les personnages de notre corpus constitue bien plus qu'une simple distorsion de la réalité sociologique du phénomène en question. En privilégiant la mise en scène des rapports supposément sains établis entre cette population favorisée et la marijuana, la filmographie nationale a participé à forger une légende dorée du processus de massification. Selon cette dernière, les problèmes posés par le haschisch à la société ne viennent pas de sa démocratisation, de sa fréquence d'utilisation, ni même de ses effets psychotropes, mais uniquement de la capacité de ses consommateurs à adopter une relation intelligente et pondérée avec lui, leur permettant de supporter la surconsommation et les excès épisodiques, sans pour autant sombrer dans une abstinence totale, à la fois ennuyeuse et potentiellement piégeuse. Deux choses peuvent être dites à l'égard de ce récit mettant l'accent sur la responsabilité individuelle de l'usager, qui distingue l'imaginaire social du cannabis à l'ère de sa consommation courante de son ancien régime : premièrement, qu'il a *de facto* institué le « bien fumer » en apanage des classes supérieures, la possession conjointe d'une certaine aisance matérielle et d'un capital culturel important semblant être requis pour adopter la bonne distance avec la substance. Deuxièmement, que la focalisation du cinéma hexagonal sur les fumeurs les plus aisés a joué un rôle central dans le processus d'accommodement culturel à la pratique : pendant plusieurs décennies, le média et ses productions ont ainsi fait circuler un important répertoire d'images ne s'intéressant qu'au cannabisme heureux et inoffensif, taisant, minimisant ou dédramatisant les conséquences sociales, psychiques et somatiques potentiellement néfastes du premier des stupéfiants. Ce regard structurellement hémiplégique s'est conjugué aux dynamiques historiques identifiées dans la partie précédente pour imposer l'idée que la banalisation de l'absorption d'une drogue aux propriétés psychoactives pourtant puissantes, était en fait chose parfaitement normale.

Le haschischin, un déviant ? Réflexions sur le traitement de la face sombre de la consommation du cannabis par la fiction française

Ces dernières décennies, la plupart des sociologues qui, de Robert K. Merton à Sydney Cohen en passant par Gérard Mauger et Joseph Gusfield, ont pris pour objet les normes et leurs transgressions, se sont autant intéressés aux structures et aux représentations sociales, aux discours publics et aux jugements moraux qui participent à définir le territoire de l'anormalité dans une société donnée, qu'aux individus incriminés et à leurs comportements. Ce choix scientifique s'explique par le postulat commun sur lequel repose leurs travaux : la déviance et les déviants n'existent pas en tant que tels, mais sont les produits conjoncturels d'un rapport de force, d'une tension, d'une transaction collective, entre l'acceptable et l'inacceptable, le tolérable et le condamnable.

Si des membres de l'École de Chicago s'étaient déjà penchés sur le cas des opiomanes dans les années 1930, à l'instar d'Alfred Lindesmith, il a fallu attendre les années 1960 et la parution d'*Outsiders* d'Howard Becker pour que la problématique des usages de cannabis intègre les préoccupations de ces chercheurs. S'appuyant sur l'exemple des consommateurs de marijuana, le sociologue expliquait l'exclusion dont les fumeurs de joints étaient victimes, aux États-Unis, par l'illégalité de la pratique à laquelle ils s'adonnaient, la réprobation sociale dont celle-ci faisait l'objet et le secret – forcément coupable, donc inquiétant – dans lequel les obligeaient à vivre cette double condition. La postérité de cet ouvrage tient autant à ses innovations épistémologiques – la déviance analysée d'un point de vue diachronique à l'aide du concept de « carrière » - qu'à la rupture radicale qu'a constitué son propos dans l'histoire culturelle des psychotropes : pour la première fois, depuis l'assombrissement de ses représentations en Occident à la fin du XIXe siècle et sa criminalisation progressive au cours des décennies suivantes, la consommation de cannabis n'était pas étudiée sous l'angle de l'anormalité, mais comme une pratique historiquement rejetée dans la marginalité et l'illégitimité par une conjonction de facteurs culturels, sociaux, politiques et juridiques.

Si donc l'ère de la massification s'est ouverte sur une déconstruction épistémique de la déviance supposée des haschischins, force est de constater que les longs-métrages français réalisés jusqu'au début des années 2000 ne se sont pas privés pour reconduire certains clichés ayant structuré l'imaginaire cannabique des périodes antérieures : en effet, les fous, les délinquants, les vagabonds, les rebuts, les marginaux et autres *losers*, composent une part non-négligeable de nos personnages-consommateurs. À côté de la légende dorée des cadres et des professions intellectuelles supérieures, semble ainsi s'être imposée une légende noire de la marijuana, depuis la fin des années 1960 : apanage des déviants à l'écran, la pratique s'est souvent retrouvée associée à des protagonistes transgressant les lois, bafouant la morale ou perturbant le bon fonctionnement de la société, qu'elle ait servi de signifiant à leur inadaptation, à leur appartenance sociale aux bas-fonds, ou, plus rarement, d'adjuvant à leur déchéance.

Cette modalité particulière de la concurrence des représentations du produit doit cependant être regardée avec circonspection. Certes, notre filmographie n'a jamais fait l'impasse sur les facettes les plus sombres et problématiques du phénomène, notamment dans sa partie télévisuelle. Mais il faut bien avouer que cet autre imaginaire de l'usager de cannabis n'a que rarement été en mesure de contrebalancer celui heureux, bienveillant, parfois complaisant, associé aux plus favorisés. De fait, même placé sous le signe de la déviance, le haschischin de pellicule a continué de bénéficier d'un traitement relativement favorable de la part des scénaristes et des réalisateurs français : l'illégalisme de sa condition et ses excès ont ainsi régulièrement été mis en scène comme des manifestations positives de résistance au pouvoir, les marques d'une saine inadaptation sociale, voire d'une bonne santé mentale.

Le fumeur de joints, de hors-la-loi à résistant

Si l'on se réfère au travail d'Howard Becker, une partie de la déviance supposée des fumeurs de cannabis provient de leur rapport à la loi. En possession d'une substance illicite après s'être, la plupart du temps, rendu coupable d'une transaction interdite, celui qui absorbe de la marijuana s'expose en effet, en France, depuis le 31 décembre 1970, à une amende de 3750 euros et à une peine d'emprisonnement d'un an : le consommateur de haschisch s'apparente ainsi à un déviant par nature, sur le plan légal du moins.

Notre filmographie n'a pas manqué d'insister sur cette caractéristique du personnage à l'écran. Dès 1973, le long-métrage d'anticipation d'Alain Corneau, *France Société Anonyme*, imaginait le basculement du pays vers un régime de légalisation des drogues : ici, la migration des usagers de l'illégalité et du secret vers la norme et le grand jour s'incarnait notamment dans la mise en scène d'un « beauf » archétypique – gros, moustachu, en marcel, intolérant et vulgaire – ayant troqué le vin rouge et le pastis auxquels l'associaient les dessins de Cabu, les chansons de Renaud et les sketchs de Coluche, pour le pétard de haschisch. Dans cette œuvre dénonçant le cynisme avec lequel l'État et le grand capital pourraient tirer profit de la libération des mœurs, la substitution de l'alcool par le premier des stupéfiants chez ce « héros négatif de la "France profonde"[212] », visait à souligner la fuite en avant dans la décadence qui menaçait un Hexagone sonné par des années de contestation. Le changement de statut légal du cannabis était ainsi dépeint comme une émancipation illusoire, qui ne ferait que déplacer les tares et les déviances classiquement attribuées aux alcooliques – addiction, perversion, oisiveté, inculture, etc. – vers de nouveaux produits.

La même année, *Toute une vie* de Claude Lelouch rappelait, lui, l'illicéité de la condition du consommateur de marijuana en représentant un raid de police lancé sur une soirée de lycéens. L'année suivante, Michel Wyn faisait de même dans *Les Suspects*, au travers de l'interrogatoire d'un chanteur à succès, qualifié par le commissaire Bonetti de « junkie de première classe » : celui-ci avait eu le malheur de partager un joint avec la victime d'un meurtre quelques heures avant les faits. Dans *Passe ton bac d'abord* de Maurice Pialat (1978), le tenancier de l'hôtel où se sont réfugiés les personnages principaux pour planer un peu à l'abri des regards menace, de son côté, d'aller « chercher la police[, parce qu'il] ne veut pas de drogués chez [lui]. » Les images d'arrestation ou de violences policières commises à l'encontre des usagers de haschisch se sont par la suite banalisées, à mesure que la pratique s'est enracinée dans le pays. On les retrouve, par exemple, dans les téléfilms *La Neige de Noël* et *Chien et chat* (Philippe Galland, 1991), dans *Zonzon* et *Serial Lover* (James Huth, 1998), ainsi que dans la plupart des films de banlieue que compte notre corpus, à l'instar de *La Haine* (Mathieu Kassovitz, 1994), *Ma 6-T va crack-*

---

212 Gérard Mauger, « Mythologies. Le "beauf" et le "bobo" », *Lignes*, n° 45, 2014/3, p. 134.

er (Jean-François Richet, 1996) et *Wesh wesh, qu'est-ce qui se passe ?* (Rabah Ameur-Zaïmeche, 2001).

Si ces dernières témoignent effectivement de la constance de la télévision et du cinéma français à dépeindre le fumeur de cannabis comme un individu contrevenant à la norme légale, force est de constater qu'elles ne constituent que des éléments secondaires de l'écriture de la légende noire de la massification que nous évoquions plus haut. Notons, premièrement, que la mise en scène de la répression qui s'abat sur les fumeurs de cannabis dans les films de banlieue vise à dénoncer le harcèlement dont sont victimes les jeunes de cité, plutôt que l'anormalité de la pratique à laquelle ils s'adonnent. Que ce soit dans le *Thé au harem d'Archimède* (Mehdi Charef, 1984), *La Haine* ou *Ma 6-T va crack-er*, la réponse des forces de l'ordre apparait ainsi toujours disproportionnée, voire injustifiée : dans le premier, des gaz lacrymogènes sont lancés dans les caves de l'immeuble où la bande de Pat et Majid refait tranquillement le monde dans les vapeurs de haschisch ; dans le deuxième, la police se hisse jusqu'au toit d'un immeuble pour interrompre un paisible barbecue où tournent quelques joints[213] ; dans le dernier, c'est par une fouille humiliante et par un contrôle routier mortel que s'achèvent les deux moments de consommation que compte le long-métrage. Ces représentations semblent avoir pour fonction d'engager le spectateur à s'interroger sur l'identité des déviants : sont-ce les adolescents inoffensifs qui, au pire, ne font de mal qu'à eux-mêmes, ou la troupe aveugle, obéissant sans discernement à des directives absurdes, afin de maintenir un ordre questionnable ?

Notons, pour aller dans le même sens, qu'un certain nombre de nos productions participent à minimiser, voire à remettre en cause, le caractère délictueux de l'acte commis par le personnage-consommateur. Dans *Les Frères Pétard*, la légalisation du produit, qui constitue l'arrière-plan de l'intrigue mais ne devient une réalité diégétique que dans les toutes dernières minutes de l'œuvre, permet de rendre leur virginité aux deux héros que l'on vient de voir s'épanouir dans l'usage et la revente de stupéfiant pendant 90 minutes : au travers de ce mécanisme narratif, ceux-ci passent en effet du statut de petits délinquants à celui de

---

213 À propos de cette scène, Sébastien Le Pajolec et Myriam Tsikounas notent que le toit de l'immeuble sur lequel se déroule le barbecue représente l'unique espace dans lequel les jeunes du quartier ne sont pas « sous surveillance » et peuvent « avoir un horizon, s'imaginer un avenir, revenir sur [leur] passé. » Outre sa pertinence discutable en matière d'ordre public, c'est parce qu'elle constitue une violation de l'intimité des personnages-consommateurs que l'intervention policière apparait ici illégitime : Myriam Tsikounas et Sébastien Le Pajolec, « La jeunesse irrégulière sur grand écran », art. cité, p. 98.

respectables hommes d'affaire. Les paroles du thème de cette *stoner comedy* – *Bizness bizness* de Jesse Garon - donnent une idée de la complaisance du regard porté par cette dernière sur le commerce des psychotropes illicites :

« On n'est pas des *losers* / Faut nous dire l'heure qu'il est
On n'a pas froid aux yeux / Oh non
Nous, on fait du trafic / Le *bizness*, c'est magique
On galère sans s'en faire/ On est dans les affaires

Bizness / Oh oh oh oh
Bizness / Oh oh oh oh
Bizness / Oh oh oh oh
Bizness

À la cantine, c'est cool / Ca swing pas mal, ça roule
Il y a de la vie, il y a de l'espoir / Oh ouais
Tous les flics de Paname / Pour nous, c'est pas un drame
On est des petits malins / Sans peur du lendemain

Un jour, quand on sera grand / On connaîtra la gloire
On criera : c'est énorme ! / À la lueur du soir
Bizness is bizness / On fera trembler la presse
On est classe au parloir / C'est nous, les frères Pétard ! »

Dans le quatrième moment cannabique de *La Beuze* (François Desagnat et Thomas Sorriaux, 2002), c'est la violence extrême avec laquelle le commissaire Perez traite Vé-Her, un fumeur de joints naïf persuadé que la police ne « peut rien contre [lui] », qui surprend le spectateur, plutôt que l'illicéité de l'acte commis par l'interpellé : après l'avoir projeté contre une palissade en bois, il force en effet ce dernier, arme sur la tempe, à brouter une pelouse remplie de déjections canines. Plus loin dans l'histoire, un flashback nous apprend que l'obsession nourrie par le gradé à l'égard des amateurs de haschisch est en fait le fruit d'un traumatisme ancien : ses parents sont morts, quand il était enfant, écrasés par des pots de marijuana qu'un usager faisait pousser sur son balcon. La déviance légale de Vé-Her et des autres personnages-consommateurs du film est ainsi largement occultée par la déviance psychologique autrement plus inquiétante de ce protagoniste occupant, de surcroît, le rôle de principal opposant aux héros.

Notons, enfin, que plusieurs de nos longs-métrages présentent carrément l'entorse à la légalité commise par l'usager de haschisch sous un jour favorable. C'est notamment le cas de certaines œuvres usant du motif de l'autorité consommatrice, déjà évoqué à de multiples reprises dans le cadre de ce travail. Dans *Filles uniques*, le joint que fume Carole Rewinsky sert, par exemple, à humaniser la magistrate en cassant l'image de froideur et d'intransigeance à laquelle l'assigne sa profession. Dans un genre différent, celui que partage l'inspecteur Max Kerkérian avec deux jeunes de cité dans *Les Rivières pourpres* (Mathieu Kassovitz, 1999) a pour fonction de cadrer l'horizon d'attente du spectateur : s'il rend le personnage inquiétant, ce moment cannabique, qui intervient dès la deuxième séquence du film, sert également à mettre en scène un trait de caractère dont on devine qu'il se révélera précieux pour résoudre une enquête d'emblée présentée comme insoluble. De fait, le policier n'hésitera pas à transgresser la loi à de multiples reprises afin d'identifier et de retrouver la trace d'un *serial-killer* commettant des crimes particulièrement sordides. Dans les deux cas, la représentation de l'inhalation du stupéfiant permet de conférer aux haschischins une identité éminemment valorisée de rebelles.

Ce constat vaut, plus généralement, pour toutes les figures de la normalité dépeintes franchissant délibérément le Rubicon de l'expérimentation cannabique : si nous en avons identifié de nombreuses pour la période courant de 1975 à 1989, adjoignons-leur Loli et Marie Agut, les épouses au foyer négligées de *Gazon maudit* et *Pédale douce*, Madame Raymonde, la buraliste incarnée par Micheline Presle dans *Grève party*, ou encore François Pignon, ce « petit homme dans la foule, plongé dans une situation qui le dépass[e][214] », interprété par Daniel Auteuil dans *Le Placard* (Francis Veber, 2000). Parce qu'elle tranche avec la rectitude, la fadeur ou la pusillanimité dont ils avaient fait montre jusqu'au moment de consommation, la mise en sons et en images de la commission volontaire d'un acte délictueux permet de donner de la profondeur à ces personnages, les rendant ainsi plus attachants et plus complexes que de prime abord.

Si la fiction française n'a jamais caché que les usagers de marijuana étaient des déviants du point de vue du droit, il serait donc erroné de croire qu'elle l'a fait dans l'intention de les incriminer, voire à justifier les dispositions légales visant à les punir. En effet, la plupart de nos films se sont bornés à mentionner ou à représenter l'illégalité de la pratique à laquelle s'adonnent les personnages, tout en questionnant, au travers de mises en scènes ou de mécanismes scénaristiques cherchant à délégitimer les acteurs de la répression, la pertinence d'un tel interdit. Certains se sont montrés moins tempérés, faisant carrément de la violation de la loi du 31 décembre 1970 le signe d'une saine résistance à l'État. Il est

214 Francis Veber, *Que ça reste entre nous*, Paris, Robert Laffont, p. 98.

intéressant de constater que, mis à part *Les Frères Pétard*, aucun long-métrage de notre corpus ne prend cependant partie en faveur de la légalisation ou de la dépénalisation du produit de manière trop explicite, la situation de ses consommateurs n'étant, la plupart du temps, utilisée que comme symbole : dans le prolongement de ce que nous avons dit du caractère périphérique des moments cannabiques dans l'économie des intrigues de la majorité de nos productions, il nous faut ainsi acter du fait que ces dernières se sont moins faites les avocates des fumeurs de joint par attrait pour la modification de conscience ou par conviction libérale, que par défiance envers un ordre juridique avant tout pensé, depuis Mai-68 et les travaux de Michel Foucault, comme l'un des avatars du Pouvoir et de son oppression.

Inadaptation, vices et excès du consommateur de cannabis : signes de déviance ou d'anticonformisme ?

Le Pari (Didier Bourdon et Bernard Campan, 1997) est une comédie grand public narrant les efforts au long court déployés par deux beaux-frères que tout oppose pour décrocher du tabac. Si aucune image de consommation du cannabis n'y est visible, l'un de ses extraits nous renseigne de manière indirecte sur les représentations collectives du stupéfiant qui circulaient en France, dans les dernières années du XXe siècle : alors qu'il a passé les derniers jours à faire croire à Bernard que le défi qu'ils se sont lancés d'arrêter la cigarette lui apparait moins difficile qu'il ne l'imaginait, Didier est nuitamment surpris par sa fille en train de s'en rouler une sur la cuvette des toilettes, à l'aide de vieux mégots récupérés dans les poubelles. Face à l'évidence, il tente tout de même une dénégation sans conviction : « Non, je faisais juste un petit pipi. J'ai pas refumé ! J'ai pas refumé ! » Tout dans cette scène – la temporalité diégétique de l'acte, les conditions non-hygiéniques dans lesquelles il se déroule, le secret et le mensonge qui l'entourent, la frénésie avec laquelle il est exécuté, la honte face à l'innocence de l'enfant, etc. - évoque la dépendance aux drogues dures, celle que l'on associe classiquement au « stéréotype [du junky] injecteur d'héroïne[215] ».

Pourtant, c'est bien dans la culture matérielle et les représentations filmiques du cannabis que sont allés puiser les réalisateurs et les scénaristes de l'œuvre pour signifier l'addiction du personnage à la nicotine[216] : le public de *More* (Barbet Schroeder, 1969), celui de *La Neige*

215 François Beck, « Dénombrer les usagers de drogue : tensions et tentations », *Genèse*, n° 58, 2005/1, p. 83.

216 Notons tout de même que la scène suivante montre son acolyte, Bernard, des dizaines d'aiguilles d'acupuncture plantées dans la peau, demandant agressivement du

de Noël ou des *Babas cool* (François Leterrier, 1981), avait en effet déjà pu voir une succession similaire de gros plans sur une feuille à rouler, le tabac qu'on y verse, les doigts enroulant la préparation et le coup de langue permettant de la coller avant que celle-ci ne soit allumée à l'aide d'un briquet. La taille – volontairement excessive – de la cigarette ainsi confectionnée par Didier, n'est, dans le même esprit, pas sans rappeler celle de joints antérieurement aperçus à l'écran dans des comédies comme *Marche à l'ombre*, *Les Frères Pétard* ou *Si tu vas à Rio…tu meurs*, un banal effet de métonymie engageant le spectateur à voir dans la démesure de l'objet celle du consommateur de marijuana **(Fig. 19)**.

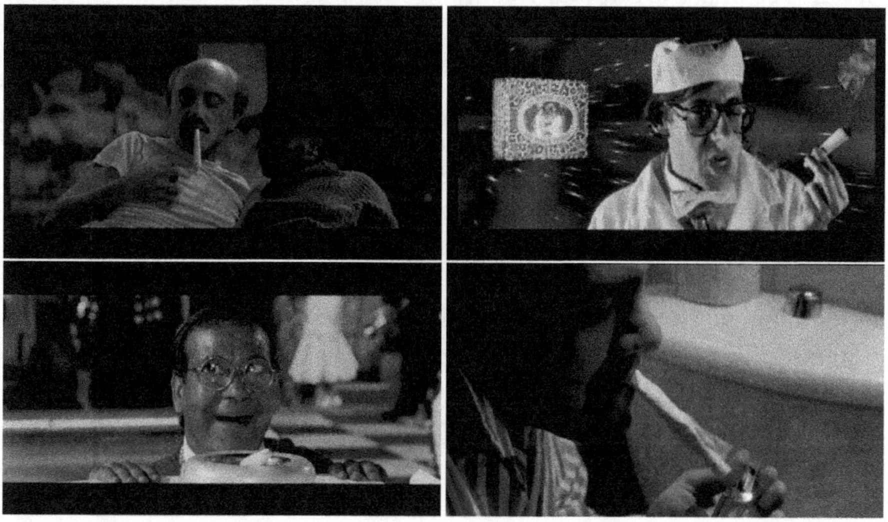

Fig. 19 : En haut à gauche, *Marche à l'ombre* (Michel Blanc, 1982) ; en haut à droite, *Les Frères Pétard* (Hervé Palud, 1986) ; En bas à gauche, *Si tu vas à Rio…tu meurs* (Philippe Clair, 1987) ; en bas à droite, *Le Pari* (Bernard Campan et Didier Bourdon, 2000)

Bien que ce soit sur le registre de l'humour, l'exemple du *Pari* illustre ainsi la persistance, jusqu'à la fin de notre chronologie, d'un imaginaire associant le fumeur de cannabis à la toxicomanie. Dans ses travaux, Jean-Jacques Yvorel rappelle les conditions dans lesquelles est née cette catégorie composite au cours du long XIXe siècle : d'abord pathologie psychosomatique du manque et de l'addiction décrite par les cliniciens et les aliénistes sur le modèle de l'alcoolisme, elle a ensuite été dénoncée comme un vice et un facteur de décadence par les hygiénistes et les

feu à une voisine dans la cage d'escalier de son immeuble. L'esthétique et les stéréotypes classiquement associés à l'héroïnomane ont donc également été mobilisés pour signifier la dépendance des deux héros à la cigarette.

moralistes, pour finalement n'être que tardivement prise en compte par les sciences juridiques avec le vote de la loi de 1916[217]. Historiquement, avant de devenir des délinquants, les consommateurs d'opium, de cocaïne, de morphine ou de haschisch, ont donc d'abord été considérés comme des malades et des dégénérés, que la société était en droit de mettre à l'écart, voire de supprimer. Autrement dit, ils ont d'abord été considérés comme des déviants.

On retrouve des traces de ces représentations sociales anciennes au sein de notre corpus. En effet, dans quelques-uns de nos films, les usagers de marijuana sont dépeints comme des individus intolérants à l'attente et à la frustration : c'est, par exemple, le cas dans *Les Parasites* (Philippe de Chauveron, 1998) où Théo, à la recherche de sa boulette de cannabis depuis le début de l'histoire, s'énerve lorsque le brigadier Schmitt tarde à lui remettre (« Bon ça va, tu me le files mon teu-shi, merde ! »). Ça l'est également dans *La Beuze* où Scotch, incapable d'arrêter de fumer pour vendre l'herbe génétiquement modifiée qu'il a découverte dans un bunker, se met à se l'appliquer en patchs et tente de compenser par une consommation effrénée de sucettes. Pressés d'atteindre un état modifié de conscience, la plupart de ces personnages se contentent cependant de gestes ou de courtes répliques pour manifester leur impatience de voir le joint arriver jusqu'à eux : le beauf de *France Société Anonyme* se rappelle ainsi aux bons souvenirs de son fils par une bourrade dans l'épaule ; Eddy Batkin arrache l'objet convoité de la bouche d'un guitariste hagard dans *Comme un boomerang* (José Giovanni, 1976) ; dans *Les Hommes préfèrent les grosses* (Jean-Marie Poiré, 1981) Gérard propose, lui, de l'échanger contre un cocktail ; « Fais tourner, nous on a que ça » demande brusquement Léon à Bruno dans *Le Péril jeune* (Cédric Klapisch, 1993) ; « Vas-y arrête de parler passe-moi le oinj' » intime Vinz à Saïd dans le premier moment cannabique de *La Haine* ; « Vas-y, vas-y, vas-y, donne-moi ça ! » lance l'avitailleur rasta à son collègue dans *Le Cinquième élément* (Luc Besson, 1997), etc.

Au-delà de cette apparente anomalie comportementale consistant à éprouver des difficultés à vivre sobre, plusieurs de nos consommateurs de pellicule sont représentés comme des êtres asociaux. Notre corpus compte en effet un certain nombre de marginaux - comme Mona et les zonards qu'elle croise sur sa route dans *Sans toit ni loi* (Agnès Varda, 1985) -, de fous – nous pensons notamment à Homard, le héros du téléfilm éponyme de Philippe Condroyer (1992), qui sort tout juste de l'hôpital psychiatrique -, de misanthropes – à l'instar de Foued, le vieux

---

217 Jean-Jacques Yvorel, « De la loi "Lafarge" à la loi de 1916. Aux origines de la pénalisation des stupéfiants », *Psychotropes*, vol. 22, 2016/2, p. 9-23.

sage habitant seul une cabane en bord de mer dans *L'Homme qui ne savait pas être un ami* (Benoît Graffin, 2001) -, voire d'assassins – comme Manue et Nadine dans *Baise moi* (Virginie Despentes et Coralie Trin Thi, 1999), ou les tueurs à gage maliens du *Boulet* (Alain Berberian et Frédéric Forestier, 2001).

De là à présenter leur dépendance et leur inadaptation comme un danger pour la collectivité, il y a un pas que notre corpus n'hésite parfois pas à franchir. La chose est particulièrement claire dans *France Société Anonyme*, où certains haschischins œuvrent pour la mise sous tutelle du marché des drogues par des multinationales cupides, quand d'autres militent pour maintenir la toxicomanie dans une clandestinité qu'ils imaginent subversive. Autant dire la peste ou le choléra. Dans une veine similaire, signalons ce double motif repérable dans la plupart de nos téléfilms : la consomption de la jeunesse et la décadence sociétale à laquelle elle semble inévitablement mener. Dans *La Neige de Noël* déjà, Yves associe son accoutumance à la marijuana à sa volonté de passer à des produits plus forts. En donnant corps à la théorie de l'escalade, ce personnage de fiction confirmait les craintes qui commençaient alors à s'exprimer publiquement au sujet de la prolétarisation des usages de marijuana au milieu des années 1970 : l'addiction, et son cortège de misère, de perversion et de violence, était le devenir probable d'un nombre croissant d'adolescents français. Dans *L'Ange noir* (Bernard Roland, 1981), l'habitude rapidement prise par Pat et ses amis de fumer des joints les pousse à sombrer dans le cynisme, à arrêter la musique puis à se retirer du monde, laissant la joyeuse place qu'ils occupaient sur les petites scènes parisiennes à un groupe de punks patibulaires. Dans *Le Bébé d'Elsa* (Michel Perrotta, 1996), l'imputation causale du cannabis dans une dynamique d'affaiblissement des corps et de mise en péril des générations futures est encore plus explicite : quelques gorgées de bières et quelques taffes tirées sur une cigarette de haschisch suffisent pour transformer Elsa, la mère-fille fragile et immature, en marginale inconsciente et dangereuse pour sa progéniture. L'unique moment de consommation de ce drame montre, en effet, son héroïne préférant se défoncer sous un pont aux côtés de junkies concupiscents, plutôt que de s'occuper de son nouveau-né.

S'il est donc indéniable que la filmographie française produite à partir de la fin des années 1960 a participé à faire du fumeur de cannabis l'une des grandes figures de la déviance contemporaine, il serait superficiel de s'en tenir à ce constat. À partir de cette époque, en effet, le rapport des individus aux normes et à leur transgression a commencé à changer, sous l'effet du poids croissant pris par les contre-cultures et les mouvements de jeunesse contestataires dans les espaces publics et médiatiques.

Historiquement réprouvés car contrevenant aux règles morales en vigueur ou mettant en péril le fonctionnement normal des sociétés, les comportements subversifs, les voix discordantes, le franchissement des lignes interdites, les excentriques, les dégénérés, les rebuts et les perturbateurs, ont été investis d'une charge positive au cours des *Sixties*, sans toutefois « réduire au silence [ni] le discours commun [ni] la culture dominante[218] ». En même temps qu'ils ont fait leur apparition au cinéma et à la télévision, les usagers de haschisch ont ainsi vu l'image et le statut social de leur pratique se parer d'une certaine dignité, du fait des valeurs auxquelles elle était désormais associée par une partie de la population occidentale : liberté d'esprit, anticonformisme, créativité, etc. Pour le dire autrement, si les consommateurs de marijuana ont globalement continué d'être considérés comme des déviants par-delà la massification, la bienveillance nouvelle dont a bénéficié la déviance dans l'imaginaire collectif s'est répercutée de manière positive sur les représentations des consommateurs de marijuana.

La chose est particulièrement saillante dans les deux grandes « fuites en avant » que compte notre corpus : *Sans toit ni loi* et *Baise-moi*. Sur le premier, nous avons déjà beaucoup dit. Dans un dossier de presse diffusé en 2014 à l'occasion de la sortie en salles d'une version restaurée du premier, sa réalisatrice, Agnès Varda, expliquait la genèse de son œuvre par sa « fascin[ation pour] l'errance et la saleté[,] les vagabonds [et] ces très jeunes filles apparues sur les routes dans les années 80, non pas perdues, mais décidées à vivre leur liberté de façon sauvage. » Elle indiquait, en outre, avoir voulu, à l'époque de sa conception, « engager chaque spectateur à se situer par rapport à Mona [l'héroïne interprétée par Sandrine Bonnaire] », l'obliger à se demander si cette marginale « mérit[ait] d'être aidée, selon des codes de morale bien ancrés dans la mentalité collective[219] ». L'appétence de Mona pour les drogues doit ainsi être lue comme l'un des nombreux éléments qui, aux côtés de la crasse, des loques, du nomadisme, de l'impolitesse voire de l'ingratitude, ont permis à la cinéaste de construire ce personnage comme un repoussoir pour le public, et, incidemment, d'interroger - sinon d'« attaque[r -] la fausse bonne conscience de [la] bourgeoisie cultivée des professions libérales[220] ». Tout au long du film et malgré sa détresse croissante, l'héroïne de *Sans toit ni loi* fait en effet face à l'indifférence polie, à la

---

218 Olivier Penot-Lacassagne, « Qu'est-ce qu'une contre-culture ? », *in* Christophe Bourseiller et Olivier Penot-Lacassagne (dir.), *Contre-cultures !*, Paris, CNRS Éditions, 2013, p. 16.
219 « Sans toit ni loi », *Dossier de presse pour la sortie en salles de la version restaurée du film*, Ciné-Tamaris, 2014, p. 3 et 5.
220 René Prédal, *Sans toit ni loi d'Agnès Varda*, Neuilly-sur-Seine, Atlande, 2003, p. 49.

sollicitude limitée, voire à la malignité bien réelle, de toute une série de protagonistes plus ou bien insérés dans la société, auxquels le spectateur est invité à s'identifier : à ce compte, le rapport problématique, voire toxicomaniaque, qu'entretient Mona avec le cannabis, apparait comme un ilot d'authenticité dans un océan d'hypocrisie, une preuve indiscutable de son inadaptation à une normalité malade et, donc, de son humanité profonde.

Même chose pour les deux personnages féminins du long-métrage de Virginie Despentes et Coralie Trin Thi. Certes, les joints que fument Manue et Nadine en amont de et pendant leur parcours meurtrier constituent l'un des signes de leur mal être commun, de leur appartenance à un « univers de misère affective et sociale », de leur pulsion (auto)destructrice, voire de leur sortie progressive hors de la réalité. Si donc, avec la psychanalyste Anne Juranville, il est possible d'analyser *Baise moi* « en termes de pathologie mentale[221] », la lecture féministe de l'œuvre qu'ont revendiqué les réalisatrices et les actrices principales, et qu'a privilégié une partie de la critique au moment de sa sortie en salles[222], conduit à une autre interprétation des trois moments cannabiques qu'elle contient : à l'instar de leur sexualité débridée[223] et de la violence sans limite à laquelle elles se livrent[224], l'usage du stupéfiant est un moyen pour les héroïnes - dont le public a assisté au viol au début de l'histoire - de reprendre possession de leur corps et d'affirmer leur légitimité commune, avec les hommes, à transgresser les normes et les lois. Ce drame, plus connu pour la polémique qu'a soulevé son classement dans la catégorie des films X que pour ses moments de consommation cannabique, met ainsi en scène une émancipation féminine se réalisant dans la déviance, cette dernière prenant tour à tour les traits de l'homicide, du stupre et de la défonce.

221 Anne Juranville, « Violence de femmes. À propos de *Baise-moi* de Virginie Despentes », *in* Jacques André et Anne Juranville (dir.), *Fatalités du féminin*, Paris, Presses Universitaires de France, 2002, p. 16 et 18.

222 Par exemple : François Armanet et Béatrice Vallaeys, « Trois femmes s'emparent du sexe », *Libération*, 13 juin 2000 ; Jérôme Garcin, « Le porno, c'est du viol », *Le Nouvel Observateur*, 22 juin 2000 ou Aude Lancelin, « Despentes à sang pour sang », *Le Nouvel Observateur*, 22 juin 2000.

223 Antoine Germa et Frédéric Bas, « "Montrez ce sexe que l'on ne saurait voir" : le cinéma français à l'épreuve du sexe (1992-2002) », *Le Temps des médias*, n°1, 2003/1, p. 104.

224 Dans une interview donnée au *Nouvel Observateur* en 2001, Virginie Despentes déclarait ainsi : « Il est temps pour les femmes de devenir des bourreaux, y compris par la plus extrême violence. » : « Sexe. Les femmes disent tout », *Le Nouvel observateur*, n° 1907, 24-30 mai 2001, p. 14.

Inutile, cependant, de se cantonner aux récits d'errance ou aux films interdits aux mineurs pour trouver trace de cet imaginaire célébrant la marginalité et l'anormalité du fumeur de marijuana. En plusieurs endroits de notre corpus, l'inadaptation du haschischin au fonctionnement habituel de la société est en effet dépeinte avec indulgence et empathie : *Passe ton bac d'abord* de Maurice Pialat raconte l'histoire d'une bande de « garçons et [de] filles d'une génération de bacheliers, dans le Nord, [...] qui vivent en renonçant à l'ambition de réussir.[225] » Sociologiquement autant que géographiquement prisonniers d'un territoire qui subit le contrecoup économique du choc pétrolier de 1973 et les débuts de la désindustrialisation, leur expulsion de la chambre d'hôtel où ils s'étaient entassés pour fumer quelques joints ne peut être perçue que comme une énième et inutile vexation. *A contrario* du tenancier de l'établissement qui les assimile à des déviants (« Je veux pas de drogués chez moi »), le spectateur est amené à lire leur réunion psychoactive comme une transgression joyeuse, une respiration illégale mais nécessaire, et donc l'usage du produit comme une anomalie salutaire dans un quotidien morose plombé par le poids des déterminismes.

Alors...heureux ? (Claude Barrois et Pierre Jolivet, 1979) met en scène deux dépressifs en quête de bonheur et de normalité, interprétés par Marc et Pierre Jolivet. Au cours de leurs pérégrinations, ils croisent un couple d'octogénaires qui, vivant à la campagne, consomme régulièrement et vend occasionnellement l'herbe qu'il fait pousser chez lui. Simple, amoureux, rigolard et profondément bienveillant, cet attendrissant duo jure avec la superficialité et le cynisme de la plupart des personnages jusqu'ici rencontrés par les héros, apparaissant immédiatement à ces derniers – mais aussi au public - comme un modèle désirable d'équilibre et d'authenticité. Dans cette satire sociale, l'intimité des deux retraités avec la modification de conscience est ainsi représentée comme le signe d'une saine inadaptation à l'individualisme et au productivisme du monde contemporain, et la marijuana comme l'improbable recette chimique de la bonne santé mentale et de la félicité.

Nous pourrions multiplier les arguments pour abonder la démonstration. De manière agrégée, notons par exemple que la plupart des moments cannabiques issus de comédies mettent en scène des individus appartenant au bestiaire de la déviance : dans *Marche à l'ombre*, Denis est un SDF ; dans *Le Beauf*, Serge et Rocky, respectivement interprétés par Gérard Darmon et Boris Bergman, sont des escrocs ; dans *Les Parasites*, Théo est un chômeur ; dans *Sexy boys* (Stéphane

---

225 Antoine De Baecque, « Introduction », *in* Antoine De Baecque (dir.), *Dictionnaire Pialat*, Paris, Éditions Léo Scheer, 2008, p. 11.

Kazandjian, 2001), Manu est un obsédé sexuel, etc. Si l'association de ces derniers à l'usage de marijuana sert parfois à signifier leur écart à la norme, la pratique n'est jamais à l'origine de leur condition réelle ou supposée de déviants. Ce constat mérite réflexion. Dans les films humoristiques qui composent notre corpus - 44 sur 110, soit 40% du total - le lien de causalité entre cannabis, délinquance, pathologie, marginalité ou asocialité, est donc systématiquement nié. Pour comprendre cet état de fait et en saisir les implications, il convient de s'arrêter sur les fonctions de l'association du produit aux divers visages de la déviance au sein de ces œuvres. Celles-ci sont, globalement, de deux ordres : dépeindre une régularité, des habitudes, une quotidienneté, ou créer un décalage. Soit, dans le cadre bien compris du pacte fictionnel établi entre scénaristes, réalisateurs et spectateurs, mettre en scène la normalité atypique du personnage, ou l'ériger en objet d'amusement.

Dans les deux cas, on est bien loin du récit alarmiste concernant le fléau social de la drogue d'un *Razzia sur la chnouf* ou, plus proche de nous, des images de la déchéance morphinomaniaque d'Agnès Manise – interprétée par Dominique Blanc – dans *Cavale* et *Après la vie*, de Lucas Belvaux (2002). En effet, dans les comédies françaises réalisées au cours de notre chronologie, la dépiction des usages de cannabis a plutôt servi à conférer aux déviants un surcroit d'humanité, à les rendre sympathiques, voire à les réintégrer à la grande famille humaine *via* le rire. À première vue paradoxales, ces représentations consistant à annuler ou à euphémiser la différence ou la bizarrerie d'un protagoniste de pellicule en lui faisant fumer des joints à l'écran, doivent en fait être lues comme les signes d'une double dynamique de normalisation au sein de la culture française post-*Sixties* : la première concerne l'anticonformisme – nous en avons déjà parlé ; la seconde l'usage du haschisch.

Le hippie, médiateur des imaginaires antagonistes du cannabis

S'il n'était qu'un seul personnage à retenir du panthéon moderne des consommateurs de marijuana, ce serait probablement le hippie. En effet, cet acteur central et symbolique des mouvements contre-culturels des années 1960 est intimement associé au haschisch dans nos représentations collectives. Joint à la bouche, allure pacifique, cheveux longs ornés d'un bandana, pendentif *peace and love* sur la poitrine, tunique orientale ou chemise à fleurs, ne constituent que quelques-uns des signes distinctifs permettant, au premier coup d'œil, d'identifier cette figure stéréotypique de l'imaginaire occidental.

Principal agent de la massification des stupéfiants aux États-Unis, importateur du phénomène sur le vieux-continent, le hippie a, très tôt et des deux côtés de l'Atlantique, fait l'objet de mises en fiction cinématographiques. Omniprésent dans les premières œuvres de la filmographie cannabique française, il n'y est par la suite plus apparu qu'en pointillé, faisant notamment un détour par le petit écran et un retour en force au grand, à la fin des années 1980. S'il n'est ici pas question d'étudier les représentations du hippie à proprement parler, il est intéressant de constater que l'image filmique de son rapport au cannabis se caractérise par sa dualité, depuis le tournant des années 1970 : d'un côté, il est le membre d'une contre-société utilisant la modification de conscience à des fins subversives, de l'autre, le sympathique fumeur de joint incarnant la dimension folklorique du bouillonnement des *Sixties.*

Dans les lignes qui suivent, nous chercherons à mesurer le poids relatif occupé par chacune de ces dimensions du personnage-consommateur, tout au long de notre chronologie. Cette opération devrait nous permettre de mettre en évidence le rôle central joué par le hippie dans le temps long de l'histoire culturelle de la marijuana en France : celui-ci y assume en effet la double casquette de passeur des représentations antérieures du produit et d'incarnation du regard structurellement bienveillant posé sur sa consommation depuis la fin des années 1960. Ainsi, il constitue une sorte de synthèse ou de lieu de neutralisation des imaginaires respectivement incarnés par les deux figures précédemment étudiées.

Le hippie et la filmographie française : entre désintérêt relatif et association systématique à l'usage de marijuana

Contrairement au monde anglo-saxon, où le mouvement hippie a fait l'objet ou fourni l'arrière-plan à des centaines de longs-métrages depuis son émergence au milieu des années 1960, la filmographie française s'est peu intéressée à cette composante pourtant centrale de la révolution des mœurs et des sensibilités. Nous avons, plus haut, expliqué cet état de fait par le « rendez-vous manqué », au tournant des années 1970, entre les acteurs et les structures du cinéma hexagonal d'un côté, et la contre-culture de l'autre. Il n'empêche, c'est bien au moment du choc initial de la massification que le 7e art national a le plus massivement représenté les hippies. Si le grand écran les a alors effectivement mis en scène, c'est toujours resté sur un mode mineur : mis à part dans quelques films comme *Les Chemins de Katmandou* (André Cayatte, 1969) et *Quelques messieurs trop tranquilles* (Georges Lautner, 1972), ou dans d'autres, extérieurs à notre corpus, comme *Sex Power* d'Henry Chapier (1970), ces personnages n'étaient jamais les protagonistes principaux des œuvres dans lesquelles ils apparaissaient, et la dynamique socioculturelle qu'ils incarnaient le sujet central de ces dernières. Ils se contentaient, généralement, d'un passage furtif, comme dans *La Brigade en folie*, au mieux de quelques scènes comme dans *Le Gendarme en balade* (Jean Girault, 1970) ou, hors de notre filmographie, dans *Faire la déménageuse* (José Varella, 1972).

Plus important encore en ce qui concerne notre réflexion, rares sont les productions, à l'instar du court-métrage *Le Beatnik et le minet* (Roger Leenhardt, 1967), de l'hymne féministe d'Agnès Varda, *L'une chante, l'autre pas* (1972), ou du deuxième long-métrage de Barbet Schroeder, *La Vallée* (1972), qui n'ont pas associé, à l'époque, le mouvement des communautés, la route, l'esthétique *flower power* à la consommation de marijuana. Pour le dire autrement, l'immense majorité des premières dépictions filmiques du hippie se retrouve ainsi dans notre corpus.

Ce constat, qui témoigne du lien originel et ténu existant dans les imaginaires filmiques et sociaux entre cette figure des bouleversements des années 1960 et le haschisch, vaut également pour la suite de notre chronologie, l'association entre les deux ayant même eu tendance à s'accentuer avec le temps. Déjà peu présent à l'écran aux grandes heures de la contre-culture, le hippie a presque disparu de la filmographie hexagonale après le milieu des années 1970. En effet, plus aucune œuvre de fiction ne semble lui avoir été consacrée jusqu'au début des années 2000, et ses rares représentations figurent presque toutes dans les films que nous avons rassemblés pour mener nos analyses : c'est, par exemple, le cas dans *Les Babas cool*, *Le Péril jeune*, *Absolument fabuleux* (Gabriel Aghion, 2001) ou *Janis et John*. De ce point de vue, l'absence de joint chez les autostoppeurs hippies du *Coup de jeune* (Xavier Gélin, 1992), ou dans l'utopie écologiste et libertaire de Coline Serreau, *La Belle verte* (1996), constitue une exception confirmant la règle.

Notons que le mouvement de raréfaction progressif des mises en sons et en images du hippie n'a pas été tout à fait linéaire. Entre 1987 et 1989, trois longs-métrages français ont accordé, coup sur coup, une place relativement importante à un ou plusieurs de ces personnages dans leurs scénarios : il s'agit de *Mes meilleurs copains*, *Milou en mai* (Louis Malle, 1989) et du téléfilm *La Baleine blanche* (Jean Kerchbron, 1989). Si nous avons déjà dit que ce regain d'intérêt trouvait son explication dans la proximité des commémorations de Mai-68, et pouvait apparaître comme une sorte de bilan filmique des évènements et de leurs suites, force est de constater que les premiers pas du hippie au petit écran n'ont pas fait entorse à la règle de son association quasi-systématique à l'usage de marijuana.

Indissociables à l'écran comme dans les esprits français, depuis les débuts de la période de massification des stupéfiants, il est intéressant de constater que le hippie et la marijuana ont donné lieu à la mise en scène de deux imaginaires diamètralement opposés au sein de notre corpus.

Le hippie et son joint, agents du désordre et de la subversion : un imaginaire menaçant…

C'est le premier ensemble de représentations du personnage qu'une étude filmique menée en synchronie nous a permis de dégager : celui d'un fumeur de joint menaçant l'ordre social ou naturel des choses.

Dans *Le Gendarme en balade*, la rencontre avec les hippies détourne momentanément les quatre héros de leur quête : en cédant aux sirènes de la modification de conscience, ces derniers oublient la mission qu'ils s'étaient fixés de raviver la mémoire du gendarme Fougasse, devenu amnésique à la suite d'un coup sur la tête. Cruchot et ses acolytes se trouvent d'ailleurs, à ce moment-là, en position d'illégalité : ils sont en effet pourchassés par les nouveaux gendarmes de Saint-Tropez pour avoir revêtu leurs anciens uniformes, malgré leur mise à la retraite forcée. Acculés, multipliant les faux-pas et les quiproquos, ils se voient contraints d'endosser des tuniques fleuries et des bandanas suite au vol de leur véhicule. La scène qui les montre, sourire aux lèvres, professant leur amour de l'autre et fumant du haschisch aux côtés de jeunes gens aux cheveux longs dans une grange abandonnée, se situe à l'exacte moitié de ce film d'une heure et demie : elle constitue le paroxysme de la fuite en avant esquissée tout au long de la première partie de l'œuvre. Les joints symbolisent ici la transgression ultime, le point de non-retour, le négatif parfait de leur condition initiale et essentielle : celle de « représentant[s] de la loi et de la nation[226] ». Nous avons déjà dit comment la morale était promptement rétablie : un bain d'eau fraîche revigorant, une abjuration et le retour des uniformes. Après avoir dépeint l'égarement de ses héros sur les pentes de la chienlit, *Le Gendarme* consacre toute sa seconde partie à leur réhabilitation progressive : à mesure que l'on s'éloigne des vapeurs cannabiques, ces derniers prouvent leur valeur en désamorçant une bombe, et sont rétablis dans leur droit et leur honneur en réintégrant leur poste. Après la « dérision [,la] valorisation[227] ». Malgré sa dimension comique évidente, l'unique moment cannabique de ce long-métrage présente ainsi les communautés

---

226 Larry Portis, « L'État dans la tête et les pieds dans le plat. Hiérarchie et autorité dans les films de Louis de Funès », *L'Homme & la Société*, n° 154, 2004/4, p. 34.

227 Sebastien Le Pajolec, « Cinégénie du gendarme », art. cité, p. 137.

contre-culturelles et leurs pratiques psychotropes comme un facteur de perdition pour les individus, et de délitement de l'ordre social.

Même chose dans *Les Chemins de Katmandou*. Certes, les hippies apparaissent, dans un premier temps, comme un adjuvant pour le jeune Olivier : ils le sauvent d'une probable déshydratation et lui permettent de retrouver son chemin dans la jungle. Mais la passion que développe bientôt le héros pour Jane le détourne lui aussi de sa quête : retrouver son père parti au Népal. Sans avoir besoin de partager les joints qu'ils allument à intervalle régulier, celui-ci perd en effet subitement ses objectifs de vue et la détermination qu'il affichait depuis le début de l'histoire. Pendant deux journées diégétiques, au moins, Olivier semble se plaire à faire nonchalamment la route aux côtés de ce trio apathique et idéaliste, dont les discours dépolitisés, teintés de mysticisme et de bienveillance naïve, s'opposent frontalement au cartésianisme et aux conceptions crypto-marxistes de cet étudiant déçu par Mai-68. C'est finalement l'improbable rencontre avec une bourgeoise britannique sachant où se trouve son géniteur qui le ramène à la raison : le héros s'arrache alors au brouillard dans lequel l'avaient plongé les hippies, leur haschisch et leurs utopies séduisantes, pour reprendre en main son destin en s'appuyant sur son seul volontarisme.

Dans *Quelques messieurs trop tranquilles*, le désordre passager se transforme carrément en menace existentielle. En s'installant à Loubressac, la communauté hippie fait craindre aux locaux la multiplication des vols, la montée de la violence et la propagation des usages de drogues. Selon Julien Michalon, l'épicier, Peloux, l'instituteur, et Arsène Cahuzac, le fossoyeur municipal, c'est la tranquillité de leur petite commune rurale et leur routine villageoise – qui s'incarne, notamment, dans la consommation collective d'alcool – que mettent en péril les nouveaux venus. Même si cette peur du changement, de la modernité et des mouvements de jeunesse, est tournée en dérision tout au long du film, celle-ci finit par devenir réalité puisqu'au terme de l'histoire, le personnage interprété par Jean Lefebvre se convertit au bouddhisme et Loubressac accueille un immense festival rock type Woodstock.

Cette représentation du personnage en péril pour la tradition et l'ordre naturel des choses, et son usage de la marijuana en poste avancé de cette subversion, ne se loge d'ailleurs pas que dans les textes de nos longs-métrages. À l'écran, nombre de moments cannabiques du tournant des années 1970 enchaînent en effet les plans opposant la solitude gênée du ou des héros, à la multitude tranquille des hippies. Si Olivier ne fait face qu'à trois consommateurs dans *Les Chemins de Katmandou*, et Julien Michalon à une poignée d'entre eux dans *Quelques messieurs trop tranquilles*,

les gendarmes dans le film éponyme, Philippe dans *Les Stances à Sophie* (Moshé Mizrahi, 1970) et Jane dans *Cannabis* (Pierre 1970), se retrouvent au milieu de plusieurs dizaines de fumeurs. La supériorité numérique confère ainsi aux agents de la contre-culture et à leurs pratiques psychotropes l'image d'une vague sur le point d'emporter avec elle le reste de la société « straight », dont nos personnages principaux constituent bien souvent les représentants au sein de l'œuvre. C'est, la plupart du temps, submergés et subjugués par une masse anonyme les soumettant à une tentation inconnue que ces derniers cèdent aux sirènes cannabiques : Philippe, malgré la dignité que lui confère son costume cravate, se voit presque contraint de tirer sur le joint qui lui est tendu dans un squat peuplé de jeunes gens sous influence ; Jane apparait comme hypnotisée par les volutes de haschisch et par l'entremêlement des corps nus de ses usagers, auquel elle finit d'ailleurs par se mêler ; aveuglés par la beauté et la tendresse de leurs hôtes, les gendarmes se laissent bien volontiers prendre par la main et intégrer à la communauté des consommateurs de marijuana. Notons, pour finir, que l'ambiance musicale de la scène ou de la séquence vient parfois renforcer le caractère menaçant de la situation : c'est, par exemple, le cas dans *Les Stances à Sophie*, où l'ensemble du moment cannabique est rythmé par des percussions allant s'accélérant, accompagnées d'une mélodie lancinante jouée au ney par les consommateurs. Ça l'est également dans *Quelques messieurs trop tranquilles*, puisque la rencontre entre les hippies et les villageois se déroule sur un air extra-diégétique et menaçant de guitares électriques.

Si cet imaginaire semble plus prégnant dans les premières représentations françaises du hippie au cinéma, notons qu'il n'est pas l'apanage de ce média ni de cette époque. On en retrouve ainsi trace dans le téléfilm *La Baleine blanche*, réalisé par Jean Kerchbron en 1987. Ici, comme dans *Le Gendarme* ou *Les Chemins de Katmandou*, la rencontre avec les hippies marque un coup d'arrêt dans la quête du héros, Alex, un adolescent parti chercher son père porté disparu dans la montagne himalayenne. Là-bas, dans une grotte d'altitude que les a contraints à rejoindre le mauvais temps, lui et son amie Diana, une belle américaine, se retrouvent à la merci d'une bande de routards défoncés à la marijuana qui, en plus de violer cette dernière, complique la suite de leur périple en les dépouillant d'une partie de leurs affaires. Dans *Le Péril jeune*, la fréquentation assidue des hippies tire Tomasi vers le bas : en échec scolaire, incapable de formuler des projets d'avenir, le squat dans lequel ils passent leur journée à fumer du haschisch en parlant autogestion et engagement politique devient son ultime refuge. La drogue aussi. C'est en tout cas ce que suggère le dernier plan du dernier moment cannabique de l'œuvre : celui-ci le représente un joint à la main, fixant le trou dans le mur par lequel vient de sortir son ami qu'il a mollement tenté de retenir à la suite d'une dispute. Ses hôtes, pathétiques héritiers de la contre-culture des *Sixties* – l'histoire du film se déroule à la fin des années 1970 -, deviennent, à partir de ce moment, sa famille d'infortune, et l'entourage malsain qui l'accompagnera jusqu'à son overdose d'héroïne.

Malgré son allure pacifique, sa bienveillance apparente et sa fonction parfois comique, le hippie est donc régulièrement apparu à l'écran comme un péril pesant sur la cohésion des groupes et l'intégrité des personnes, et plus généralement comme un perturbateur de l'ordre social. En effet, celui-ci est systématiquement dépeint comme un individu marginal et grégaire, capable d'attirer à lui, d'immobiliser, voire de mener à leur perte, les romantiques, les naïfs et les égarés. Quel est le rôle joué par le cannabis au sein de cet imaginaire placé sous le signe de la menace, car associé au sectarisme et à la transgression des normes et des valeurs ? Nombre de nos « longs-métrages hippies » assimilent la substance à un poison lent et séducteur, susceptible d'annihiler la volonté de ses expérimentateurs, de leur ôter la raison, de les détourner de leurs projets légitimes, pour les rendre perméables aux lubies métaphysiques, communautaires et écologistes des routards et des babas croisés sur leur chemin. Facteur d'impuissance individuelle et de démobilisation collective, le joint constitue ainsi, dans ces représentations filmiques, l'attribut propre, en même temps que le pouvoir presque magique du hippie, sa botte secrète, et donc, le cœur même de la subversion dont il est porteur.

… cohabitant avec un imaginaire affectueux : le hippie, relique folklorique des grandes utopies des Sixties

Revenons sur cette idée de continuité des dépictions du hippie tout au long de notre chronologie. Dans *Absolument fabuleux*, sorti en salles en 2001, comme dans *La Baleine blanche* ou le P*éril jeune*, on retrouve le motif précédemment évoqué de l'opposition entre la solitude du ou des personnages principaux et la multitude contre-culturelle. Le premier moment cannabique du long-métrage de Gabriel Aghion met ainsi en scène la rencontre d'Eddie et Patsy avec le cannabis à Woodstock, en 1969. Les deux héroïnes apparaissent seules et immobiles à l'écran, contrairement au reste des festivaliers qui est presque systématiquement montré en groupe, voire sous la forme d'une masse anonyme, avançant d'un pas décidé vers la caméra, comme prête à conquérir l'avenir et le monde qui l'a enfanté.

Il serait cependant erroné de lire dans ces similitudes formelles une permanence du sens investi – et perçu - dans la représentation du hippie. Au début du XXIe siècle, ce dernier n'avait plus rien de menaçant : l'éclatement de la crise économique, la fin des grandes utopies et le déclin des communautés, avaient, dès le milieu des années 1970, démontré l'innocuité sociale de cette figure, en même temps qu'ils avaient figé son image dans le temps. Ainsi, mis à part dans *La Baleine blanche* et *Les Baba-cools*, dont les dates de réalisation correspondent à l'époque mise en scène par l'histoire – soit le début des années 1980 -, chacune des mises en fiction du personnage-consommateur réalisées après le tournant des années 1970 renvoient ce dernier à un temps diégétique compris entre la fin des années 1960 et celle de la décennie suivante. Respectivement tournés en 1989 et 1993, *Milou en mai* et *Le Péril jeune* situent ainsi leur narration en 1968 et en 1977. C'est, comme nous l'avons dit plus haut, sous la forme de flashbacks que *Mes meilleurs copains*, sorti au cinéma en 1988, dépeint le premier contact entre ses protagonistes et le cannabis à la fin des *Sixties*. Dans *Absolument fabuleux*, la parenthèse hippie d'Eddie et Patsy n'apparait à l'écran que comme une étape biographique, succédant à leur présence sur les barricades parisiennes en Mai-68, et précédant leur période punk-destry à Ibiza en 1977. Dans les deux derniers cas, le recours à l'esthétique *flower power* et la représentation des attributs - psychotropes ou non de la contre-culture, ne constituent qu'un facteur d'éclairage, de mise en perspective, du présent diégétique des héros.

Cette assignation du hippie au passé se retrouve dans une production cannabique française légèrement postérieure à notre chronologie : *Les Gaous* (Igor Sékulic, 2003). Le premier moment de consommation de cette comédie potache, dont l'action se déroule au début des années 2000, met en scène une famille de babas caricaturale, vivant à la campagne dans une caravane ornée de signes *peace & love*, jouant de la guitare, portant des loques bariolées, fumant – évidemment - des joints, et semblant n'être capable d'interagir et de communiquer qu'à l'aide de clichés (« Wooouaaah, c'est coooool ! », « Bleu, bleu, l'amour est bleu », les chasseurs désignés comme « voleurs de vie », etc.) Contrairement à ce qu'une analyse superficielle pourrait laisser penser, ces lointains représentants de la contre-culture des années 1960 y assurent le rôle d'alter-egos des membres de la société campagnarde que les deux héros, Maurice et Benoît, désirent ardemment quitter pour gagner Paris. Si les seconds sont dépeints comme intolérants, ignares, bourrus et alcooliques, les premiers apparaissent comme des marginaux, solitaires, inadaptés et illuminés par le haschisch. Tous incarnent ainsi un anachronisme repoussant, dont la capitale – et plus généralement l'urbanité – constitue, à l'écran, une antithèse à la fois inquiétante et séduisante, car pleine de promesses et de surprises.

Bien que hors-corpus, l'exemple des *Gaous* permet de saisir le glissement de la signification accolée à la mise en fiction du hippie au cours de notre chronologie. Si les babas sont montrés comme des contre-modèles pour les deux héros désireux de s'extraire de leur condition sociale et géographique afin de réussir leur vie sentimentale et professionnelle, ils sont surtout représentés comme des individus pathétiques : les plans rapprochés sur leurs visages ahuris, les situations gaguesques dans lesquelles ils interviennent et la pauvreté de leurs répliques, concourent à en faire des objets de rire pour le spectateur. Contrairement aux agriculteurs, aux piliers de comptoirs et autres « ploucs » qui peuplent le bourg dordognais dans lequel se déroule la première partie de l'histoire, la moquerie reste cependant bienveillante, voire affectueuse : inoffensifs, les hippies n'ont aucun impact sur les destinées de Benoît et Maurice, leur maladresse les amenant seulement à contrarier les plans des villageois et ceux de Guillaume, un Parisien antipathique. En outre, ils possèdent l'indéniable qualité de partager, avec plusieurs autres protagonistes de l'œuvre et une partie probablement importante du jeune public de cette *stoner comedy*, la passion du haschisch : ses sept moments de consommation et la très grande légèreté avec laquelle est montrée la pratique permettent en effet d'affilier *Les Gaous* à ce sous-genre filmique, à l'instar des cas déjà cités des *Frères Pétard*, *Les Parasites* et *La Beuze*. Pour étayer cette thèse, notons que la présence du cannabis à l'écran a constitué un argument marketing pour les distributeurs allemands et espagnols de l'œuvre lors de sa sortie en DVD, contrairement à la France, où la loi de 1970 l'interdisait et l'interdit encore **(Fig. 20)**.

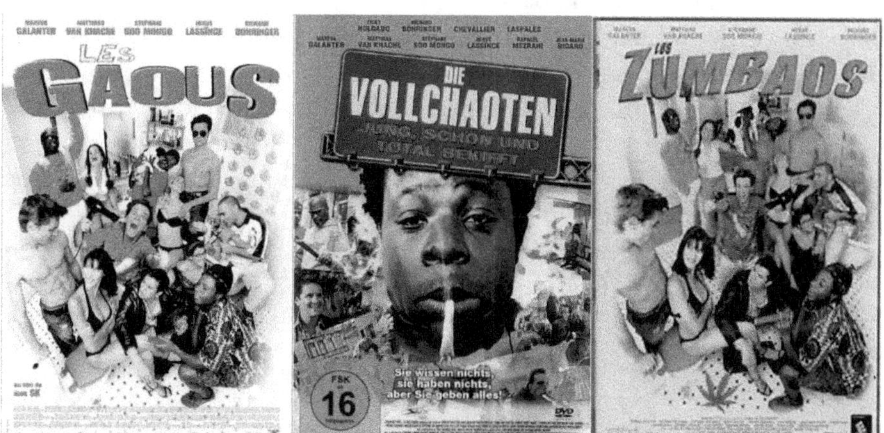

Fig. 20 : Les jaquettes française, allemande et espagnole, du DVD des *Gaous* (Igor Sékulic, 2003)

Voilà une manière d'expliquer la tendresse du traitement dont bénéficient les hippies des *Gaous* : c'est en tant que précurseurs d'une pratique psychotrope valorisée, et donc en tant qu'ancêtres de la jeunesse fêtarde et insouciante mise en scène par le long-métrage, que ceux-ci sont présentés aux adolescents et post-adolescents auxquels le film est explicitement destiné[228]. Pas besoin, cependant, de sortir de notre corpus et de notre chronologie pour trouver trace d'un tel imaginaire du personnage. Dans *Absolument fabuleux*, déjà, le séjour à Woodstock des deux héroïnes apparaissait à l'écran comme la matrice de leur rapport certes problématique mais également décomplexé et comique, aux modificateurs de conscience. Le court résumé de leur vie qui inaugure le film pose ainsi un regard à la fois caustique et nostalgique sur le phénomène hippie : coincé entre l'ouverture des possibles qu'ont constitué les évènements de Mai-68 et la fin des grandes utopies qu'a incarné « l'année punk [de] 1977[229] », celui-ci est dépeint comme une mode sympathique, un air du temps généreux mais désuet, bref, une parenthèse enchantée désormais bien refermée. Avec lui, ce sont toutes ses pratiques et ses représentations propres – la vie communautaire, la révolution intérieure, l'ethos pacifique, l'attrait pour les spiritualités orientales et, bien évidemment, la consommation de haschisch et de LSD - qui se voient ravalées au rang de signes d'une crise d'adolescence collective fort heureusement révolue, mais dont l'évocation continue de provoquer un certain plaisir. Cette lecture filiale et affective des mouvements contestataires des *Sixties* correspond d'ailleurs bien au rôle tenu par Josiane Balasko et Nathalie Baye : celui d'un tandem de quadragénaires attachantes et délurées, mais puériles et irresponsables, car restées coincées dans le passé.

Notons, pour finir, que si le charme suranné du hippie n'a pu, par définition, être mis en scène par les productions du tournant des années 1970, plusieurs d'entre elles insistaient déjà sur le caractère affable et parfaitement inoffensif du personnage. Dans *La Route de Salina* (Georges Lautner, 1970), le groupe de routard dont l'arrivée sur la propriété de Mara donne lieu à l'unique moment de consommation du film, n'a apparemment d'autre but que de prendre du bon temps et de trouver un refuge pour la nuit. Contrairement à de nombreux autres exemples développés plus haut, leur passage furtif dans la vie du héros, Jonas,

228 De ce point de vue, il n'est pas inutile de préciser que le scénario des *Gaous* est signé Jean-Marie Poiré, compagnon de route de la troupe du Splendid, co-scénariste de *Quelques messieurs trop tranquilles*, réalisateur des *Hommes préfèrent les grosses* et de *Mes meilleurs copains*.

229 Caroline de Kergariou, *No Future. Une histoire du punk*, Paris, Perrin, 2017, p. 7-12.

participe d'ailleurs à renforcer sa détermination à conquérir le cœur de Billie. Dans *La Brigade en folie*, le court travestissement des deux inspecteurs en hippies confère carrément une identité bouffonne au personnage : ses colliers à fleurs, son usage des stupéfiants et sa pratique de la route – rappelons que Grospeze et Richard se sont mis en tête de faire du stop pour Katmandou, sous l'influence du haschisch -, semblent ici déconnectés de leur assise philosophique, sociale, ou politique, pour ne plus apparaître que comme des objets ou des pratiques carnavalesques, interchangeables, et donc parfaitement superficielles.

Voilà donc, de l'autre côté du spectre, le second ensemble cohérent de représentations du hippie que l'étude en synchronie de notre corpus nous a permis de faire émerger : celui de relique pittoresque de la contre-culture des années 1960.

Le hippie : passeur d'époque et incarnation de l'imaginaire moderne de la pratique

La double généalogie que nous achevons nous a donc permis de mettre en évidence la cohabitation, tout au long de notre chronologie, de deux imaginaires parfaitement incompatibles de la figure du hippie sur les écrans français : d'un côté, le marginal menaçant dont l'usage de cannabis participe à perturber l'harmonie sociale et les destinées individuelles ; de l'autre, l'attendrissant paumé réduisant la contestation des *Sixties* à son écume, et notamment à ses vapeurs psychotropes. D'un côté, le danger et la subversion ; de l'autre l'innocuité et le folklore.

De ce fait, le hippie assume un rôle central dans l'histoire des représentations filmiques et sociales du produit dans l'Hexagone : celui de pivot, de passeur d'époque. Au cours du long XIXe siècle, les scientifiques, les poètes et - dans une moindre mesure et plus tardivement - les hommes politiques, ont érigé le cannabis en *phármakon*, soulignant ses potentialités créatrices et thérapeutiques, tout en mettant en avant son extrême nocivité sanitaire et sociale. Il semble que la figure du hippie puisse être analysée comme une ré-incarnation, une re-configuration moderne de cet imaginaire classique, pour reprendre le vocable du psychiatre Pierre Deniker. Celle-ci porte en effet une responsabilité non-négligeable dans la démocratisation quantitative et culturelle des usages de psychotropes illégaux en France, ainsi que dans les conséquences les plus funestes de ce phénomène : l'attrait pour des produits plus forts et plus addictifs, puis le développement d'une toxicomanie endémique. En même temps, son rapport intime à la marijuana constitue une trace matérielle des espoirs qu'ont suscité les mouvements juvéniles, contestataires et contre-culturels, à la fin des années 1960 : l'établissement d'une société égalitaire, notamment matérialisée par le cercle des fumeurs et le passage du joint de mains en mains, la possibilité d'une révolution intérieure et pacifique permise par ses propriétés désinhibantes et onirogènes, le retour de l'Homme à la nature symbolisé par le statut de plante que revêt également la marijuana[230], etc.

Malgré les nécessaires adaptations esthétiques et sémiologiques appelées par sa représentation filmique, le hippie a donc permis au cinéma et à la télévision française de mettre en scène la relative stabilité des manières de penser la consommation de cannabis par-delà le choc de la massification, d'assurer le passage d'une époque à l'autre : tout au long de notre chronologie, le produit a en effet continué d'apparaître à l'écran comme la drogue ambiguë décrite par Baudelaire dans *Les Paradis artificiels*, tour à tour modificateur de conscience désirable des hédonistes et des excentriques, et poison détestable des nuisibles et des parasites. À l'ère de l'audiovisuel triomphant, le hippie est donc devenu le réceptacle de tous les héritages imaginaires liés à la substance et à sa consommation. Si des analyses plus poussées restent à entreprendre au sujet de ce processus de condensation, nous émettons l'hypothèse que la dépiction du personnage a représenté un moyen pratique à la disposition des réalisateurs et des scénaristes pour continuer à donner du sens à un phénomène – l'explosion des usages de stupéfiants – dont la soudaineté plongea une partie de la population dans l'incompréhension. Figure facilement identifiable car très rapidement figée dans sa forme par les films de notre corpus, le hippie a ainsi fait office de médiateur de sens, à partir de la fin des années 1960, entre des cinéastes et des publics appartenant à des cultures, des générations et des milieux sociaux différents : investi de significations connues de tous, sa mise en fiction a servi à poser publiquement le problème de l'entrée de l'humanité dans une ère de consommation massive des psychotropes, tout en restant dans le cadre de réflexion rassurant - car ancien - délimité par les deux imaginaires que nous venons de décrire.

Derrière la reconduction principalement utilitaire de ce double ensemble de représentations perce tout de même une nouveauté radicale : l'émergence, la récurrence et l'intensité d'un regard affectueux posé sur la figure en question. Celui-ci s'explique, notamment, par la nostalgie pour les *Sixties* développée par certains *baby-boomers* ayant fait carrière au grand ou au petit écran, comme nous l'avons démontré dans la partie précédente. En représentant les années 1960 en « âge d'or » du

230 Mélanie Roustan, « De la dualité du cannabis. Représentations croisées de l'herbe et du "shit" », *Alcoologie & addictologie,* vol. 28, 2006/2, p. 143-147.

second XXe siècle français, ces derniers ont participé à mythifier les différentes composantes de cette époque charnière, parmi lesquelles figuraient la contre-culture et son principal acteur, le hippie. Ce faisant, ils les ont « vidé de leur transcendance et de leur sens initial[231] », le personnage se retrouvant, dans la plupart de nos longs-métrages, réduit à un ensemble de signes immuables : les cheveux longs, le groupe, les motifs floraux et, pour ce qui nous intéresse, l'usage de cannabis. C'est en tant que pionnier d'une pratique en voie de banalisation, voire déjà banalisée, ou, pour le dire autrement, en tant que parrain des haschischins contemporains, qu'est apparu le hippie à l'écran tout au long de notre chronologie. Par jeu de miroir ou par métonymie, la curiosité originelle puis la tendance à l'accommodement culturel touchant la substance d'un côté, et la relative bienveillance puis la nostalgie entourant le hippie de l'autre, ont eu tendance à se renforcer réciproquement. Résultat, le traitement fictionnel accordé au premier des fumeurs de joints n'a jamais dépassé le stade de la vague méfiance : s'il a cristallisé certaines craintes et ressentiments du fait de son rôle dans l'introduction de l'habitude de consommer des stupéfiants dans l'Hexagone, le personnage-consommateur a toujours fait l'objet d'une relative mansuétude - voire d'une certaine tendresse - de la part des cinéastes français.

Contrairement à sa période classique, où la publicisation de l'engouement pour la substance de quelques Hommes de lettre n'avait jamais réellement contrebalancé la multiplicité des discours alarmistes ou franchement hostiles à son égard, la période moderne de l'histoire des représentations sociales du cannabis se caractérise donc par une circulation massive d'images plus lisses, moins « engagées », de sa consommation, mouvement d'euphémisation, de neutralisation, dont le hippie constitue la figure la plus emblématique. Ce traitement dépassionné, sinon systématiquement favorable, en dit long sur la place occupée par le haschisch dans notre imaginaire collectif à l'ère de la massification de sa consommation : celle d'une drogue ne souffrant, dès l'origine, aucune objection irrémédiable à être intégrée à la culture commune et légitime.

Le déséquilibre de la balance

Dans le plateau de gauche, la énième défonce d'un zonard s'égarant un peu plus sur les pentes de la toxicomanie. Ou encore, deux dealers

231 Frédéric Monneyron et Martine Xiberras, *Le Monde hippie. De l'imaginaire psychédélique à la révolution informatique*, Paris, Éditions Imago, 2008, p. 65.

roulant frénétiquement des joints dans une cage d'escalier pour oublier la morosité de leur quotidien et la violence de leur quartier. Dans le plateau de droite, une fringante avocate planant à bon droit pour décompresser après une longue journée de travail. Ou, peut-être, un joyeux groupe de quadragénaires passant au salon pour s'en fumer un petit après un bon repas arrosé au Pomerol. Au centre, assurant l'équilibre entre ces personnages portant une charge symbolique et culturelle d'équivalente importance, le hippie, dépositaire de la dualité déjà ancienne des représentations de la marijuana.

L'étude que nous achevons nous a justement permis de battre en brèche cette idée d'une égale circulation des imaginaires antagonistes du produit, séparant des figures identifiables de sa consommation de part et d'autre d'une ligne de crête au tracé clair. Certes, la massification a mis en concurrence divers systèmes de représentations de la pratique, dont on ne peut que décrire les extrémités du continuum : à un bout, celui, sombre et dominant à la période classique de l'histoire des drogues, l'assimilant à une dégénérescence individuelle, à un péril national ou à une pathologie de masse, et rendant responsable de sa propagation les marges ethniques, économiques et morales du petit peuple ; à l'autre bout, celui, radieux et émergent dans les années 1960, l'associant à la libération des corps et des esprits, au droit à la légèreté ou à la communion des âmes, et la prescrivant sans modération pour la meilleure partie de l'humanité. Si aucun de nos longs-métrages ne propose une image aussi idyllique et caricaturale du phénomène en question, force est de constater que la balance a structurellement penché, au cours de notre chronologie, du second côté.

En effet, la légende noire du déviant n'a jamais fait le poids face à la légende dorée des cadres et des professions intellectuelles supérieures. Presque uniquement portée par les fictions télévisuelles, la première a largement été émoussée par l'omniprésence dans nos films de ficelles scénaristiques, esthétiques et dialogiques érigeant la consommation des rebuts, des marginaux et des anticonformistes, en signes de résistance au Pouvoir et aux normes d'une société dépeinte comme intrinsèquement injuste ou malade. Cette faiblesse quantitative et ces effets de compensation sont venus renforcer la « présen[tation] sous un jour favorable[232] » du cannabis, très massivement diffusée par le 7e art entre 1969 et 2002 : l'hypertrophie, au sein de notre corpus, des

232 Il s'agit de la formule employée dans l'article L. 630 du Code de la santé publique, qui punit d'amende, depuis 1971, toute provocation à l'usage des stupéfiants, notamment lorsque celle-ci est « commis[e] par la voie de la presse écrite ou audiovisuelle ».

représentations de l'usage heureux, décomplexé et sans conséquence, des franges les plus favorisées de la population, est là pour en témoigner[233].

Le cas ambigu du hippie ajoute encore à cette inéquitable répartition des charges : prises en étau entre nostalgie et dénonciation des lubies ou des abus des *Sixties*, ses mises en scène attestent de la convergence progressive des imaginaires de la contre-culture et de ses attributs autour d'un récit commun, que l'on pourrait qualifier de consensuel, et narrer à l'aide d'une série de clichés plus ou moins immuables. Cette neutralisation, cette dépolitisation des images et des discours relatifs à l'introducteur d'une consommation courante du cannabis dans l'Hexagone, n'ont pas manqué de déteindre sur ses successeurs : bénéficiant de ce précédent à la fois historique et mythique, les haschischins de pellicule ont souvent reçu un traitement nuancé de la part des scénaristes et des réalisateurs français, les aspects les moins reluisants de leur relation au produit – méconnaissance, mauvaise gestion de ses propriétés psychoactives, déplaisir manifeste à fumer, addiction, etc. – se voyant, d'une manière ou d'une autre, contrebalancés par l'humour, la valorisation du cannabisme d'un autre personnage, ou encore des répliques minimisant les conséquences néfastes du phénomène. Résultat de cette propension de la filmographie nationale à proposer un regard pondéré sur les usagers de marijuana à l'ère de sa massification : un déséquilibre manifeste de l'imaginaire fictionnel de la substance du côté de la bienveillance, voire de la complicité, reflétant, semble-t-il, une tendance profondément ancrée dans la culture française à considérer la consommation du stupéfiant comme une pratique - mise de côté son illicéité - somme toute normale.

---

233 Il semble que cette caractéristique ne soit pas propre à l'imaginaire filmique du cannabis, puisque François Steudler et Françoise Steudler Delaherche avaient déjà identifié la « sous-estimation des effets négatifs de l'ivresse [et] de l'alcoolisation », comme l'un des traits saillants des représentations de l'alcool au cinéma français : François Steudler et Françoise Steudler-Delaherche, « Le cinéma entre vérité, fiction et silence », art. cité, p. 117.

CHAPITRE VI

Territoires de l'imaginaire cannabique : jeunesse, hédonisme et stupéfiants

Les représentations d'un objet « n'évolu[ant jamais] en vase clos[234] », il apparait peu pertinent d'envisager l'imaginaire du cannabis déconnecté du reste de la culture française : en effet, celui-ci en constitue à la fois un produit et une composante. L'assertion est d'autant plus vraie que la massification du stupéfiant a été concomitante, à la fin des années 1960, d'un bouleversement radical des pratiques et des aspirations, d'une redistribution de la hiérarchie des valeurs, d'une réévaluation des normes et de leur légitimité, bref d'une rupture majeure dans l'histoire culturelle hexagonale et internationale. L'étude des représentations collectives du haschisch s'avère ainsi être un prisme particulièrement seyant d'analyse de notre modernité. Partant de ce constat, il convient d'identifier et d'arpenter les territoires de cet imaginaire social que nos usagers de pellicule, nos moments de consommation et, plus généralement, les films de notre corpus, ont tour à tour investi, mis en lumière, transformé, voire annexé pour en faire des territoires propres à l'imaginaire cannabique.

Nombre de chercheurs et d'intellectuels se sont intéressés aux bouleversements des sensibilités, de l'univers mental et de la condition anthropologique, advenus en Occident au cours de la seconde moitié du XXe siècle. Pour le philosophe Gilles Lipovetsky, l'éclosion d'un « capitalisme de consommation[,] engagé dans la voie de la stimulation perpétuelle de la demande », a placé notre « civilisation [sous le signe] du désir », entraînant la substitution des « attentes du futur historique [par] la vie au présent[, des] passions nationalistes [par] la fièvre du confort[,] et [de] la révolution [par] les loisirs.[235] » Consacrant ses travaux

---

234 Myriam Tsikounas et Sébastien Le Pajolec, « La jeunesse irrégulière sur grand écran », art. cité, p. 89.
235 Gilles Lipovetsky, *Le Bonheur paradoxal : essai sur la société d'hyperconsommation*, Paris, Gallimard, 2006, p. 9.

aux transformations de l'individualisme depuis 1945, le sociologue Alain Ehrenberg a, de son côté, mis en évidence les rôles de premier plan tenus par le bien-être et par la performance dans un monde ayant érigé la compétition économique en principe de fonctionnement et l'autonomie en impératif intime. Corroborant ces réflexions ou s'appuyant sur elles, les historiens ont, eux, insisté sur l'irruption de la jeunesse dans l'histoire, à la fois comme classe d'âge et comme valeur, et sur la « conversion individuelle au bonheur[236] » : pour Jean-François Sirinelli, l'émergence d' « une culture juvénile [...], qui colore en profondeur [la] culture de masse[237] », constitue ainsi l'un des principaux changements expérimenté par nos sociétés depuis les *Sixties*, quand la décote de l'honneur, du devoir et de la gloire, au profit de l' « aspiration à la vie heureuse », tient un rôle équivalent pour Rémy Pawin[238].

Désir, autonomie, performance, consumérisme, bien-être, jouissance, nouveauté... La filmographie cannabique française fait très largement écho à ces notions, ces dynamiques et ces problématiques, qui caractérisent notre époque et la travaillent en profondeur. Si toutes auraient mérité de faire l'objet d'un long développement, nous avons choisi de concentrer notre attention sur deux d'entre elles, dont nos analyses ont révélé la présence quasi-systématique à l'écran : la question générationnelle et celle de l'hédonisme. Il est, en effet, intéressant de constater le triple lien noué par les œuvres de notre corpus entre jeunesse et usage de marijuana : la pratique y joue à la fois le rôle d'attribut distinctif des moins âgés, d'élixir de jouvence pour leurs aînés et de vecteur de réconciliation entre les deux populations. Ces représentations témoignent, plus largement, de l'avènement d'une culture consumériste ayant érigé les psychotropes – mais surtout le premier d'entre eux - en moyen d'accès légitime à la jouissance et au temps pour soi, sinon au bonheur. Un tel constat nous amènera finalement à réinsérer le cas particulier du haschisch dans l'imaginaire plus général des drogues. En étudiant la mise en scène de son rapport avec les autres stupéfiants d'un côté, et les modificateurs de conscience légaux de l'autre, nous chercherons à comprendre comment la substance a acquis son statut de « drogue douce » à l'ère de la massification.

---

236 Rémy Pawin, « La conversion au bonheur en France dans la seconde moitié du XXe siècle », *Vingtième Siècle. Revue d'histoire*, n° 118, 2013/2, p. 171.

237 Jean-François Sirinelli, « Le coup de jeune des *Sixties* », *in* Jean-Pierre Rioux et Jean-François Sirinelli (dir.), *La Culture de masse en France de la Belle époque à aujourd'hui*, Paris, Fayard, 2002, p. 118.

238 Rémy Pawin, *loc. cit.*

Génération(s) : jeunesse et consommation de cannabis depuis la fin des années 1960

« “Cannabis et adolescence” : le thème n’est pas nouveau, et pourtant il s’inscrit typiquement dans notre modernité », notait fort justement la psychiatre Anne Birraux dans un livre éponyme paru en 2004[239]. De fait, c’est à la faveur du mouvement de massification des drogues que l’usage du produit est devenu une pratique essentiellement juvénile dans l’Hexagone. Autrefois consommée par quelques grognards désœuvrés, une poignée d’artistes intrigués par la modification de conscience et un nombre indéterminable mais restreint de marginaux des villes, la marijuana a vu son cœur de cible sociologique s’élargir et se concentrer sur les adolescents et les jeunes adultes à partir de la fin des années 1960. Devenue l’un des symboles de la révolte générationnelle que vivait alors l’époque, puis, rapidement, l’un signes annonciateurs de la fin des Trente Glorieuses, celle-ci n’a par la suite cessée d’être associé à ces nouveaux acteurs de l’histoire, alternativement dépeints comme émancipés de leurs parents, en guerre contre leurs aînés, passionnés, innocents, fragiles, insolents, aventureux ou turbulents. C’est en tout cas ce que tendent à prouver les analyses menées à partir de notre corpus.

Il serait cependant erroné de croire que le haschisch n’a été représenté que comme l’apanage distinctif des *baby-boomers* et de leurs successeurs à l’écran. Classe d’âge aux contours incertains, investie de valeurs positives dès le XIXe siècle – espoir et virginité notamment -, la jeunesse est devenue une valeur *per se* et particulièrement cotée à la faveur des bouleversements des *Sixties*. Nos moments cannabiques se sont ainsi faits l’écho de ce changement de paradigme culturel, en érigeant la substance au rang de machine à remonter le temps et d’élixir de jouvence moderne. Synonyme de fraîcheur, d’un inconnu forcément désirable et d’une transgression des normes désormais positivement connotée, il est intéressant de constater que sa consommation a également été mise en scène comme un vecteur de réconciliation générationnelle par la filmographie nationale, tout au long de notre chronologie.

Le cannabis, drogue des jeunes

Dans la partie précédente, nous avons démontré la place centrale accordée à la jeunesse par la fiction cannabique française. Si le cinéma a institué l’usage de marijuana en symbole de la révolte des *baby-boomers* dès le tournant des années 1970, la télévision a attendu la fin de la décennie

---

[239] Anne Birraux, « Vulnérable adolescence », *in* Patrick Huerre et François Marty (dir.), *Cannabis et adolescence, les liaisons dangereuses*, Paris, Albin Michel, 2004, p. 41.

pour faire de même, réduisant le plus souvent la substance à une manifestation du malaise adolescent. Jusqu'au début des années 2000, les deux écrans ont ensuite continué de représenter un nombre significatif de jeunes fumeurs, n'hésitant pas à les dépeindre comme les derniers dépositaires de la dimension problématique du phénomène.

Derrière ces spécificités médiatiques et sémiologiques conjoncturelles perce cependant une tendance de fond, propre, semble-t-il, à l'imaginaire moderne de la marijuana : la conception du produit comme attribut générationnel. L'émergence, à la fin des années 1960, d'une culture juvénile autonome et contestataire reposant notamment sur la modification de conscience psychotrope, a solidement ancré l'idée, en France, que le cannabis était une « drogue de jeunes ». Si les films d'exploitation américains des années 1930, comme *Assassin of youth* (Elmer Clifton, 1935) ou *Reefer madness* (Louis Gasnier, 1936), montraient déjà des haschischins candides abusés par des dealers plus âgés et sans scrupules, les œuvres de notre corpus ont franchi un pas supplémentaire en faisant du stupéfiant l'apanage distinctif de cette classe d'âge nouvellement indépendante. Ce motif est repérable dès le tournant des années 1970 : dans *Le Gendarme en balade* comme dans *Les Stances à Sophie*, les initiés de la marijuana ont tous entre 20 et 25 ans, quand les novices ont systématiquement plus de 30, voire plus 50 ans. Le caractère comique (*La Brigade en folie*) surréaliste (*Le Charme discret de la bourgeoisie*) ou inquiétant (*Cannabis* et *Le Magnifique*), de la situation inverse, semble d'ailleurs attester du caractère génétique de l'association entre jeunesse et haschisch dès les premiers temps de sa consommation courante.

Tout au long de notre chronologie, les longs-métrages hexagonaux n'ont ainsi eu de cesse de mettre en scène l'absorption de la substance comme une pratique constitutive, sinon centrale, de la culture juvénile. Dans *Toute une vie* (1973), *Comme un boomerang* (1976), *Tapage nocturne* (1979), *Un monde sans pitié* (1989), *Chien et chat* (1991), *L'Eau froide* (1993), *Peut-être* (1999), *Sexy boys* (2001), ou encore *Les Gaous* (2003), c'est une fête qui constitue le cadre spatio-temporel de l'usage de la drogue. La sociologue Monique Dagnaud a montré comment ces huis-clos adolescents et post-adolescents se déroulant généralement le jeudi soir ou le week-end, combinant musique, danse, flirts et boissons fortes, ont constitué un puissant vecteur d'affirmation et de rupture générationnelle à partir de la fin des années 1960[240]. De fait, ces œuvres représentent généralement le passage du joint de main en main comme une transgression se déroulant à l'abri du regard des aînés : jouissant d'une

240 Monique Dagnaud, *La Teuf. Essai sur le désordre des générations*, Paris, Seuil, 2008, p. 46 et « La teuf : ethnographie des soirées débridées », *Psychotropes*, vol. 15, 2009/4, p. 41-62.

autonomie temporaire, souvent déjà grisés par l'alcool, les jeunes profitent de cette parenthèse pour communier en tant que pairs dans les vapeurs du stupéfiant. Les moments de consommation festifs servent, d'autres fois, à souligner l'immaturité de cette population vis-à-vis de la psychotropie, voire carrément son inconscience : cette dernière prend alors la forme d'un *bad trip*, à l'instar de celui auquel succombe Philippe dans *Peut-être*, plus rarement celle d'un drame, à l'instar du meurtre que commet Eddy Batkin sous le coup d'une hallucination dans *Comme un boomerang*[241]. Ainsi, tous ces haschischins de pellicule apparaissent-ils comme les garants et les continuateurs d'une tradition née à la faveur du mouvement de massification : la transformation de l'expérimentation cannabique en rite de passage vers l'âge adulte.

Dans d'autres films, la présence du produit à l'écran a plutôt pour fonction de rendre palpable le fossé qui se serait creusé entre les générations depuis la rupture socioculturelle des *Sixties*. La marijuana, drogue illicite des *baby-boomers* et de leurs successeurs, est alors opposée à l'alcool, modificateur de conscience traditionnel des anciens. La plupart du temps, ce motif semble avoir pour unique objectif de mettre en scène une différence d'âge : c'est, par exemple, le cas dans *Les Frères Pétard* où, contrairement à son fils qui a trouvé son bonheur dans le commerce et l'usage de cannabis, Monsieur Jabert – interprété par Michel Galabru -, préfère décompresser avec ses collègues gardiens de la paix en regardant un match de football autour d'un digestif. Devant le refus de Manu d'accepter « un petit verre » au prétexte qu' « [il] ne boi[t] pas d'alcool », l'une d'entre eux déclare d'ailleurs : « C'est incroyable, les jeunes ils boivent plus, ils se droguent ! ». On retrouve une configuration similaire dans *Swimming pool* : dans les deux moments de consommation que contient l'œuvre de François Ozon, c'est Sarah Morton, la quinquagénaire, qui propose et sert les whiskys, quand Julie Bosload, la vingtenaire, roule et distribue les joints. Là encore, les dialogues viennent renforcer la dichotomie établie à l'image : « Pouvez-vous nous servir à boire Sarah ? Je vais chercher de l'herbe dans ma chambre.[242] » Si chacune des substances joue effectivement le rôle de signe d'appartenance et de distinction générationnelle, leur mise en parallèle permet également aux scénaristes et aux réalisateurs d'énoncer une vérité plus profonde sur la modification de conscience : loin d'être l'apanage

---

241 Notons, à l'inverse, la sagesse couplée de malice des lycéens de *La Boum 2* (Claude Pinoteau, 1982), qui décident de remplacer la marijuana appartenant à l'un de leurs amis par des herbes de Provence. Ce dernier ne s'en rend pas compte au moment de la consommation, assurant crânement qu'il fume de la « mexicaine », ce qui déclenche l'hilarité de ses camarades.

242 « Could you make us a drink Sarah? I'll go get some weed in my room » [TdA].

d'une jeunesse dangereuse et immature ayant fait sécession dans les années 1960, cette dernière est en fait une réalité profondément ancrée et normalisée dans la société française. « Qu'importe le flacon, pourvu qu'on ait l'ivresse[243] » semblent ainsi dire en chœur nos jeunes personnages-consommateurs et leurs aînés.

Parfois, l'équivalence posée à l'écran entre alcool et haschisch a cependant des visées plus critiques. Loin de se borner à poser le constat que la substance privilégiée évolue en fonction de l'âge, nombre de nos longs-métrages mettent en effet à profit leurs moments cannabiques pour dénoncer l'hypocrisie des plus âgés en matière d'addiction et d'usage de toxiques. Dans *Le Charme discret de la bourgeoisie* déjà, Luis Buñuel ridiculisait Monsieur Thévenot et l'ambassadeur de la République de Miranda en les représentant un énième verre à la main, fustigeant les fumeurs de cannabis (« J'ai horreur des drogués ! ») alors qu'eux-mêmes chapeautent en sous-main un vaste trafic de cocaïne passant par la valise diplomatique.

Nul part, néanmoins, le procédé n'apparait de manière aussi limpide que dans *Tchao Pantin* (1983). La première partie du film de Claude Berri met en scène les destins croisés de deux individus que tout oppose : Lambert, un pompiste solitaire et dépressif d'une quarantaine d'années, et Youseff Bensoussan, un petit dealer de vingt ans son cadet. Leur rencontre et leur apprivoisement réciproque se déroulent de nuit, dans la station-service du XVIIIe arrondissement de Paris tenue par le premier, au gré des démêlés avec la police et des soucis mécaniques qu'expérimente le second. Un soir que commence à s'installer entre eux une certaine intimité, Youssef s'assied derrière la caisse et allume un joint en attendant que Lambert finisse avec un client à l'extérieur. En rentrant, ce dernier interroge immédiatement le garçon (« Qu'est-ce que c'est que ça ? C'est d'la drogue ? ») et, sans attendre de réponse, lui adresse une violente claque qui le fait chuter de son siège. Penaud, Youssef tente de se justifier en minimisant son geste (« Quoi, c'est un joint ! »), mais Lambert, menaçant, balaie son argument en brandissant la théorie de l'escalade (« Quoi un joint ? Ça commence par un joint, on sait comment ça finit ! ») Excédé, le jeune dealer finit par se lever et par passer à l'offensive. Désignant une bouteille de whisky située hors du champ de la caméra mais à laquelle le spectateur à déjà vu Lambert se servir à plusieurs reprises à ce moment-là du film, Youssef retourne l'accusation en éructant : « T'as vu ce que tu t'enfiles toutes les nuits toi ? T'as vu avec quoi tu te shootes ? » Visiblement affecté, le pompiste passe

243 Cette citation célèbre est extraite du poème « La coupe et les lèvres » d'Alfred de Musset : *Premières poésies : 1829-1835*, Paris, Larousse, 1907, p. 143.

lentement derrière la caisse, s'assoit et se sert un verre. Son ami en profite pour porter l'estocade en mettant sur un pied d'égalité leurs (mauvaises) habitudes respectives en matière de psychotropes : « Chacun sa merde, mec ! Hein ? Chacun sa merde ! » La scène s'achève par un zoom sur le visage de Lambert, laissé seul dans son commerce avec sa bouteille et ses certitudes vacillantes. Durant la minute qu'a duré ce moment cannabique, la caméra n'a pas bougé : le jeune fumeur de joints a simplement été remplacé – physiquement et symboliquement – par son aîné alcoolique **(Fig. 21)**.

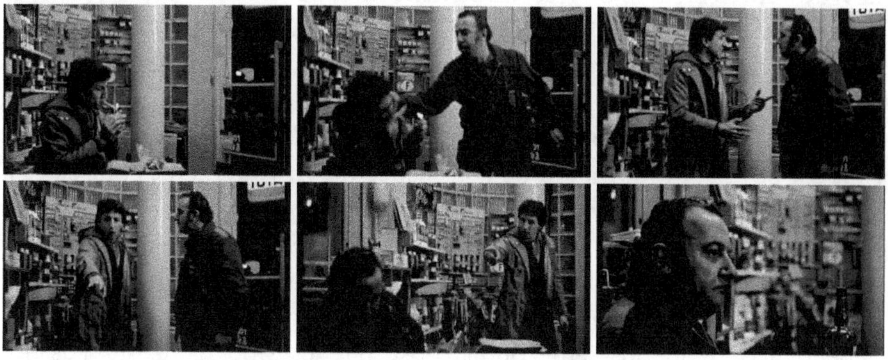

Fig. 21 : *Tchao Pantin* (Claude Berri, 1983)

La symétrie formelle et les dialogues de ce passage rendent séduisante la lecture de *Tchao Pantin* proposée par François Steudler et François Steudler-Delaherche dans un article consacré aux représentations cinématographiques de l'alcool en France : celle d'une trame narrative construite autour d'une double opposition, « entre l'alcoolisme du père et la toxicomanie [du] fils » d'un côté, et entre « génération[s] » de l'autre[244]. À chaque âge sa drogue en somme. Seulement, la seule véritable addiction ici mise en scène est celle de Lambert, non celle de Bensoussan. C'est le premier, et non le second, que les spectateurs ont vu se servir plusieurs whiskys et autres digestifs au cours des trente minutes déjà écoulées de l'œuvre, dont l'un de bon matin. C'est lui qui arbore les traits tirés, l'œil vide et l'air défait de celui qui boit trop et depuis trop longtemps[245]. Mais c'est surtout lui qui se permet de porter

[244] François Steudler et Françoise Steudler-Delaherche, « Le cinéma entre vérité, fiction et silence », art. cité, p. 115.

[245] À ce sujet, notons que « Michel Colucci est [...], à ce moment de sa carrière, un adepte des drogues dures, addiction qui marque ses traits et rendent nécessaires les nombreux plans du dos voûté de son personnage, masquant ainsi son visage. Le rôle de l'ombrageux et alcoolique pompiste Lambert lui est tristement taillé sur mesure. » :

un jugement sur la consommation de l'autre, sans prêter attention à la sienne. Certes, la violence de sa réaction trouve son explication dans la mort par overdose de son unique enfant, auquel il identifie le jeune dealer. Difficile, cependant, de ne pas y voir une manière pour le réalisateur et scénariste, Claude Berri, de braquer les projecteurs sur une tartuferie collective : le double standard appliqué en matière de modificateurs de conscience par la société française du début des années 1980. D'un côté, le joint du personnage interprété par Richard Anconina - jeune et maghrébin - immédiatement assimilé à la dépendance aux drogues dures et, à ce titre, légitimement dénoncé ; de l'autre, la banale et silencieuse addiction à l'alcool du « Français moyen », non reconnue comme telle, par lui comme par une partie encore importante de la population[246].

Que les cinéastes aient souhaité dire le caractère transgénérationnel de l'appétit pour la modification de conscience ou l'hypocrisie des plus âgés à ce sujet, soit, mais nous émettons l'hypothèse que cette mise en parallèle régulière des substances dans nos longs-métrages a surtout participé à la dynamique d'accommodement culturel au cannabis que connait le pays depuis la fin des années 1960. Plutôt que de déplacer les stigmates de la dépendance et du problème public posé par les stupéfiants sur l'usager d'alcool, le renvoi dos-à-dos des jeunes fumeurs et de leurs aînés, amateurs de vin, de bière ou de whisky, semble avoir favorisé l'assimilation du haschischin à la figure rassurante - car « familière », même si potentiellement excessive[247] – du buveur. Aux côtés de la surreprésentation des consommations heureuses et non-problématiques, ou de la neutralisation quasi-systématique des images négatives de l'inhalation de marijuana par quelque mécanisme dialogique ou scénaristique, le procédé constitue ainsi l'un des principaux ressorts filmiques de dédramatisation, de banalisation et donc, de normalisation, de la pratique dans l'imaginaire hexagonal moderne. Peut-être est-ce d'ailleurs la raison pour laquelle la fiction télévisuelle française qui s'est, dès la fin des années 1970, astreinte à la prévention en la matière, n'a jamais mis sur le même plan l'absorption des deux drogues dans ses productions ?

Nous aimerions terminer cette réflexion en signalant la présence notable du cannabis dans les quelques « films générationnels » que compte notre corpus. S'il ne semble pas exister de définition canonique

---

Julien Gaertner, « *Tchao Pantin.* Immigration, bas-fonds et trahison », *Hommes & migrations*, n° 1313, 2016/1, p. 83.

246 Ou, pour reprendre les mots d'Alain Ehrenberg : « L'alcool est si bien ancré dans de nombreux rites qu'un *alcoolisme invisible* et bien souvent *dénié* les parcourt » : « Un monde de funambules », *in* Alain Ehrenberg (dir.), *op. cit.*, p. 12.

247 Véronique Nahoum-Grappe, « Jusqu'à plus soif », art. cité, p. 116.

de ce concept, nous reprendrons volontiers celle proposée par Thomas Mansier dans sa thèse consacrée aux nouveaux vecteurs de la culture rock dans les années 1990 :

> « Tel est le film générationnel, objet culturel conçu pour (et par, dans le meilleur des cas) la jeunesse actuelle, celle-ci prise dans son plus simple caractère : l'âge (12-25 ans). [L]es films générationnels sont des films sur les jeunes, répondant aux aspirations des jeunes du moment. [Leur] rôle est de marquer une opposition nette entre la jeunesse et le reste de la population. [248] »

Après étude des divers usages du terme dans la presse critique et la littérature scientifique, nous lui ajouterions une connotation patrimoniale, voire identitaire : contrairement au *teen movies* américains, dont la fonction essentielle est de divertir le public adolescent en lui tendant un miroir volontairement caricatural ou déformant[249], le film générationnel n'a le droit à cette appellation qu'à la condition que son metteur en scène, son casting, son esthétique et les thèmes qu'il aborde, ne soient reconnus, aux yeux de tous et pour la postérité, comme l'émanation, le symbole ou l'expression, de la jeunesse d'une époque clairement identifiable. Ainsi qu'en atteste la recension entreprise par le critique Benjamin Rozovas pour un article paru en 2000 dans le magazine *Technikart*, la présence des psychotropes semble relativement fréquente au sein de ce sous-genre cinématographique : à *Reefer madness* (1936) et *Easy Rider* (1969), ce dernier agrège par exemple *Trainspotting* (Danny Boyle, 1996) et *Human traffic* (Justin Kerrigan, 1999), deux longs-métrages britanniques narrant, chacun à sa façon, les relations ténues, festives ou destructrices, nouées entre les enfants de la crise économique et les drogues dures[250].

L'analyse de notre série filmique nous permet de confirmer cette intuition. Quatre de nos productions, au moins, méritent ainsi d'intégrer la liste des films générationnels : il s'agit de *More*, *Un monde sans pitié*, *Le Péril jeune* et *L'Auberge espagnole*. Bien que son réalisateur ait dès l'origine contesté cette lecture, le premier est resté dans la mémoire collective comme le grand film français sur la jeunesse hippie. Âgé de 28 ans au moment du tournage, Barbet Schroeder était, en outre, l'un des héritiers de la Nouvelle Vague, dont Antoine de Baecque comme Michel Marie expliquent l'éclosion, l'originalité et le succès, par un rajeunissement du

---

248 Thomas Mansier, *Identité du rock et presse spécialisée : évolution d'une culture et de son discours critique dans les magazines français des années 90*, Lille, Atelier national de reproduction des thèses, 2004, p. 151.

249 Adrienne Boutang, « "Jeunes, je vous ai compris" : stratégies de ciblage dans les *teen movies*, des années 1950 à aujourd'hui », *Le Temps des médias*, n° 21, 2013/2, p. 85.

250 Benjamin Rozovas, « Les films générationnels, Cartographie », *Technikart*, n° 43, juin 2000, p. 18-19.

paysage cinématographique national à la fin des années 1950[251]. Nous avons déjà dit le rôle central joué par la marijuana dans cette œuvre pionnière : ses cinq moments cannabiques d'une durée cumulée de dix minutes ; la substance occupant successivement les fonctions d'adjuvant puis d'opposant dans la quête du héros ; sa consommation comme point de départ de la toxicomanie à laquelle succombe finalement ce dernier, etc.

Selon la critique Claude-Marie Trémois, la sortie en salles du deuxième, le 22 novembre 1989, signe carrément l'acte de naissance du « jeune cinéma français[252] », parfois également qualifié de « nouvelle Nouvelle Vague[253] ». Si plusieurs spécialistes des études cinématographiques et de l'histoire du 7e art ont, par la suite, nuancé cette analyse[254], force est de constater que le film d'Éric Rochant cumule à peu près toutes les caractéristiques généralement avancées pour illustrer le vent nouveau qui souffla sur le grand écran hexagonal dans les années 1990 : en effet, *Un monde sans pitié* est le premier long-métrage d'un jeune réalisateur – 28 ans, lui aussi, au moment du tournage – formé à l'Institut des Hautes Études Cinématographiques (IDHEC). Distingué par la profession, salué par la presse et plébiscité par le public, celui-ci raconte, sur un « ton désinvolt[e][255] », les amours décousus d'un trentenaire habitant un grand appartement du Quartier Latin. Il serait exagéré de dire que le haschisch et son usage figurent au cœur de la narration : cette dernière n'est ponctuée que par deux moments cannabiques dont la durée cumulée dépasse à peine une minute. La pratique apparait néanmoins dès la troisième minute de l'œuvre, dans une scène de fête permettant à la fois d'installer les personnages – Hippo, l'antihéros nonchalant interprété par Hippolyte Girardot ; Xavier, son frère cadet, lycéen et petit dealer de shit ; leurs amis fumeurs de joints, bien élevés et propres sur eux – et de mettre en scène leur vie de bohème désenchantée : non seulement les agréables illusions que procure la modification de conscience fait partie de leur quotidien, mais son

---

251 Michel Marie, *La Nouvelle Vague : une école artistique*, Paris, Armand Colin, 2009, p. 49 et Antoine De Baecque, *La Nouvelle vague, portrait d'une jeunesse*, Paris, Flammarion, 1998, 159 p.

252 Claude-Marie Trémois, *Les Enfants de la liberté. Le jeune cinéma français des années 90*, Paris, Seuil, 1997, p. 19.

253 Par exemple : Michel Euvrard, « Une nouvelle Nouvelle vague ? », *Ciné-Bulles*, vol. 15, 1997/4, p. 16-19 ou Yann Darré, *op. cit.*, p. 99.

254 Par exemple : Jean-Pierre Jeancolas, « Un cinéma de la responsabilité : esquisse de cartographie du cinéma français vivant en 1998 », *Australian Journal of French Studies*, vol. 36, 1999/1, p. 21 ou René Prédal, *op. cit.*, p. 8.

255 René Prédal, *loc. cit.*, p. 15.

commerce leur permet de payer le loyer. La substance apparait ainsi comme un palliatif au sentiment de vacuité partagé par cette génération ayant grandi entre la crise économique, les ravages du sida et le déclin des grandes utopies.

Par bien des aspects, *Le Péril jeune* et – dans une moindre mesure - *L'Auberge espagnole* appartiennent à la même catégorie filmique qu'*Un monde sans pitié* : tous deux ont été réalisés par l'un des cinéastes phare du jeune cinéma français, Cédric Klapisch ; le premier a été conçu dans le cadre d'une collection télévisuelle – *Les années lycées* – symbolique de la politique de soutien institutionnelle qui a accompagné l'émergence de ce « nouveau cinéma d'auteur[256] » ; il met en scène une bande de copains faisant l'expérience des premières relations sexuelles, des premiers buvards de LSD, des premières manifestations et des premières désillusions politiques, dans le tumulte des années 1970 ; le second narre les aventures barcelonaises d'un étudiant parti dans le cadre du programme de mobilité européen Erasmus - créé en 1987 -, entre fêtes, cours à la fac et amourettes. Tous deux s'intéressent ainsi aux aspirations, aux sociabilités et aux pratiques de la jeunesse hexagonale, prise à vingt-cinq ans d'intervalle. Plus que tout, c'est cependant la personne de Romain Duris – Tomasi dans le premier, Xavier dans le second – qui confère leur dimension éminemment générationnelle à ces œuvres. Repéré dans la rue pour son « look un peu extrême[257] » par le directeur de casting du *Péril jeune*, Bruno Levy, celui-ci a longtemps été l'incarnation du « jeune » au cinéma français. De fait, le comédien a systématiquement interprété des vingtenaires immatures, je-m'en-foutistes ou totalement inconscients, tout au long des années 1990 : si le public des salles obscures l'a vu fumer des joints dans *Le Péril jeune*, *L'Auberge espagnole* et *Déjà mort*, il aura également pu l'apercevoir côtoyer des habitués du haschisch dans *Dobermann* (Jan Kounen, 1996) et *Peut-être*, soit cinq œuvres appartenant à notre corpus.

Cette proximité récurrente entre un acteur métonymique de la jeunesse et le cannabis au sein de notre série filmique mérite une double lecture. Elle traduit, d'un côté, la circulation d'un ensemble de représentations relatives à cette génération : celles d'une classe d'âge inventant ses propres rites de passage, dépourvue de repères ou refusant de vieillir, accordant une part importante de son temps et de ses préoccupations à s'amuser, à tester ses limites et à fuir la réalité. De l'autre, elle nous permet d'accéder à un trait saillant de l'imaginaire moderne de la consommation de marijuana : celui d'une pratique

256 Cécile Luong « Le jeune cinéma français d'aujourd'hui », art. cité, p. 14.

257 « Le Péril jeune : l'histoire secrète de la révolution », *Première*, n° 477, mai-juin 2017.

symbolique de l'autonomie culturelle acquise et cultivée par les adolescents et les post-adolescents français depuis la fin des années 1960.

Jeunesse et passé : le joint, entre madeleine de Proust, machine à remonter le temps et élixir de jouvence

Les liens établis par la filmographie nationale entre jeunesse et haschisch dépassent cependant la seule dimension du signe d'appartenance générationnelle. Dans plusieurs de nos productions, les propriétés psychotropes du produit semblent ainsi permettre à ses usagers de renouer avec leur passé. Dans *Le Beauf*, Serge, Gilbert Rocky et Marc, achèvent de se réconcilier autour d'un joint en regardant – nostalgiques et amusés - une vidéo du groupe de rock qu'ils formaient encore quelques années auparavant. Une feuille de cannabis, bien visible derrière le batteur interprété par Gérard Jugnot, accentue d'ailleurs cette lecture de la drogue comme madeleine de Proust. Dans *Les Frères Pétard*, réalisé la même année, le whisky infusé à la marijuana qu'il ingurgite sans le savoir transporte Monsieur Jabert sur les barricades qui s'étaient dressées dans la capitale en Mai-68. Avec un collègue policier se trouvant dans le même état que lui, il transforme sa cuisine en champ de bataille, remplaçant les pavés par des œufs et les grenades lacrymogènes par des pots de yaourt. Ces événements sont, pour lui, associés à un traumatisme intime : le départ de sa femme avec un « petit garde mobile de Quimper monté à Paris pendant la chienlit ». Nous avons déjà dit comment les héros de *Mes meilleurs copains* (1988) se remémoraient leurs jeunes années au rythme des joints, désormais sagement allumés à la fin du repas, autour d'une bonne bouteille de vin, dans la belle demeure de l'un d'entre eux.

Dans *Gazon maudit*, l'absorption de la drogue ne fait pas uniquement office de machine à remonter le temps. Certes, les effets du haschisch rappellent à Loli, la femme au foyer négligée interprétée par Victoria Abril, la liberté et l'énergie de ses vingt ans : « Ho ça me ramène loin ! Quand on sortait avec les copains à Barcelone. On allait en boîte toute la nuit, on dansait ! Et puis le lendemain : répétitions. Quelle santé on avait ! » Loin de la pousser à se complaire dans ces souvenirs doux-amers, la substance semble provoquer chez elle un ardent désir de remonter le fil de sa vie pour revenir au point de bifurcation initial : la rencontre avec son mari, Laurent. Pour lui, elle a quitté l'Espagne, abandonné la danse et s'est peu à peu enterrée dans une vie domestique sans saveur. Enivrée, elle se laisse charmer par Marie-Jo, une DJ homosexuelle rencontrée à la faveur d'une panne de voiture, cette dernière ayant passé la soirée à lui dépeindre l'idylle qu'elles auraient vécu ensemble si elles s'étaient connues plus jeunes. La modification de conscience cannabique agit ainsi sur la sage mère de famille comme un élixir de jouvence : émancipée de son homme, débarrassée de ses scrupules, Loli s'autorise à revivre ses premières années d'adulte, expérimentant un amour interdit et refusant désormais l'aliénation des tâches ménagères. Tout fonctionne comme si le produit, symbole d'une jeunesse libre et aventureuse depuis la fin des années 1960, était, une fois inhalé, capable de transmettre les attitudes et les valeurs positivement chargées associées à cette génération : légèreté, indépendance, anticonformisme, curiosité, etc.

Notons que ce motif affleurait déjà dans *La Vie dissolue de Gérard Floque* (1986). En effet, le troisième et dernier moment de consommation de cette comédie met en scène deux personnages que tout oppose : Martine, une vingtenaire excentrique interprétée par Marie-Anne Chazel, et la belle-mère du personnage éponyme, une retraitée fielleuse jouée par Jacqueline Maillan. Après que la seconde a soupçonné la première de vol, cette dernière tend un joint à son aînée en lui intimant d'être : « Cool ! cool mamie ! » Elle lui conseille ensuite de fumer pour se détendre, moquant sa hargne et sa rigidité d'esprit. Les effets de la marijuana sont immédiats : abandonnant son sérieux naturel, « mamie » se met à chanter à et danser devant sa jeune et nouvelle amie, avant d'accepter de finir la soirée en boîte de nuit avec elle. Jamais la fonction rajeunissante du produit n'apparait cependant de manière aussi flagrante que dans *Albert est méchant* (Hervé Palud, 2003), un film postérieur d'un an à la clôture de notre chronologie. Celui-ci narre la rencontre entre Patrick Lechat, un pharmacien coincé interprété par Christian Clavier, et son oncle Albert, un vieil homme bourru et socialement inadapté incarné à l'écran par Michel Serrault. Si le premier cherche au départ à amadouer le second pour récupérer l'argent d'un héritage, la liberté, l'insouciance et l'effronterie – toutes vertus attribuées à la jeunesse - de ce dernier finissent par séduire le héros. Prenant progressivement conscience du caractère morne et normé de sa vie (« Est-ce qu'il n'y en a pas un peu marre d'être raisonnable ? », « Tu peux pas savoir le bien que ça m'a fait de hausser le ton chez moi ! »), Patrick s'autorise finalement une parenthèse régressive dont il atteint l'acmé un joint à la bouche, en saccageant le hall d'un hôtel de luxe à coups de canne de golfe **(Fig. 22)**.

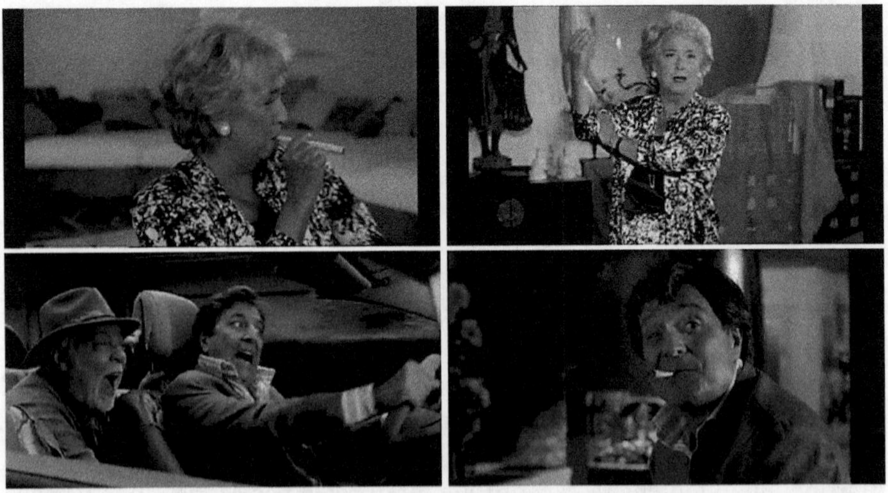

Fig. 22 : En haut, *La Vie dissolue de Gérard Floque* (Georges Lautner, 1986) ; en bas, *Albert est méchant* (Hervé Palud, 2003)

Pour ceux qui ont depuis longtemps quitté les rivages de l'adolescence, le cinéma français a ainsi mis en scène le cannabis comme un moyen pratique et facilement accessible de se remémorer avec plaisir cette période de licence, de nouveauté et d'irresponsabilité, voire de s'y replonger le temps d'un instant. Ce statut filmique de vecteur d'accès à une « valeur jeunesse », particulièrement cotée depuis le *Sixties*, semble à son tour venir confirmer la thèse du basculement de l'imaginaire collectif du produit du côté du désirable et du socialement légitime, au cours des trois dernières décennies du XXe siècle.

Le joint, facteur de réconciliation générationnelle

Symbole d'une culture juvénile vivace et autonome, heureux outil de régression pour les plus âgés, le joint a également été paré de vertus pacificatrices par la filmographie nationale. Dans plusieurs de nos longs-métrages, en effet, le moment de consommation s'avère aussi être un moment de réconciliation entre les adolescents ou les post-adolescents et leurs aînés. La récurrence de ce motif, tout au long de notre chronologie, est à lire à l'aune du bouleversement des relations entre classes d'âges survenu au cours des années 1960 : la rébellion initiale des *baby-boomers* à l'encontre des normes, des goûts, des valeurs et des pratiques de leurs parents semble avoir, par la suite, mué en un conflit intergénérationnel de plus ou moins haute intensité, polymorphe, mais durablement ancré dans la société française comme dans les représentations collectives circulant à son sujet[258].

258 Olivier Galland, *Les Jeunes*, Paris, La Découverte, 2009, p. 116.

Dès 1970, Jean Girault mettait en scène la brigade de l'adjudant Gerber et du maréchal-des-logis Cruchot déclarant son amour à de jeunes hippies sous l'effet de la substance. Comme le note Sébastien Le Pajolec, le public français qui avait déjà vu *Le Gendarme de Saint-Tropez* (1964), *Le Gendarme à New York* (1965) et *Le Gendarme se marie* (1968), a « clairement inscrit [*Le Gendarme en balade*] dans le texte global de la série. » La scène n'a pas manqué de lui paraître incongrue – et donc drôle – puisque chacune de ces œuvres se distinguait par son « mépris affiché pour la jeunesse », le personnage interprété par Louis de Funès incarnant la figure légitime et rassurante de l'autorité publique et paternelle au moment même où s'accentuait « l'émancipation de [cette catégorie de la population][259] ». Dans *Mon curé chez les nudistes* (Robert Thomas, 1982), deux représentantes – caricaturales – de la contre-culture juvénile, « Zizi, la reine du rock » et « Lulu, punk sexy », amadouent le curé Daniel, un ecclésiastique de trente ans leur aîné, avec un « petit joint [venant] directement de Hong-Kong » et une bouteille de vin. Dans un registre similaire, nous avons déjà montré comment l'unique moment cannabique de *Milou en mai* soude l'espace d'un instant le clan Vieuzac – de l'étudiant exalté à sa cousine bourgeoise et conservatrice, en passant par le patriarche interprété par Michel Piccoli –, alors que font rage les événements de Mai-68.

À ces effusions collectives faisant écho à la « grande histoire », le cinéma hexagonal a adjoint des rapprochements domestiques et interindividuels, la quotidienneté des foyers et les relations intrafamiliales constituant les premiers terrains d'expression des tensions entre générations. Dans *Le Placard*, par exemple, François Pignon et son fils se redécouvrent autour d'un peu de haschisch après des années d'incompréhension réciproque. Il faut dire que Franck considérait son père comme « chiant » et « pas drôle », avant de le voir à la télévision coiffé d'un préservatif géant sur un char de la *gay pride*. Dans *Swimming pool*, c'est également de la marijuana – agrémentée d'un peu d'alcool – qui permet de briser la glace entre Sarah Morton et la fille de son éditeur, dans la demeure duquel elle a été invitée à s'installer pour achever la rédaction d'un roman. L'intimité nouée dans les volutes de la drogue favorise les confidences : Julie qui, la veille, appelait encore son hôte « la vieille », se réjouit d'apprendre que cette dernière a « multiplié les joints et les partenaires sexuels durant son adolescence dans le *Swinging London*[260] ». En acceptant de se prêter à une pratique collectivement

[259] Sebastien Le Pajolec, « Cinégénie du gendarme », art. cité, p. 141-142.
[260] « I've done my share of smoking [...] and fucking. [...] I was around in Swinging London » [TdA].

considérée comme l'apanage des nouvelles générations, leurs aînés révèlent ainsi leur part de fantaisie et leur capacité à transgresser les normes, bref, leur jeunesse toujours bien vivace. Ce geste, qui les met à la fois à nu et sur un pied d'égalité avec leurs cadets, crée les conditions favorables à la réconciliation entre classes d'âge à l'écran.

Notons, une fois n'est pas coutume, que quelques-uns de nos téléfilms prêtent également au cannabis la vertu de mettre en sourdine les tensions ou les incompréhensions intergénérationnelles. C'est le cas dans *L'Homme qui ne savait pas être un ami*, puisque c'est au gré des pipes de kif que Driss, un vingtenaire désœuvré, et Fouad, un vieux misanthrope, s'apprivoisent avant de sympathiser. Ça l'est surtout dans *Homard*, un *road movie* dramatique réalisé par Philippe Condroyer en 1992. Cette œuvre met en scène les efforts déployés par un homme pour renouer avec son fils – Homard –, enfermé pendant plusieurs années dans un asile psychiatrique sur décision de sa femme. Débordant de colère et de rancœur à sa sortie de l'institution, le jeune garçon soigne ses crises à grand renfort de marijuana. De nuit, sur une aire d'autoroute déserte, le père, honteux, se soumet à l'injonction d'Homard qui lui intime de « [se taire] et [de] fume[r] ! » Aux silences gênés et aux cris succèdent alors les confessions et les déclarations de tendresse : le géniteur, interprété par Roland Bertin, profite de sa défonce pour avouer à son fils son plaisir de le retrouver, et lui raconter comment, des années auparavant, il a rencontré sa mère. Contrairement au cinéma, cependant, ces rapprochements sous drogue dépeints par le petit écran ne sont ni drôles ni heureux : ils s'apparentent plutôt à un pis-aller, un ultime recours avant que ne s'installe entre les personnages une incommunicabilité durable, voire définitive.

Le partage du produit, par la proximité physique qu'il induit et l'état modifié de conscience dans lequel il plonge ses usagers, semble propice à faire tomber les barrières séparant des individus possédant en commun un passif familial douloureux, ou appartenant à des générations entretenant des liens distendus car construites en opposition. Il serait néanmoins erroné de penser que ces rapprochements se font en terrain neutre : à de rares exceptions près, ils sont la conséquence d'une concession faite du parent à son enfant, d'un pas entrepris par le plus âgé en direction du plus jeune. Si ces représentations filmiques de la consommation du cannabis peuvent également être interprétées comme des mises en scène de la capacité de résilience des anciens face aux coups durs de la vie et aux changements du temps, elles attestent surtout de l'hégémonie acquise par certaines valeurs initialement portées au pinacle par les *baby-boomers* des années 1960 : éthique de l'amusement, légèreté d'esprit, culte de la nouveauté, jouissance immédiate, bonheur par la consommation, etc. Cet état de fait doit ainsi nous amener à explorer les liens tissés entre hédonisme et haschisch dans les productions de notre corpus.

Hédonisme : cannabis, félicité individuelle et consommation de masse

« De nos jours, le bonheur constitue la norme des normes, auprès de laquelle les autres valeurs tirent leur légitimité : il s'agit d'être heureux, le plus heureux possible, et l'aspiration individuelle au bonheur n'a de bornes que le bonheur d'autrui ». Au travers de ses travaux entrepris au mitan des années 2000, Rémy Pawin a montré comment la société française, après avoir longtemps considéré le bonheur personnel comme quelque chose de futile, voire de dangereux, s'y était peu à peu convertie au lendemain de la Seconde Guerre mondiale. Plus précisément, l'historien date des années 1960 le « sacre du bonheur » comme valeur suprême dans le pays, expliquant cette dynamique par la conjonction de conditions favorables à sa quête durant cette décennie : croissance économique, confiance dans l'avenir, éloignement des perspectives de guerre, dévaluation de la morale chrétienne, déprise de l'idéologie communiste, influence de l'*American way of life*, etc.[261]

De son côté, le moderniste Robert Muchembeld qualifie d' « ère du plaisir[262] » la période ouverte par les bouleversements socioculturels des *Sixties*. Il est vrai qu'à partir de 1965, les « valeurs et les comportements hédonistes [ont] commencé à se substituer à la frugalité et à la prévoyance », les facilités d'accès au crédit favorisant la « satisfaction immédiate des besoins matériels plutôt que leur report.[263] » Conscients de ce qu'eux et leurs clients - les industriels et les distributeurs -, avaient à gagner d'une stimulation perpétuelle du désir et d'une déculpabilisation de l'acte d'achat dans un Hexagone commençant à se couvrir d'hypermarchés, les publicitaires se sont saisis du bien-être et de la jouissance à la même époque, « invit[ant] l['] [individu] à reconsidérer [son quotidien] sous les auspices de ce[s] valeur[s][264] ». Au départ circonscrite aux biens meubles et aux produits manufacturés, cette

[261] Rémy Pawin, « La conversion au bonheur en France dans la seconde moitié du XXe siècle », art. cité.
[262] Robert Muchembeld, *L'orgasme et l'Occident. Histoire du plaisir du XVIe siècle à nos jours*, Paris, Seuil, 2008, p. 295.
[263] Jean-François Sirinelli, « Des "copains" aux " camarades" », art. cité, p. 332.
[264] Rémy Pawin, « La conversion au bonheur en France dans la seconde moitié du XXe siècle », p. 181.

monétisation de l'extase et de la vie heureuse s'est progressivement étendue à toutes les sphères conquises par la société marchande à la faveur des progrès du capitalisme : les services, l'alimentation, la santé, le temps, les individus, etc. Au moment même où s'amorçait le processus de massification des usages de drogues en France, le consumérisme était ainsi érigé en voie d'accès légitime et démocratique à la félicité personnelle. Ce que Gilles Lipovetsky résume dans une formule lapidaire : « le moment de l'hyperconsommation est celui de la banalisation du recours aux stupéfiants.[265] »

Les usages de produits psychoactifs renvoyant également à un imaginaire du malheur et de la douleur – on peut ici penser à la honte de l'alcoolique, au manque de l'héroïnomane ou à leur commune déchéance sociale -, il convient d'étudier le rôle dévolu au cannabis par la filmographie française dans cette nouvelle économie du contentement et de la gratification de soi. Pour cela, nous commencerons par interroger les représentations de l'usage de la substance à l'aune de deux facettes constitutives de l'hédonisme contemporain – le plaisir sexuel et la vie intime -, avant d'évoquer les doutes émis par nos films quant à la possibilité d'atteindre le bonheur par son entremise.

Cannabis et plaisir sexuel : les liaisons ambigües

Le « droit [de cité acquis par] la jouissance[266] » dans les sociétés modernes constitue l'une des manifestations les plus évidentes de la « consécration sociale des valeurs hédonistes[267] » que nous évoquions, à tel point que des intellectuels critiques comme Jean Baudrillard ont immédiatement dénoncé sa quête comme une nouvelle « contrainte[268] » imposée aux individus. Dans le sillage des slogans de Mai-68, qui appelaient à « vivre sans temps mort [et à] jouir sans entraves », « une nouvelle culture [a émergé], célébr[ant] les plaisirs de la consommation et la vie au présent en lieu et place de la discipline, de la famille ou du travail[269] ». Cet état de fait explique en partie la massification des usages de drogues, ces « paradis portatifs[270] » s'acquérant en échange d'argent.

Plus haut, nous avons mis en évidence les liens tissés entre le haschisch et la révolution des mœurs par les premières œuvres de notre

---

265 Gilles Lipovetsky, *op. cit.*, p. 282.

266 Robert Muchembeld, *op. cit.*, p. 325.

267 Gilles Lipovetsky, *loc. cit.*, p. 329.

268 Jean Baudrillard, *La Société de consommation*, Paris, Denoël, 1970, p. 112.

269 Gilles Lipovetsky, *op. cit.*, p. 232.

270 Pierre Pachet, « Coleridge, De Quincey, Baudelaire : la drogue de l'individu moderne », *in* Alain Ehrenberg (dir.), *op. cit.*, p. 37-38.

corpus : au tournant des années 1970, en effet, plusieurs longs-métrages hexagonaux ont représenté le produit comme un compagnon de route naturel de la libération sexuelle qui secouait alors le pays, son inhalation se voyant régulièrement associée à la séduction, au dévoilement des corps et au polyamour. Loin de disparaître des écrans une fois retombé le soufflé libertaire et contre-culturel, le motif s'est transformé en lieu commun filmique jusqu'à la fin de notre chronologie : plus de 10 % de nos moments d'usage (25 sur 219) sont ainsi précédés par, suggèrent, dépeignent ou débouchent sur, une relation sexuelle.

Les fonctions attribuées au produit dans le chemin vers l'orgasme sont multiples. Dans *Les Apprentis* comme dans *Pédale douce*, ses propriétés désinhibantes permettent à l'usager de vaincre sa timidité naturelle et de se livrer à l'étreinte devant une tierce personne. *La Neige de Noël*, *Les Babas cool* et *Gazon maudit*, insistent plutôt sur sa capacité à susciter le désir : dans le premier moment cannabique du film de Josiane Balasko, Loli est prise d'une subite envie de faire l'amour à son mari après avoir fumé, alors que le second montre Marie-Jo essayant de réveiller sa libido à l'aide d'un peu de marijuana afin d'accomplir un coït qui la rebute. À l'instar de Paul et Édith Guetz dans *Tanguy*, ou de Lucie et Alain dans *Féroce* (Gilles de Maistre, 2001), Maria et Alphonse dans *La Beuze* consomment, eux, en plein ébat : chacun de ces couples cherche à intensifier son extase au travers de la modification de conscience, des vertus démultiplicatrices étant ici prêtées à la drogue. De leur côté, *Marche à l'ombre* et *Ah ! Si j'étais riche* (Michel Munz et Gérard Bitton, 2001) mettent en scène de manière diamétralement opposée les conséquences de la pratique sur la performance sexuelle : alors que le héros du premier sombre dans un *bad trip* qui l'empêche de poursuivre l'acte, celui du deuxième se révèle un amant hors pair sous influence. Enfin, le haschisch fait parfois office de palliatif pour ceux qu'un physique ingrat ou de tortueuses péripéties auraient privé de contact charnel : dans *Les Frères pétard*, par exemple, Momo - interprété par Jacques Villeret - se rabat sur le haschisch pendant que son ami - le beau Manu, joué par Gérard Lanvin - s'affaire au lit avec une jeune fille rencontrée au bar ; dans *Taxi*, Daniel est contraint de faire de même après être arrivé en retard à son rendez-vous galant.

Que ce soit en qualité d'aphrodisiaque, de catalyseur, d'additif ou de substitut, nombre de films français ont donc acté la possibilité d'atteindre une extase intense et immédiate par la médiation de la marijuana. Notons tout de même que certains d'entre eux, loin de présenter la chose comme pratique, amusante ou légitime, ont justement profité de leurs moments cannabiques pour mettre en garde contre l'avènement d'une société réduisant son horizon collectif à la quête individuelle du plaisir. Nous avons déjà cité l'exemple de *France Société Anonyme* d'Alain Corneau : cette œuvre d'anticipation met en scène une jeune femme se faisant violer sous les yeux indifférents d'un dealer qui fume du cannabis au volant de sa voiture. Plutôt que d'aider la victime, ce dernier choisit d'augmenter le volume de son autoradio et de remonter la vitre de son véhicule. La mise en parallèle d'un acte de violence sexuelle et de l'absorption du stupéfiant vise ici à dénoncer une recherche de confort personnel et de bien-être sensoriel confinant au nihilisme le plus total. Même chose dans *La Baleine blanche* de Jean Kerchbron, puisqu'et le roman de Jacques Lanzmann duquel est adapté le téléfilm et le script de ce dernier désignent les violeurs de Diana comme « hippies[271] » : cette précision sonne comme une accusation adressée au dévoiement des idéaux hédonistes portés par la contre-culture des *Sixties*. Hirsutes et malveillantes, les brutes représentées à l'écran n'ont en effet plus grand-chose à voir avec leurs prédécesseurs, si ce n'est un inextinguible désir de jouir passant désormais par la défonce et la consommation pulsionnelle de l'autre.

Dans *Exit* (Olivier Megaton, 2000) et *Sexy boys*, enfin, l'association entre le cannabis et la sexualité est dépeinte sur le mode de la déviance morale et psychologique. L'unique moment d'usage du premier se déroule dans les toilettes d'une boîte de nuit baignée de musique techno : là, dans la pénombre, entre les néons multicolores et les fêtards sous drogue, une jeune femme aux yeux rougis allume un joint tout en expliquant à ses amies comment satisfaire un homme avec sa bouche. Vulgaire et inquiétant, le personnage comme l'ambiance de la scène confèrent à l'absorption du produit l'image malsaine d'une pratique n'ayant plus pour but que l'accession à un degré toujours supérieur de griserie, le plaisir – à l'instar de la beauté pour les parnassiens – étant devenu un but en soi, atteignable par l'accumulation des consommations et des expériences sensorielles extrêmes. Dans le second, les propriétés psychoactives de la substance révèlent à Manu le caractère pathologique de son addiction au sexe : pris d'hallucinations, il se met à « voi[r] des gens qui baisent » en regardant le pouf sur lequel il a trompé sa copine quelques jours auparavant. À la suite de cet événement, lui qui vivait d'excès psychotropes, de drague et de relations extra-conjugales, réapprend à aimer les plaisirs simples offerts par le quotidien et la monogamie.

Ainsi, si une majorité de nos films représente le cannabis comme un vecteur banal et immédiatement accessible de plaisir individuel dans une société consumériste assumant la médiatisation psychotrope de la

---

271 Jacques Lanzmann, *La Baleine blanche*, Paris, Robert Laffont, 1982, p. 142 et Inathèque, Fonds SFP, *La Baleine blanche, quatrième épisode* [scénario], Paris, 1987.

jouissance, quelques uns se sont faits plus critiques, dépeignant sa démocratisation comme un signe de la sauvagerie et de la folie dans lesquelles plongerait irrémédiablement toute communauté humaine refusant de poser la moindre limite au contentement physique de soi. Qu'ils aient voulu le célébrer ou le dénoncer, les cinéastes français ont ainsi dépeint l'usage de la substance comme l'une des grandes technologies de l'extase moderne, aux côtés, notamment, de la sexualité.

Cannabis et vie privée : entre sublimation et appauvrissement de l'intime

Nombreux sont les historiens à avoir pointé du doigt le caractère révolutionnaire de la conquête d'un espace et d'un temps propres à l'individu au cours du second XXe siècle. Pour Antoine Prost, la construction des « logement[s] moderne[s], composé[s] de plusieurs pièces, généralement indépendantes », a permis l'émergence de la « vie personnelle, [cette] divis[ion de] l'existence encore plus privée [que] la vie privée familiale[272] ». Jean-François Sirinelli trace un lien direct entre ce desserement des contraintes domestiques et l'épanouissement d'une culture juvénile au cours des *Sixties* : en acquérant leur chambre à eux, les adolescents disposaient désormais d'un lieu où développer des sociabilités, des penchants, des pratiques et un imaginaire différents de ceux de leurs parents[273]. Dans un même ordre d'idées, Alain Corbin date implicitement de cette décennie les débuts de la démocratisation du « temps pour soi », ces créneaux journaliers ou hebdomadaires susceptibles d'être librement mis à profit ou gaspillés par tout un chacun[274]. Le philosophe Gilles Lipovetsky ne dit pas autre chose lorsque, contestant le caractère dionysiaque de notre modernité, il affirme plus pertinent de placer l'hédonisme de cette dernière sous le signe de « la revendication [...] de moments de vie centrés sur les désirs individuels [et de] l'essor [d'] un temps récréatif ou s'affirment les goûts subjectifs.[275] » Ainsi, les débuts de la banalisation des stupéfiants en Occident ont-ils été concomittants de la jonction des conditions

---

[272] Antoine Prost, « La famille et l'individu », *in* Philippe Ariès et Georges Duby (dir.), *Histoire de la vie privée. Tome V : De la Première Guerre mondiale à nos jours*, Paris, Seuil, 1987, p. 76.

[273] Jean-François Sirinelli, « Le coup de jeune des *Sixties* », art. cité, p. 126. Notons que les démographes attribuent plutôt la généralisation de la chambre individuelle aux générations postérieures : Christine Bonvalet, Céline Clément et Jim Ogg, *Réinventer la famille. L'histoire des baby-boomers*, Paris, Presses Universitaires de France, 2011, p. 68.

[274] Alain Corbin, « Les balbutiements d'un temps pour soi », *in* Alain Corbin (dir.), *L'Avènement des loisirs, 1850-1960*, Paris, Aubier, 1995, p. 324-371.

[275] Gilles Lipovetsky, *op. cit.*, p. 114 et 238.

matérielles et psychologiques offrant au plus grand nombre la possibilité de créer, d'occuper et de personnaliser, son propre écrin spatio-temporel - autrement dit de cultiver son intimité.

Après visionnage de notre corpus, difficile de faire l'économie d'une réflexion concernant les liens unissant la marijuana et cette facette centrale de la félicité contemporaine. Nombreux sont en effet les longs-métrages qui situent sa consommation dans des endroits ne relevant pas de la sphère publique : sur les 219 moments cannabiques que compte notre série filmique, 159 se déroulent dans un espace privé, quelques fois le véhicule de l'un des usagers (25), plus souvent l'intérieur de son domicile (105). Si l'on ne considère que ces derniers, 68 ont lieu dans les parties communes de la maison ou de l'appartement (salle à manger, salon, cuisine et toilettes) contre 37 dans la chambre. Malgré ce déséquilibre significatif, un léger zoom sur cette seconde catégorie nous permet de constater que dans 26 cas – soit plus de 10% du total de nos moments de consommation –, le joint est fumé à même le lit. Bien que ces proportions reflètent également l'imaginaire d'un vice supposé que son illicéité rend inavouable et confine à l'abri des regards inconnus, elles traduisent surtout une tendance lourde du cinéma et de la télévision française à l'ériger en élément constitutif de la vie personnelle des individus, voire de leur jardin secret.

Pour preuve supplémentaire de cette analyse, notons que si la majorité des œuvres cinématographiques du tournant des années 1970, quelques unitaires télévisuels comme *L'Ange noir* ou *Le Bébé d'Elsa*, et la plupart des films de banlieue insistent, au contraire, sur la dimension grégaire du phénomène, 19 de nos moments d'usage mettent en scène un haschischin s'adonnant à la chose en solitaire, 112 le représentant accompagné d'un à trois partenaires. Mises de côté les rares situations où un huis-clos subi ou fortuit accueille la consommation, ces chiffres dessinent ainsi une pratique affichant sa prédilection pour l'intimité du premier cercle et les complicités que permettent de nouer les comités restreints. La plupart du temps, c'est donc aux côtés d'amis proches – plus rarement de membres de la famille comme dans *France Société Anonyme* ou *Le Placard* – que la cannabis s'absorbe et s'échange, d'où le motif récurrent des petites bandes de fumeurs : celle des quatre Charlots dans *Les Bidasses s'en vont en guerre* (Claude Zidi, 1974) ; l'ancien groupe de rock formé par Gilbert, Serge, Rocky et Marc, dans *Le Beauf* ; Alain, Momo, Bruno, Léon et Tomasi, les cinq lycéens du *Péril jeune* ; Marcel, Raoul et Yoyo, les trois paumés de *Va mourire* ; Hubert, Vinz' et Saïd, les trois banlieusards de *La Haine* ; Éric, Jeannot et Sophie, les trois toxicomanes d'*Un pur moment de rock'n roll* (Manuel Boursinhac, 1999) ; Antoine, Jeff, Manu et Alex, les quatre copains du *Cœur des hommes*, etc.

Dans ces conditions, le moment cannabique est souvent propice à une dépiction du resserement ou de l'affermissement des liens unissant les personnages : l'exiguité ou l'intimité du lieu couplée aux propriétés désinhibantes du produit invite aux confidences et aux manifestations de camaraderie. Dans *La Route de Salina*, par exemple, le passage du joint autour du feu incite Rocky à raconter de vieux souvenirs devant ses camarades. Dans *La Neige de Noël*, Alain et Éric profitent de la sérennité d'une chambre et de leur défonce pour se confier sur leurs difficultés au travail et leur absence de perspectives professionnelles. Dans *Passe ton bac d'abord*, la marijuana délie les langues des lycéens lensois : les corps entremêlés sur un lit, un premier avoue n'avoir « jamais connu [s]on père », un autre évoque son envie de voyager, un troisième déplore n'avoir plus de nouvelles de sa tante. Dans *Le Goût des autres*, Antoine propose à Clara de lui « en rouler un petit » alors qu'ils débrieffent, dans le calme d'une loge, la pièce de théâtre dont elle vient d'achever la représentation. Au chaud dans l'habitacle de son véhicule, Daniel prodigue à Émilien des conseils sur sa vie de couple et sa future paternité autour d'un peu de cannabis dans *Taxi 3*. Rappelons que les spectateurs avaient vu naître la complicité de ces deux-là dans les volutes de la susbtance, en 1998, dans le premier opus de la série.

Car la chose fonctionne également pour les personnages qui ne se connaissent pas, ou seulement peu. Dans de nombreux longs-métrages, la marijuana permet ainsi de nouer des attaches, voire de sceller des amitiés. Dans *Le Plein de Super*, le fou-rire général que déclenche la tartine au haschisch ingérée par Klouk achève de fondre les deux duos de passagers occupant la voiture en un unique quatuor de copains. Même chose dans *Subway* (Luc Besson, 1985), puisque les effets de la drogue amènent le batteur, le Roller, Fred et Helena, à éprouver un commun étonnement sous influence, qui débouche sur le rapprochement de ces individus appartenant pourtant à des mondes différents. Le rapport sororal qu'entretiennent Isabelle et Marie dans *La Vie rêvée des anges*, débute avec le partage d'un pétard lors d'une pause à l'usine où elles sont toutes les deux employées. Ce sont les pipes de Kif qui aident Fouad et Driss à sympathiser dans L'*Homme qui ne savait pas être un ami*, et ce malgré leur timidité partagée et la misanthropie du premier.

Si elle favorise l'épanouissement des relations personnelles, la consommation du cannabis semble également offrir à certains usagers de pellicule la possibilité de s'accorder des respirations solitaires. De la sociologue Helga Nowotny à l'historien André Rauch en passant par l'économiste Jacques Freyssinet, la plupart des chercheurs en sciences humaines et sociales qui ont travaillé sur les divisions du temps social soulignent le paradoxe de l'émergence d'un « temps propre » à l'individu.

De fait, ces plages horaires « à soi » ou « pour soi » constituent à la fois des produits et des résistances aux logiques rationnalistes qui structurent les sociétés industrielles depuis le XIXe siècle : temps mort de l'activité économique, elles invitent à la rêverie, au farniente et à l'imprévoyance ; temps vierge, elles permettent de laisser libre cours à ses envies et à son imagination ; mais temps compté, rare et circonscrit, elles méritent en retour d'être opportunément investies et intelligement mises à profit. L'extension continue du marché à tous les secteurs de la vie moderne n'a pas tardé à déboucher sur la colonisation de ces îlots d'oisiveté et de licence initialement réservés à la bourgeoisie : dans les années 1960, le tourisme et les loisirs sont définitivement entrés dans le giron de la consommation de masse, cette époque ayant vu fleurir les voyages organisés, les hobbies utiles et les magasins spécialisés (bricolage, jardinerie, sport, etc.). Tournant le dos à un mercantilisme et à un productivisme dont ils dénonçaient la folie et l'hégémonie galopante, les hippies ont érigé, par réaction, la consommation du cannabis et du LSD en moyen de « fuguer » en eux-mêmes, remettant au goût du jour un « droit à la paresse », autrefois revendiqué par le gendre de Karl Marx, Paul Lafargue[276]. Peu compatibles avec la réalisation de tâches requérant minutie et concentration, les distorsions de la perception spatio-temporelle qu'entraîne l'absorption de ces substances s'avérait en effet particulièrment propice au vagabondage de l'esprit et à l'indolence joyeuse.

C'est donc cette propension des effets de la marijuana à préserver ses consommateurs des sollicitations et des agressions du monde extérieur, à les faire pénétrer dans une bulle d'intimité passagère et artificielle, que représentent quelques-unes de nos œuvres. Le deuxième moment d'usage des *Frères pétard* est, à ce titre, exemplaire : malgré la présence de trois autres personnes à quelques mètres de lui – dont un couple qui fait l'amour –, quelques taffes semblent suffire à Momo pour quitter par la pensée le petit appartement qui l'accueille pour la nuit. Immergé dans la baignoire, ce dernier est pris d'une crise de rire après avoir un temps imité le crapaud, se révélant imperméable aux supplications de son hôte qui lui demande de « la fermer » pour pouvoir dormir. Nulle part ailleurs que dans *La Haine*, la chose n'apparait cependant de manière aussi claire : la scène en question appartient à une longue séquence ayant vu les personnages principaux s'accrocher avec des policiers dans un commissariat, puis se séparer fâchés pour une histoire de pistolet volé. Celle-ci montre Hubert, l'un des trois héros du film, rouler puis fumer un joint après avoir découpé une savonnette de haschsich pour la revendre

276 André Rauch, *Paresse. Histoire d'un pêché capital*, Paris, Armand Colin, 2013, p. 203-205.

au détail. Elle se déroule dans sa chambre, au sein de l'appartement familial, sur *That Loving Feeling* d'Isaac Hayes. Tout dans ce moment cannabique vient signifier le retrait temporaire du monde, le temps pour soi que se ménage le consommateur : le calme de l'instant qui contraste avec la violence de ceux qui l'ont précédé, l'exiguïté et la familiarité de la pièce dans laquelle il se déroule, la chaleur qui se dégage du morceau de soul qui l'accompagne, le secret auquel confine les actes illégaux que commet le personnage, la sieste que s'accorde ce dernier après avoir fini d'emballer les barrettes dans du papier d'aluminium, etc. Malgré tout, c'est bien la drogue qui vient lui conférer son statut de parenthèse intérieure : après avoir arboré un air satisfait tout au long de la préparation du joint, Hubert ferme les yeux lorsqu'il tire enfin dessus. Pendant quelques secondes, il se retrouve loin de l'agitation de la cité, loin des embrouilles avec ses amis, loin des soucis que lui causent sa vie de dealer. Il est seul, il est bien. Comme un rappel du caractère illusoire de son refuge, un cri venu de l'extérieur le ramène à la réalité. La musique s'arrête, il rouvre ses yeux et réintègre progressivement la vie de son quartier au travers d'un regard par la fenêtre **(Fig. 23)**.

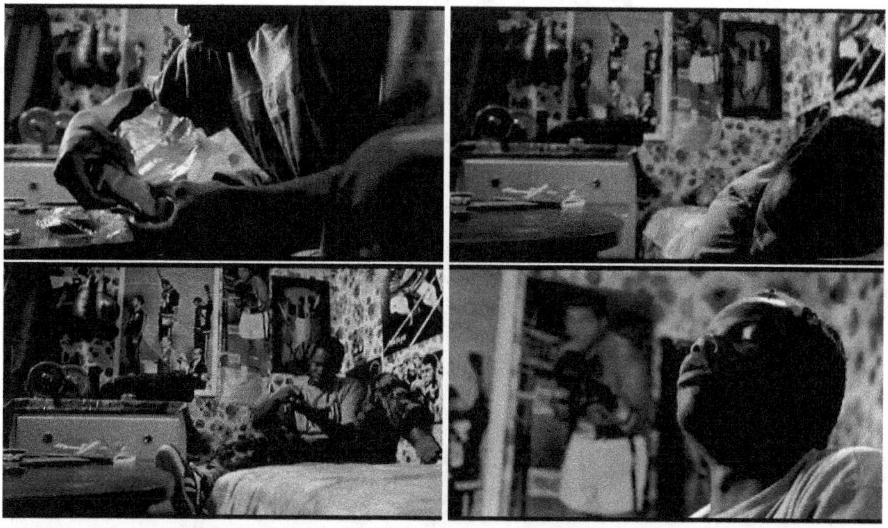

Fig. 23 : *La Haine* (Mathieu Kassovitz, 1994)

La plupart du temps, cette quête d'un refuge intime et de moments à soi au moyen du cannabis se révèle pourtant un leurre. La solitude ponctuellement recherchée par les haschischins de pellicule devient vite une condition plus ou moins subie. Dans *Les Chemins de Katmandou*, Sven, le prosélyte du pétard, apparait en marge du trio de hippies qui recueille Olivier après son malaise dans la jungle : présent dans chacun des quatre moments d'usage que compte le long-métrage, une distance physique le sépare systématiquement de ses camarades à l'image, et les mots qu'il échange avec eux s'avèrent extrêment rares. Mona, l'héroïne de *Sans toit ni loi*, qui consomme au départ pour s'accorder une pause dans sa vie de zonarde, en vient à « fumer en quatre jours [la] réserve d'un mois » de l'un de ses compagnons d'infortune. Plus loin dans le film, on la retrouve sous l'emprise d'un maquereau pathétique, prête à tout pour un peu de vin et quelques taffes sur un joint. La trajectoire de Tomasi dans *Le Péril jeune* est édifiante à cet égard. Le premier moment cannabique de l'œuvre le montre entouré de ses copains, expérimentant le produit à la sortie des cours pour fuire un instant les questions sur leur avenir qui les assaillent à l'approche du baccalauréat. La discussion, qui porte initialement sur les filles et les relations amoureuses, dérive vite sur leurs perspectives professionnelles. Celui-ci se met alors à échaffauder des plans plus ou moins réalistes pour le futur : « ouvrir un p'tit resto [avec] Alain à la cuisine, [...] Bruno à la guitare dans un p'tit coin, Léon à la caisse, Momo en salle » ; « bosser dans un cirque ». Derrière ces projections auxquelles lui seul semble croire (« Non mais j'déconne pas moi ! »), il confesse cependant son désir profond : « avoir le temps. » Formulée au milieu des rires, une blague d'Alain prend ainsi un caractère prophétique : « En fait toi Tomasi j'te vois bien fumeur de joints dans un square. » Si c'est un squat et non un square qu'il a pour cadre, le dernier moment de consommation du film met effectivement en scène le lycéen interprété par Romain Duris esseulé, préférant le confort artificiel de la substance plutôt que d'affronter un extérieur avec lequel il a depuis longtemps perdu contact.

En s'isolant de la sorte, les usagers en viennent finalement à gâcher ce temps pour soi, ces parenthèses d'intimité qu'ils sublimaient à l'origine à l'aide d'un peu de marijuana. Focalisés sur la jeunesse, nos téléfilms insistent particulièrement sur ce motif du temps perdu. Les personnages-consommateurs de *La Neige de Noël*, par exemple, apparaissent toujours à l'écran dans un état proche du désoeuvrement lorsqu'ils fument : une première fois, ils jouent de la guitare sans conviction dans un terrain vague ; celle d'après, ils discutent mollement sur un matelas ; la troisième, ils écoutent vaguement de la musique à demi-allongés par terre, etc. La consommation de marijuana – et bientôt de drogues dures – apparait en fait comme leur seule véritable activité. Leur soif de défonce peut ainsi se lire comme une volonté plus ou moins consciente de consumer les moments d'ennui dont se compose leur temps libre. Dans *L'Ange noir*, la bande de Pat, qui jouait du rock dans des petits bars parisiens, s'évanouit dans les vapeurs cannabiques suite à une altercation avec un groupe concurrent. La drogue qu'ils consommaient avant de monter sur scène pour se donner du courage devient pour eux un moyen de meubler les longues plages de torpeur dans lesquelles les plonge l'arrêt de leur hobbie. Pour preuve de l'antithèse établie par le film entre l'usage du stupéfiant et une vie privée épanouie, ces derniers reprennent d'ailleurs la musique avec entrain une fois que Sœur Louise leur a démontré la nocivité des effets de la substance. Notons, pour terminer sur ce point, que la plupart de nos films de banlieue dépeignent également l'absorption du haschisch comme une forme de gaspillage. En même temps qu'ils s'échangent un joint sous le porche d'un immeuble dans le premier moment de consommation de l'œuvre, les personnages principaux du *Thé au harem d'Archimède* entonnent un refrain soulignant la vacuité de ce qu'ils sont en train de faire : « Qu'est-ce qu'on s'emmerde ici ! Ah ce qu'on s'emmerde ici ! » Nous avons déjà dit que les incohérences du temps diégétique étaient à mettre en relation avec les grandes quantités de marijuana fumées par Saïd, Vinz' et Hubert, dans *La Haine* : du fait de leur inoccupation, de l'absence de perspectives s'offrant à eux et de l'arbitraire policier dont ils sont victimes, l'illusion d'agir sur l'écoulement des heures – compression, dialatation, voire annulation - qu'entraînent les distorsions de la perception du temps induites par l'inhalation du produit, constitue probablement l'ultime prise sur leur vie personnelle dont pensent disposer les trois amis.

Pour conclure, on remarquera que la propension du cannabis à influer en bien ou en mal sur l'épanouissement intime des personnages-consommateurs dépend largement, là encore, de leur âge et de leur statut social. Pour les adultes bien insérés ou disposant d'un capital économique et/ou culturel élevé, l'usage du stupéfiant peut s'avérer un formidable outil de sociabilisation et de rationnalisation de la vie personnelle, leur permettant de s'aménager un jardin secret et des moments de solitude salvateurs dans un quotidien souvent trépidant et parfois envahissant. Les autres – notamment les jeunes, les vagabonds et les précaires - s'avèrent vite dépassés par l'usage de la drogue. En cherchant à fuir artificiellement les agressions et les sollicitations du monde extérieur, ces derniers s'enferment presque immanquablement dans un huis clos malsain, bientôt entièrement occupé par l'usage du psychotrope. Cette dichotomie structurelle de l'imaginaire cannabique, qui recoupe des préjugés de classe dépassant largement notre objet d'étude, doit maintenant nous engager à nous interroger sur la capacité de la pratique à faire le bonheur des individus.

La consommation de cannabis rend-elle heureux (les fumeurs de fiction) ?

Dans ses *Confessions of an English Opium-Eater*, parues en 1821, le poète Thomas de Quincey déclarait au sujet de l'opium : « Voici que le bonheur s'achetait pour deux sous, qu'on pouvait le garder dans la poche de son gilet : avoir des extases portatives bouchées en bouteille d'une pinte[277] ». Quelques décennies plus tard, mais dans une tonalité similaire, Charles Baudelaire évoquait le haschisch en ces termes, dans *Les Paradis artificiels* : « Voilà donc le bonheur ! Il remplit la capacité d'une petite cuiller ! le bonheur avec toutes ses ivresses, toutes ses folies, tous ses enfantillages ![278] » Au sujet de son expérience du cannabis dans les rues de Marseille, au début des années 1930, Walter Benjamin parlait, lui, de « plaisir de l'ivresse », de « bonheur de découvrir » et de « félicité rythmique »[279]. Bien que John Lennon s'en soit défendu à plusieurs reprises, il est difficile de ne pas voir des références aux hallucinations provoquées par l'injection dont il était alors coutumier dans les paroles de la chanson des *Beatles*, *Happiness is a warm gun*, sortie en 1968. Même chose avec *Perfect Day* de Lou Reed, sortie en 1972 : à première vue simple balade amoureuse, le morceau peut également se lire comme le récit d'une journée idéale, dont la simplicité de chaque instant est sublimée par les effets de l'héroïne, substance à laquelle le chanteur des *Velvet Underground* était accro à l'époque.

Sans revenir sur les dimensions paradoxales de cette béatitude sous influence mise en mots et en musique, force est de constater que l'association entre la consommation des drogues et le bonheur personnel est un thème récurrent de la production artistique occidentale depuis les débuts du XIXe siècle. À cet égard, les films de notre corpus ne font pas exception : dès 1969, Jane, la hippie des *Chemins de Katmandou*, n'assimilait-elle pas le joint à « la joie », afin de convaincre Olivier d'en fumer avec elle ? Si, plus haut, nous avons démontré que Rémy Pawin exagérait en affirmant que « le chemin du bonheur par les psychotropes, ouvert dans les années 1950 et 1960, s'[était] rapidement refermé » [280], il nous faut à présent répondre à la question suivante pour comprendre le rôle joué par le cannabis dans la culture hédoniste de notre modernité : l'usage de la substance rend-il heureux nos haschischins de pellicule ?

---

277 Thomas de Quincey, *Les Confessions d'un mangeur d'opium anglais. Suspiria de profundis. La Malle-poste anglaise.* Traduction de Pierre Leyris. Nouvelle édition entièrement revue et augmentée par Pierre Leyris, Paris, Gallimard, 1990, p. 91.

278 Charles Baudelaire, *op. cit.*, p. 28.

279 Walter Benjamin, *Sur le haschich*. Traduction de Jean-François Poirier, Paris, Christian Bourgois éditeur, 1993, p. 49-50.

280 Rémy Pawin, *op. cit.*, p. 170.

Sans nous perdre dans des réflexions philosophiques sur la nature profonde du bonheur, commençons par noter que la chose n'est pas aisée. En effet, celui-ci est un ressenti ontologique éminemment subjectif : s'il a été tenté de le mesurer, de le quantifier, de l'observer et de le décrire à l'aide d'enquêtes d'opinions et d'outils scientifiques, notre approche présente le désavantage de porter sur des personnages de fiction, à ce titre difficilement interrogeables. Aucun d'entre eux ne déclarant explicitement « je suis heureux grâce au cannabis ! », nous en sommes réduit à émettre des conjectures en nous fondant sur des analyses de parcours individuels au sein des intrigues, ou à extrapoler à partir d'extraits de dialogues et de représentations de signes extérieurs du bonheur (sourires, attitudes exprimant la sérénité, amélioration de la condition matérielle et psychologique, etc.)

Ces précisions liminaires étant faites, il nous semble pertinent de commencer par les rares cas de carrières de consommateurs mises en scène par la filmographie française. Autrement formulé, les dépictions de l'entrée dans la pratique ou de l'augmentation des doses semblent-elles rendre l'usager heureux ? À deux exceptions près, la réponse est non. Pour Stefan dans *More*, pour Françoise dans *La Neige de Noël*, pour Philippe dans *La Chambre d'ami* (Caroline Huppert, 1988), et pour Tomasi dans *Le Péril jeune*, les premiers joints signent le début d'une longue descente aux enfers qui les conduira à mourir ou à disparaître. Pour Corine, Zouzou et Pat, dans *L'Ange noir*, pour Dany dans *Mes meilleurs copains*, comme pour Eddie et Patsy dans *Absolument fabuleux*, l'intensité atteinte par la consommation et son installation dans la durée traduisent des difficultés à affronter la réalité, les déconvenues ou les accidents de l'existence. D'une manière générale, aucun d'entre eux ne réussit, à l'écran, à apprivoiser la marijuana et à la transformer en compagnon de route d'une vie épanouie.

C'est tout l'inverse de Momo dans les *Frères pétard* : en effet, la découverte du produit bouleverse son quotidien de manière à la fois radicale et positive, puisque de *loser* vivant d'expédients, celui-ci se mue en homme d'affaire prospère et respecté. S'il n'apparaissait pas fondamentalement malheureux au début du film, le panama blanc et le costume en lin qu'il arbore à la fin de celui-ci, ainsi que sa transformation physique et ses larges sourires, attestent d'un gain de maturité et de confiance en lui imputables au principal changement expérimenté par lui dans le cadre de l'intrigue : sa fréquentation assidue du haschisch.

À cet égard, l'exemple le plus frappant de notre corpus reste cependant celui de Brigitte Sterni, incarnée par Marie Trintignant dans *Janis et John*. Cette comédie dramatique de Samuel Benchetrit raconte le coup tordu imaginé par un agent d'assurance pour honorer une dette :

ayant appris que son cousin Léon, un disquaire pathétique, venait d'hériter d'un million de francs, Pablo Sterni envisage d'exploiter sa faiblesse en lui faisant miroiter une rencontre avec Janis Joplin et John Lennon, dans le but de récupérer l'argent. Resté coincé sous LSD, le pauvre homme est malheureusement persuadé que ses deux idoles sont toujours vivantes et vont, un jour, faire leur retour sur scène sous sa direction. Pour l'occasion, l'escroc enrôle sa femme, Brigitte, une mère au foyer dépressive, qui se déguise en Janis Joplin pour soutirer les sous à Léon. Afin de gagner en crédibilité, cette dernière se déguise, s'entoure de musiciens et se met à consommer du cannabis. Au début réticente, elle y trouve finalement son compte : son costume et les transgressions qu'il lui autorise lui permettent de rompre avec la monotonie de son quotidien et du quartier pavillonnaire qu'elle habite. S'il serait exagéré de dire que le produit, seul, est responsable de son bonheur, il serait en retour malhonnête de négliger le rôle qu'il joue dans son épanouissement au fur et à mesure de l'histoire : en acceptant le joint qui passe de mains en mains dans le deuxième moment cannabique de l'œuvre, Brigitte intègre définitivement – pour le spectateur du moins - le groupe de rock engagé pour elle par le cousin de Pablo. En studio, c'est dans la bulle d'intimité que permet son usage qu'elle se met à travailler le chant des heures durant dans le but de satisfaire Léon, avec qui elle sympathise d'ailleurs. Ce sont les propriétés psychoactives de la substance qui lui révèlent sa propre sensibilité artistique et font tomber les barrières qui l'empêchaient de l'exprimer publiquement. Finalement, l'usage de la marijuana devient le symbole de son émancipation : le dernier moment de consommation du film la montre dans un bar, fumant et jouant au billard avec ses nouveaux amis. Déconnectée du mensonge initial et des contraintes afférentes, la pratique semble désormais faire partie d'un mode de vie qu'elle a choisi et dont elle est maîtresse : elle lui a, en quelque sorte, offert la possibilité de devenir elle-même.

Est-ce à dire que *Janis et John* trace un lien indéfectible entre cannabisme et vie heureuse ? Certes non. Car en se prenant au jeu, Brigitte fait perdre à son mari le contrôle de la situation : contraint d'accepter les frasques de son épouse pour ne pas faire capoter le subterfuge, angoissé quant aux incertitudes pesant sur sa situation financière, il se retrouve à assumer toutes les tâches domestiques en plus de son travail, du ménage à la garde des enfants. C'est dans ces conditions que Pablo se tourne, lui aussi, vers la substance. Seulement, comme le prouve l'unique scène qui le représente consommant du haschisch, il s'agit pour lui de tenir la cadence, de tromper l'épuisement psychologique, bref, de ne pas sombrer dans la dépression : sa brièveté – quelques secondes à peine pour la préparation, l'allumage et l'absorption

-, la succession de plans furtifs qui la caractérisent, la bande-son qui l'accompagne - *Taking some time on* du groupe de rock britannique Barclay James Harvest -, et la localisation de l'action dans les toilettes de son lieu de travail, convergent pour signifier l'urgence, le besoin, la précipitation et, finalement, la détresse du personnage. À ce moment-là du film, le spectateur se surprend à éprouver de l'empathie pour cet escroc de bas étage dépassé par les événements. Lui qui prenait manifestement du plaisir à manipuler les autres pour mener grand train perd le contrôle de son existence et devient dépendant de la drogue et des désirs de son épouse. Si la marijuana n'est pas, en tant que telle, responsable de son effondrement, la symétrie volontairement établie avec la trajectoire ascendante de Brigitte montre que la pratique peut tout aussi bien accompagner – voire favoriser – un glissement vers le malheur.

Cet exemple, qui démontre une nouvelle fois la mise en balance systématique de toute présentation sous un jour favorable du cannabis dans les fictions françaises, doit, pour conclure, nous amener à évoquer les doutes globalement émis par la filmographie nationale quant à la possibilité d'atteindre la félicité individuelle *via* la consommation de haschisch. Dans aucun de nos longs-métrages, en effet, l'usage de la substance n'est explicitement représenté comme étant seul et directement à l'origine du bonheur des personnages. Dans de rares œuvres, le psychotrope apparait tout de même comme un élément central de la vie heureuse de ces derniers : c'est, par exemple, le cas du couple de personnes âgées auprès duquel les héros viennent s'approvisionner en lait dans *Alors…heureux ?* Leurs sourires béats, leur tendresse réciproque et la sérénité générale qui se dégage de leur duo, ne sont pas étrangers à la désinhibition qu'entraînent les multiples joints qu'on les voit rouler, fumer et distribuer, dans le premier moment cannabique du film. Il serait cependant malhonnête de tout attribuer à la drogue : leur isolement géographique délibéré, la simplicité de leur mode de vie et leur complicité toujours vivace, apparaissent tout aussi importants que la modification de conscience pour comprendre leur situation dans ce film dénonçant, pêle-mêle, la société de consommation, la bureaucratie et le pouvoir de l'argent.

Au vu des réflexions que nous avons menées sur le plaisir sexuel et la vie privée, le cannabis semble ainsi n'être capable de procurer qu'une allégresse passagère, voire fugace, plus proche du flash de l'injection ou de l'orgasme que de l'ataraxie du stoïcien. La plupart du temps, la béatitude atteinte par le personnage-usager se dissipe rapidement, laissant place à un quotidien moins reluisant, moins excitant, plus cru ou tout simplement plus banal, que sous stupéfiant. Décevante ou fascinante, l'artificialité des sensations expérimentées conduit le haschischin à augmenter les doses, à l'instar de Scotch dans *La Beuze*, à essayer des produits plus forts - c'est le cas Stefan dans *More* - ou à se détourner du produit, comme les gendarmes dans *Le Gendarme en balade* et Guillaume dans le téléfilm *En danger de vie.* La joie brièvement éprouvée parait ne pouvoir déboucher que sur deux extrémités : le glissement vers la toxicomanie ou l'abandon de la pratique. Jamais la filmographie française n'a représenté le bonheur cannabique comme un bonheur stable et de long cours.

Pour étayer cette analyse, notons que ceux dont la consommation ne connait pas d'évolution notable au cours de l'intrigue au sein de laquelle ils évoluent ne sont que rarement dépeints ressentant l'extase ou la félicité des premières fois. Intégré à une existence sereine et agréable, la substance n'a alors plus pour fonction de rendre heureux, mais simplement d'agrémenter le quotidien d'un surcroit de confort, de bien-être ou d'amusement. Éminemment positive, l'optique n'en reste pas moins court-termiste.

Finalement, les choses ont peu changé, à cet égard, depuis la publication des *Paradis artificiels* : comme son titre l'indique, l'essai de Baudelaire concluait, après avoir encensé le haschisch, au caractère factice du bonheur qu'il promet. Les longs-métrages français du dernier tiers du XXe siècle ne disent pas fondamentalement autre chose : bien que les usagers de marijuana soient susceptibles de traverser d'agréables moments dans le sillage de son absorption, ceux-ci doivent passer leur chemin s'ils escomptent atteindre la belle-vie à son contact. Cette apparente stabilité des représentations sociales du cannabis cache cependant une inflexion profonde : dans une société portant le bonheur individuel au pinacle, marchande et techniciste mais en quête permanente de naturel et d'authenticité, la démocratisation du stupéfiant s'est accompagnée d'une généralisation de la méfiance à son égard, du fait de sa double nature de médiateur chimique de la félicité et d'objet de consommation courante. Ce « bonheur cannabique paradoxal », pour paraphraser Gilles Lipovetsky, interroge plus largement le statut de la modification de conscience, en France, depuis les années 1960. Il nous faut ainsi reprendre les travaux de Max Milner sur l'imaginaire des drogues là où il les a laissés, et les étendre à la période de la massification.

Drogues : le cannabis et les autres produits psychotropes à l'ère de la massification

Dans *L'Imaginaire des drogues, de Thomas de Quincey à Henri Michaux*, Max Milner justifie de la sorte la clôture de sa chronologie d'analyse au mitan du XXe :

> « Le mouvement beatnik des années 1950 [...] a été délibérément laissé de côté. Bien qu'il se soit volontiers réclamé de Michaux (qui l'a explicitement renié), il constitue un fait de civilisation spécifique, lié à des circonstances sociopolitiques, à des espaces, à des moyens de communication, qui exigeraient que ce phénomène soit étudié pour lui-même.[281] »

Actant d'un changement radical d'époque, le spécialiste de littérature contemporaine évacue ainsi de ses réflexions la problématique des représentations sociales des produits psychotropes en régime de consommation de masse, laissant son traitement à toute la panoplie des chercheurs en sciences humaines et sociales possédant les outils, les méthodes et les savoirs idoines : addictologues, ethnologues, sociologues et historiens du temps présent, notamment. Si ces derniers ne s'en sont jamais véritablement saisis en France, il a fallu attendre la fin des années 1990 pour que les autres le fassent. La succession des enquêtes en population générale, menées depuis 1999 par l'Office français des drogues et des toxicomanies (OFDT), nous permet ainsi de savoir que les Français citent spontanément le cannabis lorsqu'on leur demande de nommer une drogue, ne différencient pas vraiment drogue et stupéfiant, mais considèrent tout de même particulièrement « dangereux l'usage quotidien [d'] alcool et [de] tabac [282] ». De son côté, François Beck a mis au jour le déclin, depuis une vingtaine d'années, du « stéréotype du toxicomane injecteur d'héroïne[au profit d'] une population moins homogène faite de consommateurs de cocaïne, de drogues de synthèse, d'alcool[,] de médicaments psychotropes [et] de produits de substitution aux opiacés[283] ». Concernant le haschisch, si près des trois quarts de nos concitoyens continuent de s'opposer à sa mise en vente libre, la plupart des études récentes convergent pour montrer sa différenciation croissante, dans leur esprit, d'avec les autres substances illicites[284].

Fort instructives, toutes ces données ne nous éclairent malheureusement que sur les périodes postérieures à notre chronologie.

---

281 Max Milner, *L'Imaginaire des drogues, de Thomas de Quincey à Henri Michaux*, Paris, Gallimard, 2000, p. 12.

282 Marie-Line Tovar, Olivier Le Nézet et Tanja Bastianic, « Perceptions et opinions des Français sur les drogues », art. cité, p. 2.

283 François Beck, « Dénombrer les usagers de drogue », art. cité, p. 83.

284 Marie-Line Tovar, Olivier Le Nézet et Tanja Bastianic, *loc. cit.*, p. 5.

Il existe donc un vide heuristique en matière d'imaginaire des drogues couvrant la quasi-totalité du second XXe siècle. Celui-ci nuit gravement à la bonne compréhension de notre objet d'étude : ainsi, comment expliquer que le cannabis ait hérité d'une place à part au sein de la grande famille des modificateurs de conscience à l'ère de la massification ? En effet, le sobriquet euphémistique de « drogue douce », dont il est régulièrement affublé, le place dans une sorte de zone grise culturelle, l'éloignant des autres stupéfiants sans pour autant le rendre assimilable aux produits se situant du bon côté de la légalité. C'est pour répondre à cette question que nous avons décidé de conclure ce chapitre par une réflexion sur la représentation des rapports tissés entre le haschisch et les autres psychotropes dans nos films. Pour cela, nous commencerons par revenir sur les mises en scène de la théorie de l'escalade, avant de nous demander si la marijuana, l'alcool et le tabac, sont interchangeables à l'écran.

Cannabis et « drogues dures » : fortune, limites et implications des mises en scène de la théorie de l'escalade dans la filmographie française

Dans la première partie de ce travail, nous avons identifié deux lieux de notre corpus abritant un nombre significatif de mises en scène de la théorie de l'escalade : les longs-métrages du tournant des années 1970 et les téléfilms. Le premier s'explique par les craintes de décadence engendrées, en France, par la démocratisation du cannabis dans une période d'incertitude située entre les événements de Mai-68 et le choc pétrolier de 1973. Le second par la mission prophylactique à laquelle s'est astreint le petit écran en matière de consommation de drogues dès la fin des années 1970.

Au total, sur les cent-dix œuvres que compte notre série filmique, neuf représentent le passage du cannabis vers des substances plus puissantes et plus addictives, six se contentant de le suggérer par les dialogues. Les cas extrêmes de Stefan dans *More*, Jane dans *Les Chemins de Katmandou*, d'Alain dans *La Neige de Noël*, de Philippe dans *La Chambre d'ami* et de Lucie dans *Sauvage innocence* (Philippe Garrel, 2001), qui meurent d'overdose, se suicident ou disparaissent sans laisser de traces, côtoient des glissements aux conséquences, à l'ampleur et à la durée, plus limitées : dans *Peut-être*, le rail de cocaïne que sniffe Philippe au terme d'une soirée ponctuée de joints le plonge dans un état de léthargie profond mais passager ; dans *Les Jolies choses* (*Gilles Paquet-Brenner*, 2001), si Marie sombre momentanément dans l'addiction après être entrée dans le show-business en usurpant l'identité de sa sœur jumelle, la dernière scène du film suggère qu'elle réussit à en sortir une fois retrouvé l'anonymat ; même chose dans *Snowboarder* (Olias Barco, 2002), puisque le dénouement de l'intrigue laisse entendre que Gaspard a laissé derrière lui ses vices – violence, sorties en boîte de nuit et consommation de drogue dure – en quittant le *crew* de Josh ; malgré les nombreux désagréments qu'elle leur cause, la polytoxicomanie développée par Eddie et Patsy dans le sillage de leur expérimentation du haschisch à Woodstock, est traitée sur le ton de l'humour dans *Absolument fabuleux*.

Ces résultats sont à mettre en relation avec le nombre relativement faible de trajectoires cannabiques dépeintes par nos longs-métrages : en effet, seuls 16 de nos 353 haschischins de pellicule (soit moins de 5%) voient leur consommation de marijuana évoluer à la hausse au cours de l'histoire. Cette croissance ne devient d'ailleurs irréversible et problématique que pour la moitié d'entre eux : il s'agit de Stefan dans *More* ; d'Éric, François et Alain, dans *La Neige de Noël* ; de Philippe dans *La Chambre d'ami* ; de Tomasi dans *Le Péril jeune* ; d'Eddie et Patsy dans *Absolument fabuleux* ; et de Pablo dans *Janis et John*. Les autres voient leur rapport au produit se stabiliser et s'intégrer à leur quotidien de manière naturelle ou positive – c'est, par exemple, le cas de Momo dans *Les Frères Pétard* et de Dany dans *Mes meilleurs copains* -, ou, au contraire, s'arrêter après une courte phase d'excès – c'est notamment le cas de Corinne, Zouzou et Pat, dans *L'Ange noir*.

De tels chiffres et de telles mises en scène nous permettent d'accéder à l'un des traits saillants de l'imaginaire contemporain des drogues tel qu'il se laisse observer dans notre corpus : la faible probabilité du dérapage en matière d'usage de marijuana. Si nos œuvres ne rejettent pas en bloc la représentation graduée du processus toxicomaniaque qu'implique la théorie de l'escalade, elles établissent un lien si distendu entre le premier joint et l'overdose d'héroïne que le passage de l'un à l'autre semble relever de l'entêtement morbide ou de la prédestination. Plutôt qu'un chemin rectiligne de l'un à l'autre, notre série filmique dessine ainsi un sentier tortueux, d'où partent de multiples échappées permettant de revenir au point de départ. Alors que l'extrême majorité des fumeurs de fiction apparait capable de maîtriser sa consommation, une petite minorité cède aux sirènes de la modification de conscience à outrance, augmentant les doses et la fréquence d'inhalation ou, pour une fraction encore plus restreinte, passant à des produits plus forts : principalement la cocaïne et l'héroïne. Contrairement à ce qu'affirme l'un des collègues policiers de Bernard dans *Chien et chat*, « l'engrenage infernal de la drogue » s'arrête à l'expérimentation cannabique pour la plupart de nos personnages : un malheur, une prise de conscience ou une aide extérieure, leur permet de redescendre et de clore, dans le temps de l'intrigue, cette parenthèse brusquement ouverte. Reste une poignée d'irréductibles qui, guidée par les hasards de la vie, une pulsion autodestructrice ou une dépendance désormais bien ancrée à l'une ou l'autre des substances, se révèle incapable de faire machine arrière. Pour eux, l'usage ludique ou même psychothérapeutique de cannabis est désormais bien loin, aussi loin que le garrot et la seringue le sont de l'individu lambda, qui se contente d'un peu de tabac et de quelques verres de vins pour étancher sa soif de paradis artificiels.

Car un élément manque au modèle relativement inopérant de l'escalade ici décrit : le territoire de la légalité. De l'autre côté d'une ligne dont nous avons déjà discuté l'origine et la pertinence, se trouvent en effet les psychotropes autorisés, ceux dont la loi n'interdit ni la culture, ni le commerce, ni l'usage. Intégrés à cette hypothétique trajectoire menant du premier joint à l'overdose, le tabac et l'alcool s'avèrent finalement plus proches du cannabis que ce dernier des autres stupéfiants dans la géographie imaginaire des drogues. Pour le dire autrement, il est moins rare et moins surprenant de voir un personnage expérimenter le cannabis à l'écran, qu'un haschischin de pellicule passer à la cocaïne ou à l'héroïne. Envisagée comme une condition plutôt que comme l'ultime étape d'une carrière de consommation, la dépendance à ces substances est ainsi largement déconnectée de la pratique que nous étudions, état de fait qui a probablement participé à rendre possible l'élévation du haschisch au rang de « drogue douce ».

Pour abonder dans ce sens, on notera la présence relativement discrète des autres modificateurs de conscience illicites au sein de notre corpus. Commençons par la figure du junky. Mises de côté les quelques scènes de défonce de groupe faisant intervenir une multitude de figurants comme dans *Les Chemins de Katmandou*, *Cannabis* ou *La Neige de Noël*, ainsi que les cas susmentionnés de chute dans la toxicomanie, nous n'avons dénombré que dix-neuf personnages entretenant une véritable addiction aux « drogues dures ». Parmi eux, dix seulement font partie de nos fumeurs de joints (soit moins de 3% du total), à l'instar de Simon dans *Adultère (mode d'emploi)* (Christine Pascal, 1995), dont le premier réflexe au réveil consiste à sniffer un rail de cocaïne, ou d'Éric, qui commet des casses pour subvenir à ses besoins en héroïne dans *Un pur moment de rock n'roll.* Les images ou les dialogues des films qui les mettent en scène ne nous permettent pas de savoir si les neuf autres - pour la plupart des héroïnomanes délinquants ou désocialisés, à l'instar d'Abdel, interprété par Smaïn dans *Le Grand frère* (Francis Girod, 1981), ou de Nordine, joué par Sami Naceri dans *Raï* (Thomas Gilou, 1995) – sont également des haschischins. Si l'on troque les motifs de l'escalade, de la servitude au produit et du manque, pour celui de la simple consommation, les apparitions de stupéfiants autres que le cannabis se font encore plus rares dans nos œuvres : elles se résument à un buvard de LSD dans *Le Péril jeune* et *Janis et John*, une substance de nature indéterminée dans *Chien et chat*, et quelques traces de cocaïne dans *Dobermann*, *Baise moi* et *La Fidélité* (Andrzej Zulawski, 1999).

Cet état de fait tend à corroborer un constat général auquel nous a conduit notre exploration de la filmographie nationale des trois dernières décennies du XXe siècle : le cinéma – plus que la télévision – semble avoir érigé une barrière relativement étanche entre les représentations de la marijuana et celles des autres produits illicites. En miroir de notre corpus, on notera en effet que ni *Absences répétées* (Guy Gilles, 1972), ni *Les Sœurs Brontë* (André Téchiné, 1979), ni *Le Choix des armes* (Alain Corneau, 1981), ni *Les Ripoux* (Claude Zidi, 1984), ni *L'Arbalète* (Sergio Gobbi, 1984), ni *Mona et moi* (Patrick Grandperret, 1989), ni *Les Trois frères* (Didier Bourdon et Bernard Campan, 1995), ni *Bernie* (Albert Dupontel, 1996), ni aucun des autres longs-métrages français dépeignant une consommation d'opium, d'ecstasy, d'héroïne et/ou de cocaïne, ne contient également une consommation de cannabis. Comme si ce dernier appartenait à un univers radicalement différent.

Cannabis, alcool et tabac : des substances interchangeables à l'écran ?

Stupéfiant imparfait, doit-on pour autant en déduire que les œuvres de notre corpus mettent la marijuana sur un pied d'égalité avec l'alcool et le tabac ? Certains indices peuvent le laisser penser. Notons, premièrement, que là où peu de nos haschischins sont montrés sniffant de la cocaïne ou s'injectant de l'héroïne, ils sont relativement nombreux à l'être s'adonnant à l'une ou l'autre de ces drogues légales : en effet, ils sont 176 (soit exactement la moitié) à apparaître buvant de la bière, du vin ou une liqueur forte, à un moment donné de l'intrigue qui les met en scène, 77 fumant un cigare ou une cigarette, et 62 combinant les deux. Ces chiffres supportent deux lectures, pas forcément incompatibles : d'un côté, ils attestent de la porosité développée par nos personnages-usagers en matière de psychotropie. Pour le dire autrement, leur expérimentation ou leur habitude du cannabis tient peut-être moins à la nature de celui-ci ou à ses propriétés pharmacologiques particulières, qu'à un tropisme plus général pour la modification de conscience. De l'autre, ils semblent confirmer la proximité, dans les représentations collectives, entre le haschisch et les deux principaux produits licites que sont l'alcool et le tabac, puisque les fumeurs de joints s'avèrent beaucoup plus souvent consommateurs de ces derniers que de substances interdites. Si ces conclusions doivent être pondérées par l'omniprésence du tabagisme et de l'éthylisme sur les écrans français tout au long de notre chronologie[285], elles tendent néanmoins à rendre visible une dichotomie de

[285] Pascal Mélihan-Cheinin *et alii*, « Enquête sur la valorisation du tabac dans les films à grand succès en France, 1982-2001 », *Bulletin Epidémiologique Hebdomadaire*, 2003/22-23,

la géographie imaginaire des drogues au moins aussi pertinente que celle prenant la loi pour ligne de partage : d'un côté, le trio alcool-tabac-cannabis, dont l'usage, potentiellement ludique, fortement médiatisé et démocratisé depuis le tournant des années 1970, est considéré comme relativement normal ; de l'autre, le reste des psychotropes – y compris les médicaments -, dont l'usage, tabou ou quantitativement marginal, est systématiquement perçu de manière négative, car associé au mal-être, à la mise en danger, à l'inadaptation sociale, à la pathologie psychique, à la dépendance, voire à la déchéance individuelle.

Pour abonder dans ce sens, on remarquera que certains de nos films semblent carrément faire du tabac, de l'alcool et du haschisch, des substances interchangeables. Plus haut dans ce travail, nous avons montré que l'usage des deux derniers était parfois représenté comme un même moyen de planer ou de décompresser pour des personnages appartenant à des générations différentes. Dans *Les Hommes préfèrent les grosses*, l'équivalence entre les produits établie à l'écran est étrangère à l'âge des personnages : en effet, Gérard et la fille qui concluent la transaction dans l'unique moment cannabique de l'œuvre - « si je te file mon cocktail, tu me files le joint ? » - ont tous les deux autour de trente ans. Même chose dans le premier moment de consommation de *Belle maman*, puisque Josette et Léa, qui vont ensemble s'adonner à leur vice respectif à l'abri des regards – l'alcool pour la première, le cannabis pour la seconde –, sont toutes deux proches de la soixantaine. Dans *Milou en mai*, c'est le tabac qui est mis en parallèle de la marijuana. Lorsque le pétard arrive à son niveau, Grimaldi exhibe sa Gauloise en lançant goguenard : « Non merci. Je fume français moi. » On notera un procédé similaire dans un film postérieur à notre chronologie : dans *OSS 117 : Rio ne répond plus* (Michel Hazanavicus, 2009), alors qu'un hippie lui tend un joint au coin du feu, l'agent secret Hubert Bonisseur de la Bath sort son paquet de cigarette et lui réplique très sérieusement : « Non merci j'ai les miennes » **(Fig. 24)**.

À de nombreuses occasions, le haschisch est même employé dans des fonctions classiquement dévolues aux deux psychotropes licites par le 7e art. Pour étayer cette assertion, commençons par noter qu'il suffirait de remplacer le mot « alcool » par celui de « cannabis » pour que nous fassions nôtre la plupart des conclusions tirées par François Steudler et Françoise Steudler-Delaherche au sujet des représentations cinématographiques du premier :

p. 104 et François Steudler et Françoise Steudler-Delaherche, « Le cinéma entre vérité, fiction et silence », art. cité, p. 111.

« L'ambiguïté, qui a toujours caractérisé le statut de l'alcool dans notre société, transparaît pleinement et durablement à l'écran, même si ce produit bénéficie globalement d'une perception plutôt avantageuse. »

« L'alcool, qui est lié de façon générale à la convivialité dans notre société, l'est tout particulièrement à l'écran. La consommation hédonique revêt toujours un caractère positif, car elle contribue à développer et resserrer les liens entre les êtres humains. Elle constitue donc l'une de ces nombreuses coutumes que le cinéma sait si bien retranscrire. »

« L'utilisation du produit alcool à des fins de caractérisation sociale et de construction d'identités pourrait, de fait, s'appliquer à presque tous les groupes. Claude Chabrol nous offre sa vision d'une bourgeoisie qui est particulièrement amatrice de vin, mais qui, par l'effet de son talent, échappe à la simplification. D'autres milieux, comme les chômeurs, les clochards ou les marginaux de tous ordres, sont présentés, eux, souvent de façon plus stéréotypée dans bon nombre de films, où le rôle de buveurs qu'ils endossent peut correspondre à un certain a priori social. »

« Quant aux femmes, nous avons vu que le cinéma les montrait de plus en plus souvent consommant en société, dans des situations de convivialité. On en arrive alors, dans certains films soucieux de suivre les tendances à la mode et de montrer l'émancipation féminine, à la systématisation des scènes de consommation de boissons alcooliques, entre amies »

« Ainsi, dans un cinéma qui se veut majoritairement moyen de divertissement, les effets sociaux dramatiques de l'imprégnation alcoolique apparaissent peu.[286] »

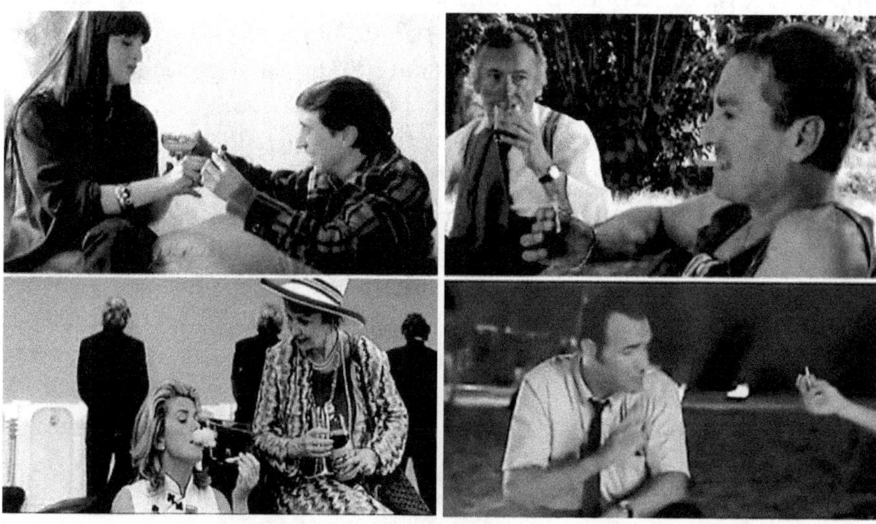

Fig. 24 : En haut à gauche, *Les Hommes préfèrent les grosses* (Jean-Marie Poiré, 1981) ; en haut à droite, *Milou en mai* (Louis Malle, 1989) ; en bas à gauche, *Belle maman* (Gabriel Aghion, 1998) ; en bas à droite, *OSS 117 : Rio ne répond plus* (Michel Hazanavicius, 2007)

[286] François Steudler et Françoise Steudler-Delaherche, « Le cinéma entre vérité, fiction et silence », art. cité, p. 112-116.

Illustrons cette substitution fonctionnelle de manière plus précise avec un exemple déjà évoqué : les liens entre le cannabis et le plaisir sexuel. Plus haut, nous avons en effet mis en évidence la récurrence des représentations des propriétés désinhibantes et aphrodisiaques de la substance dans les œuvres de notre corpus. Comme l'ont montré les deux sociologues en appuyant leur démonstration sur des films aussi différents que *La Ronde* de Max Ophuls (1958), *Le Coup du parapluie* de Gérard Oury (1980) et *La Discrète* de Christian Vincent (1990), il semble que ce rôle soit généralement tenu par l'alcool dans la filmographie nationale, son absorption « donn[ant] le courage d'entreprendre, de passer à l'acte et, surtout, fai[sant] baisser les défenses de la femme à conquérir[287] ». Même chose pour le tabac : dans *Le Plaisir (et ses petits tracas)*, *Le Goût des autres* et *Le Cœur des hommes*, la consommation du haschisch succède presque immédiatement à la petite mort. Servant à la fois à prolonger et à conclure la jouissance, le joint ne fait alors qu'occuper une place traditionnellement dévolue à la cigarette dans le cinéma occidental[288].

Le cannabis serait donc l'égal de l'alcool et du tabac dans les longs-métrages français à l'ère de la massification ? Rien n'est moins sûr. Premièrement, on rappellera la rareté des apparitions du premier par rapport aux deux seconds : si nous avons réussi à identifier un peu plus d'une centaine de films mettant en scène l'usage de la marijuana dans toute l'histoire du grand et du petit écran hexagonal, il existe des dizaines de milliers de représentations fictionnelles de fumeurs et de buveurs sur la même période. Malgré une tendance à la hausse concernant le haschisch depuis les années 1990, les ordres de grandeur restent trop différents pour souffrir la comparaison. Relativement exceptionnelle, la présence du joint dans une œuvre ne peut pas, par conséquent, revêtir la même signification : quand le verre de vin et la cigarette ont souvent pour unique fonction de « faire vrai », soit de dépeindre les habitudes et les valeurs normales d'une société au sein de laquelle leur usage est à la fois massif et banal, la charge symbolique de la marijuana se situe plutôt du côté de l'insolite et du transgressif, sinon de l'étrange et du déviant. Même à l'arrière-plan, même lorsque son passage dans le champ de la caméra n'excède pas quelques secondes, celle-ci a pour but de dénoter.

---

287 *Idem*

288 Sur ce motif et, plus généralement, sur l'association entre tabac, séduction et plaisir à l'écran, on lira notamment : Adrien Gombeaud, *Tabac & cinéma : histoire d'un mythe*, Paris, Éditions Scope, 2008, p. 88-109.

Alors que l'alcool et le tabac sont susceptibles de passer inaperçus[289], le cannabis n'est là que pour être remarqué, qu'il serve à introduire une rupture narrative, à dépeindre un milieu social ou à caractériser un personnage.

Impossible, cependant, de comprendre cet état de fait sans revenir, une fois de plus, à son statut juridique. Interdite par la loi depuis le 31 décembre 1970, sa consommation fait *de facto* partie d'un univers interlope dont nous avons vu qu'il exerçait une certaine fascination sur une partie de la population comme des cinéastes français, depuis la fin des années 1960. À ce compte, le haschischin n'est pas l'équivalent de l'amateur de bière ou de whisky : il est celui qui, par indépendance d'esprit, par bravade ou par inconscience, franchit le Rubicon de la légalité et, par la même, des conventions collectives. Dans *Belle maman*, Josette, l'alcoolique, et Léa, la fumeuse de joints interprétée par Catherine Deneuve, ne sont pas sur un pied d'égalité : la première est une sexagénaire, excentrique certes, mais malade et un peu pathétique. À l'inverse, la seconde est une femme libre et charismatique qui, faisant fi des on-dit, commence l'intrigue en couple avec un jeune homme, pour la finir au bras de son ancien beau-fils. Dans *Milou en mai* comme dans *OSS 117 : Rio ne répond plus*, le refus de troquer la cigarette pour le pétard exprimé par Grimaldi et Hubert Bonisseur de la Bath traduit l'hostilité au changement et à l'inconnu qui caractérise ces personnages pourtant si différents : ironiquement – les deux films, dont l'histoire se déroule en 1968, ont été tournés à vingt ans d'intervalle –, le camionneur et l'agent secret expriment en effet des positions pareillement hostiles à l'égard de l'émancipation féminine (« le problème maintenant, c'est que toutes les femmes veulent jouir » ; « Votre place est à la maison, à vous occuper de vos enfants avec douceur »), de la révolte des jeunes (« Je me suis retrouvé dans une manif place Denfert, ils voulaient mettre le feu à mon camion les petits connards » ; « C'est pas le monde qui va se plier à vos désirs les enfants ! C'est pas 68, année de la jeunesse ») et des communistes (« Moi les communistes je les emmerde » ; « Une dictature, c'est quand les gens sont communistes, déjà ! ») Ici comme dans d'autres œuvres, le cannabis agit comme élément de différenciation entre des individus souverains, aventureux, imaginatifs et ouverts à l'autre, et d'autres qui, sinon toujours pleutres ou réactionnaires, n'ont pas ce petit quelque chose en plus, ce grain de folie qui les rend remarquables, originaux et appréciables.

[289] « [le spectateur] s'étonnerait vraisemblablement de l'absence de tels éléments alors qu'il s'aperçoit à peine de leur présence répétée » : François Steudler et Françoise Steudler-Delaherche, « Le cinéma entre vérité, fiction et silence », art. cité, p. 107.

On voit donc que la filmographie nationale, loin d'avoir cherché à taire ou à combattre l'illicéité du haschisch, s'est plutôt amusée à jouer sur les ambiguïtés de sa localisation dans la géographie imaginaire des drogues. En isolant cette substance interdite de la cocaïne et de l'héroïne dans leurs œuvres, et en la rapprochant du tabac et de l'alcool, les cinéastes français ont contribué à populariser son statut unique de « drogue douce », à l'ère de la massification[290] : du fait de la légèreté qui lui est prêtée, elle semble ainsi ne pas vraiment appartenir à la catégorie des stupéfiants. Située du mauvais de la frontière légale, elle ne peut pas, à l'inverse, prétendre intégrer celle des psychotropes autorisés. Ce tour de passe-passe culturel leur a surtout permis de faire l'éloge de la transgression psychoactive, du mode de vie et de l'état d'esprit qui l'accompagnent, sans tomber dans le piège de la complaisance à l'égard de la surconsommation et de la toxicomanie, qui aurait fait peser sur leur œuvre un risque de censure.

[290] Les cinéastes et téléastes français ne sont évidemment pas les inventeurs de la distinction entre « drogue douce » et « drogue dure ». Si les médecins Isidore Pelc et Maurice Verbanck font remonter son origine à la Californie du tournant des années 1960, une histoire de sa diffusion reste à entreprendre : Isidore Pelc et Maurice Verback, « De l'usage dur des drogues douces », *Bulletin et Mémoires de l'Académie royale de médecine*, vol. 161, 2006/7-9, p. 450-458. À son sujet, on lira toute de même : François Dubet, « Les deux drogues », *in* Alain Ehrenberg et Patrick Mignon (dir.), *Drogues, politique et société*, Paris, Le Monde Éditions/Éditions Descartes, 1992, p. 99-111. Terminons sur ce point en notant que, malgré sa fragilité épistémologique, ce clivage continue d'être repris – parfois pour être battu en brèche – par nombre de travaux scientifiques et de rapports publics traitant du cannabis depuis les débuts de la massification.

CHAPITRE VII

Esthétique cannabique : images et sons des moments de consommation

Dissertant, dans l'introduction de *L'Analyse de séquences*, sur les différences entre analyse et interprétation filmique, le théoricien du cinéma Laurent Jullier en profite pour livrer :

> « le programme [de son ouvrage, celui-ci consistant] à plonger les mains dans le cambouis, et d'abord à nommer les objets sonores et visuels qui constituent le film – à commencer par les plus courants, car il faut d'abord bien connaître ce qui est courant pour décider de ce qui est "singulier".[291] »

Tout au long de notre travail, nous nous sommes appuyé sur ce matériau formel – nature des plans, mouvements de la caméra, montage, colorimétrie, contenu des dialogues, musique, etc. - afin, dans un premier temps, de mettre en évidence la marche vers l'accommodement culturel à la marijuana que connait la France depuis la fin des années 1960, puis, dans un second temps, d'étudier les figures et les territoires qui peuplent et composent l'imaginaire national de la substance à l'ère de la massification. Ainsi, s'ils ont systématiquement figuré au fondement de nos analyses, ne nous sommes-nous jamais intéressé aux images et aux sons des moments de consommation pour eux-mêmes. Ces derniers constituent pourtant la sève du langage audiovisuel. En effet, comme l'a montré Christian Metz il y a plus d'un demi-siècle, ça n'est qu'à la condition de leur prise en compte que l'historien, le linguiste ou le critique, peuvent « réaliser dans le domaine du cinéma le beau projet saussurien d'une étude des mécanismes par lesquels les Hommes se transmettent des significations humaines dans des sociétés humaines.[292] »

---

[291] Laurent Jullier, *L'Analyse de séquence*, Paris, Armand Colin, 2011, p. 8.

[292] Christian Metz, « Le cinéma : langue ou langage ? », *Communications*, n° 4, 1964/2, p. 90.

L'objectif du dernier chapitre de ce travail est plus modeste : revenir au niveau de nos lexies filmiques pour en dégager des éléments d'unité. Plutôt que de chercher en vain à reconstituer un improbable « moment cannabique type », il nous semble pertinent de conclure ces investigations synchroniques en esquissant les grandes lignes d'une hypothétique esthétique cannabique. Loin de nous borner à enregistrer les apparences prises par les représentations de l'absorption du haschisch à l'écran, cette réflexion vise à mieux cerner le fond de l'imaginaire collectif de la pratique en l'appréhendant au prisme de ses formes filmiques. Contrevenant aux recommandations de Michel Chion, dont les travaux se sont notamment attachés à délégitimer la dichotomie image/son dans l'analyse des productions audiovisuelles, nous avons, par souci de clarté et d'efficacité, décidé de traiter séparément l'un et l'autre. Aussi commencerons-nous par nous interroger sur la forme, le contenu et les propriétés plastiques des images de la consommation du produit que recèlent nos œuvres, avant d'étudier la musique et les éventuelles déformations auditives qui habillent les moments de consommation, ainsi que le vocabulaire mobilisé en leur sein pour évoquer la marijuana.

Images cannabiques : forme, contenu et propriétés plastiques des moments de consommation

Avant d'être les composantes ou les extraits d'un récit filmique, nos moments cannabiques sont une succession d'images ayant en commun de représenter une pratique : la consommation du haschisch. À ce titre, les choix et les contraintes ayant conduit à leur production, de l'élaboration du script à l'étalonnage, en passant par le tournage et le montage, en disent autant sur l'imaginaire collectif du produit que leur place dans l'intrigue ou l'espace-temps diégétique qu'ils mettent en scène. Devant la rareté du matériau permettant d'éclairer leur élaboration que nous sommes malheureusement parvenu à réunir, nous avons pris le parti de leur poser trois questions, afin de mettre au jour les éléments d'unité plastique qui les caractérisent : quelle(s) forme(s) prennent les moments d'usage dans les longs-métrages de fiction français ? Quelles étapes de l'acte de consommation et quels éléments de la culture matérielle de la pratique ces derniers font-ils apparaître ? Et, enfin, dans quelle mesure les propriétés audiovisuelles du film de fiction sont-elles mises au service d'une retranscription des effets psychoactifs du cannabis ?

La scène de deux minutes, format hégémonique du moment cannabique

En introduction, nous avons évoqué le fait que le moment cannabique - lexie filmique créé pour les besoins de l'analyse - était susceptible de revêtir des formes très diverses : rien à voir, en effet, entre les simples plans de *Dobermann* et *L'Art (délicat) de la séduction* (Richard Berry, 2000), les séquences entières du *Plein de super* et *Ah ! Si j'étais riche*, et les longs montages alternés des *Bidasses s'en vont en guerre* et *Le Magnifique*. Il serait cependant erroné de croire à une équidistribution de ces différents syntagmes au sein de notre corpus. Leur dénombrement nous a ainsi permis de constater une nette surreprésentation des scènes : ces « blocs d'espace-temps homogènes[293] » constituent près des trois quart (162 sur 219) de nos moments de consommation, et même 90% (198 sur 219) si on leur adjoint les dépictions de l'acte se situant à cheval sur deux scènes. À l'inverse, les plans, les séquences et les montages plus ou moins complexes - montage alteratif, montage parallèle, montage fréquentatif, etc. -, apparaissent très minoritaires : on compte seulement dix occurrences des premiers, trois des deuxièmes et huit des derniers, tout au long de notre chronologie.

Complétons ces chiffres en indiquant que la durée moyenne des moments cannabiques – à peu près stable entre 1969 et 2002 – est de deux minutes et quatre secondes, quand leur durée médiane est d'une minute et quarante secondes. Seuls huit d'entre eux durent moins de dix secondes, et quinze plus de cinq minutes. À ce titre, les douze minutes du deuxième moment d'usage du *Plein de super*, ou les treize minutes et vingt secondes du quatrième de *Mes meilleurs copains*, font figure d'exception. S'il n'existe pas de moment cannabique type, il semble donc exister un format type du moment cannabique : la scène de deux minutes.

Quelles conclusions tirer de tous ces résultats ? D'abord, que les moments d'usage n'ont que rarement fait l'objet d'un traitement formel particulier de la part des scénaristes et des réalisateurs français. Dans l'ouvrage cité en début de chapitre, Laurent Jullier rappelle ainsi que si « la durée moyenne d'une scène allait de 2 à 4 minutes [au cinéma] des années 1930 aux années 1960 », celle-ci avait tendance à se rapprocher de la limite basse depuis lors[294]. Autrement dit, les représentations filmiques du haschisch et de sa consommation ont épousé les contours de l'un des découpages canoniques du long-métrage de fiction : nul format idoine ou novateur n'a émergé pour montrer l'absorption de cette drogue illégale

---

[293] Laurent Jullier, *op. cit.*, p. 131.

[294] *Idem*

dans le sillage de la massification. Ensuite, que le caractère scénique plutôt que séquentiel de nos lexies tend à renforcer la thèse de la normalisation de la pratique dans la culture française. Pour comprendre cette assertion, il convient de revenir aux définitions de la scène et de la séquence, et à leurs fonctions respectives dans l'économie d'une œuvre narrative classique. S'appuyant sur une conception issue de l'analyse théâtrale, les spécialistes d'étude cinématographique s'accordent généralement pour considérer la première comme une « unité espace-temps-action[295] », soit un ensemble d'événements de l'histoire reliés entre eux d'un point de vue logique, et se déroulant en un même lieu dans un laps de temps relativement court. Juxtaposition de scènes, la seconde a longtemps été décrite comme un simple « épisode de l'intrigue[296] », selon la formule de Christian Metz. Se plaçant du point de vue du spectateur, Jacques Aumont et Michel Marie l'ont, eux, défini comme « l'unité de mémorisation et de "traduction" du récit filmique en récit verbal.[297] » Dans les deux cas, la séquence est donc considérée comme le niveau syntagmatique pertinent pour raconter le film à quelqu'un qui ne l'aurait pas vu. Cet état de fait n'est pas neutre du point de vue de notre réflexion : mis de côté quelques contre-exemples iconiques, comme la scène des hippies dans *Le Gendarme en balade* ou celle du *bad trip* de Denis dans *Marche à l'ombre*, le format même des apparitions de la marijuana à l'écran les a ainsi condamné à passer sous les radars de l'attention collective.

La facture souvent très banale des moments de consommation, ainsi que leur cantonnement au rôle d'épisodes secondaires de la trame filmique, ont donc participé à diluer l'anormalité, la gravité, l'illégalité, l'extranéité ou encore l'exceptionnalité, de la pratique qu'ils mettaient en scène. En la lissant d'un point de vue formel et en minimisant son importance d'un point de vue narratif, les longs-métrages de fiction ont habitué les Français à percevoir l'absorption du haschisch comme quelque chose de bref, banal et sans conséquence, ne méritant ni d'être scruté de près, ni d'être explicité, ni d'être déconstruit, mis en valeur ou dénoncé : bref, ils ont pris une part active dans l'accommodement des spectateurs au premier des stupéfiants.

---

295 Par exemple : Jean Bessalel et André Gardies, *200 mots-clés de la théorie du cinéma*, Paris, Cerf, 1992, p. 183-184 ou André Gardies, « Scène ou régime scénique », *in* André Gardies, Jacques Gerstenkorn, Christine Hamon-Sirejols (dir.), *Cinéma et théâtralité*, Lyon, Aléas, 1994, p. 57.

296 Christian Metz, *Essai sur la signification au cinéma*, *Tome I*, Paris, Klincksieck, 1968, p. 125.

297 Jacques Aumont et Michel Marie, *L'Analyse des films*, Paris, Armand Colin, 1998, p. 42.

Une image aseptisée de la pratique : étapes de l'acte de consommation et éléments de la culture matérielle cannabique représentés à l'écran

Pour poursuivre cette démonstration, arrêtons-nous un instant sur les aspects très concrets de l'acte de consommation représentés à l'écran. Si, jusqu'ici, nous nous sommes intéressé à l'identité des haschischins de pellicule, à l'espace-temps diégétique de la pratique ou aux principaux enjeux culturels de sa dépiction, nous avons laissé dans l'ombre les différentes étapes de son déroulement. L'absorption de la substance (4) ne devient en effet possible qu'après la préparation (2) puis l'allumage (3) d'une pipe ou d'un joint rempli d'herbe ou de résine, chacune de ces phases étant susceptible d'être précédée par l'annonce ou l'évocation des gestes à venir (1). Par la suite, la marijuana peut se fumer seul ou passer de mains en mains (5) : quoi qu'il en soit, ses propriétés psychoactives entrainent sur les usagers un certain nombre d'effets (6), d'intensité et de durée variables.

Commençons par noter que très peu de nos films mettent en scène l'ensemble du processus : c'est seulement le cas d'un moment cannabique dans *More*, d'un autre dans *Les Babas cool* et d'un dernier dans le téléfilm *Momo*. Il est d'ailleurs intéressant de constater que cette exhaustivité a des fonctions tout à fait différentes dans chacune de ces œuvres : faire connaître au public une pratique avec laquelle il était alors peu familier pour la première ; insister sur l'appartenance des deux personnages partageant le pétard à des univers radicalement différents afin de provoquer le rire pour la deuxième ; et dévoiler crûment tous les aspects de la consommation du stupéfiant dans l'optique de mettre en garde les jeunes téléspectateurs tentés par la chose pour la troisième. De la même manière, les moments de consommation représentant uniquement l'inhalation de la drogue - motif *de facto* présent dans tous nos longs-métrages puisque condition minimale d'intégration de ceux-ci au corpus - sont relativement peu nombreux : seulement 24 sur 219. La plupart du temps, nos lexies dépeignent ainsi deux (64 sur 219), trois (66 sur 219) ou quatre (40 sur 219), de ces étapes constitutives de l'acte d'usage. S'il est difficile, à ce stade de l'analyse, d'interpréter ces chiffres, on formulera l'hypothèse d'une sélection opérée par les scénaristes, les réalisateurs et/ou les monteurs, envisagée comme un gage d'efficacité visant à faire rentrer les images de la pratique dans la concision et la relative rigidité du format scénique.

Reste à connaître les éléments sur lesquels ces derniers se sont concentrés : moins d'un quart de nos moments cannabiques montre l'annonce ou l'évocation de l'acte (48 sur 219), tout comme sa préparation (49 sur 219), et à peine plus d'un tiers (73 sur 219) l'allumage du joint ou de la concoction. À l'inverse, ils sont plus de la moitié à dépeindre son passage (132 sur 219) et ses conséquences psychosomatiques (117 sur 219). Ainsi, il semble que nos longs-métrages se sont attachés à représenter ce qui se passe sur le second versant de l'acte plutôt que sur le premier : ses implications sociales et ses répercussions sur l'état du haschischin plutôt que le rituel et le matériel mobilisé pour le réaliser. Pour abonder dans ce sens, on notera que la phase complète de préparation – effritement de l'herbe ou de la résine, mélange avec le tabac, transfert de la mixture dans la feuille à rouler, le foyer de la pipe ou celui de la douille, etc. – n'est qu'exceptionnellement décomposée à l'écran : ça n'est véritablement le cas que dans les premiers moments d'usage de *More* et *La Neige de Noël*, que nous avons plus haut étudiés. La plupart du temps, cette étape est ramassée dans un ou deux plans d'insert se focalisant de préférence sur les gestes précédents immédiatement la combustion et l'inhalation : l'ultime coup de langue sur le collage, le tassement de la cigarette sur le coin d'une table, l'enlèvement du surplus de marijuana, etc.

Sans être à proprement passée sous silence, c'est toute la culture matérielle du stupéfiant qui s'en retrouve reléguée au rang de donnée de moindre importance. Les briquets, les allumettes, les miettes de tabac, les cendriers, les feuilles à rouler et les filtres cartonnés, n'apparaissent que furtivement, voire pas du tout. La nature exacte de la substance consommée n'est que rarement identifiable : nous ne sommes parvenus à dire avec certitude s'il s'agissait d'herbe ou de résine que dans 61 de nos moments cannabiques, et encore, la plupart du temps (39 cas sur 61), grâce aux dialogues plutôt qu'à l'image. Alors qu'il existe de nombreuses manières d'ingérer le produit, notre corpus ne met en scène presque exclusivement que des joints : ils sont présents dans 209 de nos 219 moments de consommation. Si ces représentations correspondent à une certaine réalité de la pratique en France, à l'ère de la massification, elles traduisent également une uniformisation de l'imaginaire la concernant, voire un appauvrissement, puisque toute autre modalité d'usage est présentée comme excessive, déviante ou problématique : le narguilé qu'utilise Stefan dans *More* permet de signifier sa progression dans la toxicomanie ; dans *Le Plein de super*, la tartine au haschisch qu'il ingère à son insu conduit Klouk au délire, puis au *bad trip* ; en inspirant une grande bouffée de « mongolienne » à l'aide d'un vaporisateur, Julius, le goûteur de cannabis attitré du rappeur Lord Fatal, fait un malaise dans *La Beuze*.

Tout fonctionne donc comme si le pétard était un produit fini ou semi-fini n'ayant plus qu'à être fumé, un objet quasi-magique dont le processus de fabrication et la présence en un lieu n'avaient pas à être expliqués. Pour s'en convaincre, on signalera la rareté du motif de l'achat dans notre corpus : il n'est évoqué ou montré que dans onze de nos cent-dix longs-métrages. C'est notamment le cas dans les films de banlieue où les haschischins sont également des petits dealers – *La Haine*, *La Squale* (Fabrice Genéstal, 2000) et *Wesh wesh, qu'est-ce qui se passe ?* –, mais également dans plusieurs téléfilms – *La Neige de Noël*, *La Chambre d'ami*, *Momo* et *En danger de vie* - dont la fonction prophylactique conduit à insister sur les dimensions illégales et délinquantes de la pratique. Dealers et consommateurs appartiennent ainsi globalement à deux filmographies distinctes : les rapports de la drogue avec le monde criminel sont invisibilisés dans les longs-métrages que nous avons réunis. Dans un nombre infime d'œuvres, la provenance du produit est rendue explicite sans que soit représentée la transaction : c'est par exemple le cas dans le second moment cannabique de *Taxi*, où Émilien laisse entendre à Daniel que c'est son métier de policier qui lui a permis d'obtenir la « bonne Jamaïcaine » qu'ils partagent nuitamment. Le reste du temps, la substance est simplement là : apportée par un individu pas toujours identifiable, elle se donne, se propose et circule entre les convives. Plutôt que de mettre en scène les échanges marchands dans lesquelles elle s'insère, nos films ont choisi de montrer les liens humains qu'elle permet de tisser : en témoigne la récurrence déjà évoquée du motif de la transmission du joint à l'écran.

Pourquoi un tel déséquilibre entre l'avant et l'après ? La réponse à cette question n'est probablement ni commune à tous nos longs-métrages, ni unique au sein de chacun d'eux. Si des contraintes liées à la réalisation peuvent légitimement être avancées – dans le cadre formel court et relativement fixe de la scène, les cinéastes ont décidé de se concentrer sur les étapes les plus « intéressantes » ou signifiantes de la pratique du point de vue de la narration -, nous émettons l'hypothèse que ce choix constitue surtout une traduction filmique de l'un des traits saillants de l'imaginaire cannabique moderne : l'euphémisation, sinon la négation, du caractère toxicomaniaque de l'usage du haschisch. Dans sa thèse portant sur la culture matérielle des psychotropes et des dépendances, l'ethnologue Mélanie Roustan insiste sur :

> « l'acquisition des savoirs et des savoir-faire nécessaires [pour] devenir un "vrai fumeur" – essentiellement transformer la matière première en objet consommable (savoir rouler pour pouvoir fumer seul) et se la procurer directement sur le marché (pour fumer en dehors du cercle des pairs).[298] »

---

298 Mélanie Roustan, *Sous l'emprise des objets ? Une anthropologie par la culture matérielle des drogues et dépendances*, thèse d'ethnologie et de sociologie sous la direction de Dominique Desjeux, Université Paris 5 Descartes, 2005, p. 119.

Alors que l'inhalation de la fumée et l'expérimentation des effets ne permettent pas forcément de différencier le néophyte de l'initié dans la vie comme à l'écran, la connaissance des réseaux de vente ou la pratique de l'autoculture, la possession du matériel adéquat à la préparation du joint et la capacité à fabriquer ce dernier, attestent à coup sûr d'un rapport intime au produit. En passant rapidement sur - voire en laissant carrément de côté – cette « culture clandestine[299] » du cannabis, notre filmographie fournit une image relativement aseptisée de sa consommation, le phénomène se résumant ainsi à du partage, de la convivialité et des parenthèses généralement brèves et sans conséquences de modification de conscience.

Des propriétés plastiques du film rarement mises au service de la retranscription des effets psychoactifs du produit

Parmi les étapes de l'acte d'usage représentées, une nous intéresse plus particulièrement : celle des effets ressentis par le haschischin après l'absorption. Dans la deuxième partie de ce travail, nous avons rappelé qu'un certain nombre de longs-métrages avaient, tout au long de l'histoire du 7e art, tenté de retranscrire les propriétés psychoactives des drogues au moyen des caractéristiques propres au matériau filmique : dès 1901, par exemple, la mise en scène des hallucinations provoquées par l'opium servit de prétexte au réalisateur français Ferdinand Zecca pour tester les premiers effets spéciaux dans *Un horrible cauchemar* ; six décennies plus tard, le cinéaste américain Roger Corman chercha, au contraire, à retranscrire le plus fidèlement possible les répercussions de la prise de LSD sur la conscience humaine en exploitant les propriétés plastiques du film dans *The Trip* (1967) ; plus proches de nous, des œuvres comme *Las Vegas Parano* (Terry Gillian, 1998), *Requiem for a Dream* (Darren Aronofsky, 2000), *Blueberry* (Jan Kounen, 2003) ou *Enter the Void* (Gaspar Noé, 2009), ont en partie fondé leur succès sur une utilisation systématique de l'objectif *fisheye*, du montage *cut*, des incrustations, des images de synthèse et des déformations visuelles, lors des scènes de défonce à l'héroïne, à la mescaline, à la cocaïne ou à l'ayahuasca, qu'elles contiennent.

Qu'en est-il du cannabis sur le grand et le petit écran français à l'ère de la massification ? Les cinéastes ont-ils effectué un travail particulier sur l'image pour mettre en scène les effets de son inhalation ? Et surtout, existe-t-il des redondances que l'on pourrait identifier comme les composantes d'une esthétique filmique du produit ? Commençons par

---

299 *Idem*

un rappel : sur les 219 moments de consommation que compte notre corpus, seuls 117 dépeignent les stigmates laissés par son absorption sur le haschischin. Loin d'être négligeable, ce chiffre signifie tout de même que les propriétés psychoactives du stupéfiant sont absentes de près d'une dépiction fictionnelle de l'acte sur deux. Cette proportion ne fait ainsi que confirmer une conclusion déjà tirée par d'autres voies dans le cadre de ce travail : au cours du dernier demi-siècle, la filmographie nationale a globalement conféré à l'usage de marijuana l'image d'une pratique sans conséquence, sinon totalement étrangère à l'univers de la modification de conscience.

Notons ensuite que dans l'extrême majorité des cas, les propriétés plastiques du film ne sont pas mises au service de la représentation des effets du haschisch. La manifestation de ces derniers à l'écran s'opère le plus souvent au travers de péripéties de l'histoire, du jeu des acteurs ou du maquillage de ces derniers. On vérifiera cette assertion en observant les catégories d'effets les plus montrées tout au long de notre chronologie : l'apathie (79 fois), l'euphorie (65 fois), la désinhibition (46 fois), les yeux rouges (28 fois) et la toux (24 fois). Chacune d'entre elles s'incarne directement dans le corps du comédien ou de la comédienne qui interprète le haschischin : c'est leur silence et/ou leur position avachie qui permettent au spectateur de déduire l'imprégnation cannabique de Sven dans le deuxième moment d'usage des *Chemins de Katmandou*, de Victor dans le deuxième de *Duos sur canapé*, ou des deux tueurs à gage maliens dans le premier du *Boulet* ; même chose avec les rires, la volubilité et/ou l'heureuse agitation de Philippot dans le premier de la *Brigade en folie*, de Momo dans le troisième des *Frères pétard*, de Monique Jussieu dans le quatrième de *Mes meilleurs copains*, ou d'Alessandro et Soledad dans le premier de *L'Auberge espagnole* ; même chose encore avec l'élocution pâteuse ou hésitante d'Alain Chabert dans le premier du *Péril jeune* et de l'inspecteur Sandrine Athan dans l'unique de *Trafic d'influence* (Dominique Farrugia, 1998) ; on achèvera cette démonstration en évoquant la quinte de toux de Julien Michalon dans le second moment de consommation de *Quelques messieurs trop tranquille* et celle de Koffi dans le premier de *Momo*, ou le regard vitreux de Jean-René dans le premier de *Marche à l'ombre* et celui de Jamil dans l'unique de *Pas de scandale* (Benoît Jacquot, 1999).

En nous fondant sur les principaux procédés de construction de l'image filmique recensés par les théoriciens et les analystes du cinéma – montage, scénographie, place de la caméra, mobilité du cadre, distance focale, profondeur de champ, éclairage, vitesse et sens de défilement, collages et "montages internes", etc. -, nous n'avons identifié que 31 moments cannabiques jouant sur la matière visuelle afin de retranscrire les propriétés psychoactives de la marijuana. Quatre de ces procédés semblent avoir été particulièrement prisés par les cinéastes français au cours de notre chronologie : le recours aux distorsions et aux effets spéciaux (6 sur 31), le jeu sur les couleurs et la luminosité (8 sur 31), les gros – voire très gros – plans (9 sur 31), et la variation du rythme, de la durée et/ou de la logique d'enchaînement de ces derniers (16 sur 31)[300].

C'est pour signifier les altérations de la vision ou de la perception susceptibles de frapper les consommateurs que sont systématiquement utilisés les premiers. Si ceux-ci ont pris des formes relativement rudimentaires jusqu'aux années 1980 – image floutée et comme aqueuse pour dépeindre un malaise dans *Comme un boomerang* ; alignement de trois motifs identiques pour simuler un strabisme dans *Mon curé chez les nudistes*, etc. -, le recours aux images de synthèse a permis des mises en scène plus complexes de la modification de conscience cannabique à partir du tournant des années 2000 : dans *Sexy boys*, elles servent à mettre un pouf en mouvement, leur couplage avec une vue subjective offrant ainsi la possibilité au spectateur de voir l'hallucination coupable dont est victime Manu ; dans le cinquième moment d'usage de *La Beuze*, elles lui donnent l'illusion de pénétrer avec Alphonse Brown dans sa rêverie mégalomaniaque. Notons que ces procédés, coûteux, exigeants sur le plan technique, et dont l'esthétique parfois séduisante peut s'avérer contradictoire avec des velléités de mise en garde, sont totalement absents de la partie télévisuelle de notre corpus **(Fig. 25)**.

Ce n'est pas les cas des trois suivant, qui méritent par ailleurs d'être traités dans un même mouvement. Plusieurs de nos moments de consommation combinent en effet un jeu sur le montage avec un resserrement du champ de la caméra et/ou des variations de l'éclairage et de la colorimétrie. Rares sont ceux à n'user que de l'un de ces procédés pour signifier l'ivresse cannabique. Dans *La Route de Salina*, par exemple, l'allumage du joint succède immédiatement à un long fondu enchaîné qui démarre en même temps qu'*If All the City's Watching*, un morceau du groupe de rock psychédélique Clinic : la minute qui suit voit se succéder 24 plans dont la durée va s'écourtant[301], montrant de près et sans transition des visages souriant, des reliefs de nourriture et le pétard passant de main en main. Alors qu'une grande partie du film baigne dans la lumière chaude et naturelle des îles Canaries, cette scène qui se déroule

300 Un même moment cannabique peut évidemment combiner plusieurs de ces procédés.

301 Un film narratif de 90 minutes comportant généralement de quatre-cent à six-cent plans, on peut évaluer la durée moyenne de ces derniers entre neuf et treize secondes : Jacques Aumont et Michel Marie, *op. cit.*, p. 36. D'une durée moyenne inférieure à trois secondes, on voit que les plans de ce moment cannabique sont particulièrement courts.

de nuit abuse des clairs-obscurs, se contentant parfois de la seule flamme du briquet pour toute source d'éclairage. Ce chapelet de flashs séduisants, presque sensuels, n'a qu'un seul objectif : faire ressentir au spectateur l'heureuse synesthésie qu'expérimentent les convives sous haschisch.

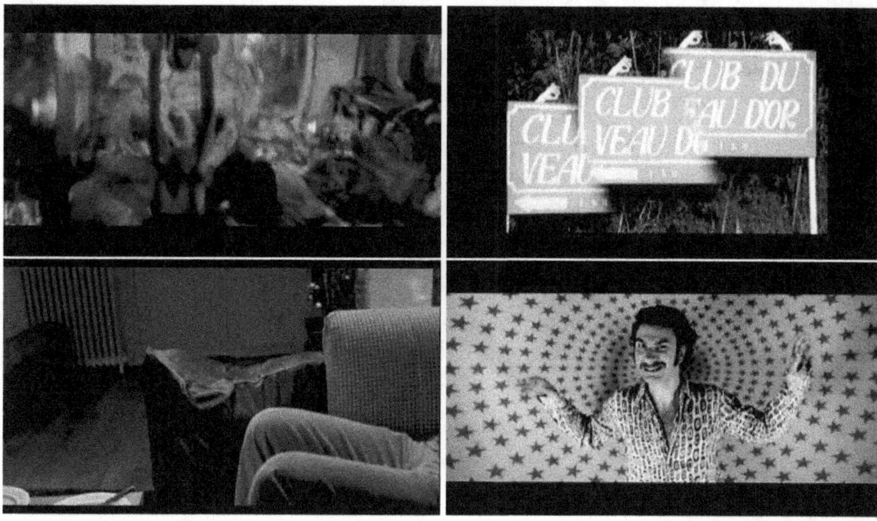

Fig. 25 : En haut à gauche, *Comme un boomerang* (José Giovanni, 1976) ; en haut à droite, *Mon curé chez les nudistes* (Robert Thomas, 1982) ; en bas à gauche *Sexy boys* (Stéphane Kazandjian, 2001) ; en bas à droite, *La Beuze* (Vincent Desagnat et Thomas Sorriaux, 2002)

Plus modeste du point de vue de sa réalisation, le deuxième moment cannabique du téléfilm *En Danger de vie* se compose de plusieurs gros plans sur deux individus fumant dans une pénombre bleutée : Jean-Luc, déjà accro aux drogues dures, invite Guillaume dans sa chambre pour tenter de le convertir à son vice. Après avoir refusé de la cocaïne, ce dernier accepte, par compassion plus que par envie, de partager quelques bouffées de haschisch. Si la proximité de la caméra permet de signifier l'intimité naissante dans les volutes du stupéfiant, les tons sombres et froids de ce passage viennent rappeler leur propension à couper le consommateur du reste du monde, voire leur morbidité intrinsèque : Jean-Luc n'a-t-il pas, comme beaucoup de jeunes, commencé par quelques joints entre amis avant de sombrer dans la solitude toxicomaniaque ?

On terminera la démonstration en évoquant le deuxième moment d'usage de *La Beuze* : se retrouvant en pleine nuit dans un blockhaus en bord de mer, Scotch Bitman et Alphonse Brown découvrent un coffre rempli de marijuana. Afin de s'assurer de la nature du produit, le premier décide de se rouler un joint. Visiblement déçu après quelques taffes (« Nul ! J'suis pas kassav du tout. Je suis formel c'est pas de la beuze ça ! »), son visage se fige, visiblement intrigué par quelque chose qu'il est le seul à percevoir. Il s'agit du rugbyman néo-zélandais Jonah Lomu : la puissante lumière dans son dos, qui contraste avec l'obscurité du lieu, lui donne un air d'apparition divine alors qu'il s'avance lentement vers la caméra. Les deux plans suivants sont diffusés en accéléré : un premier montre le colosse effectuer un plaquage sur Scotch ; le second, filmé à l'aide d'une *bodycam* tournée vers le visage ahuri de l'acteur Vincent Desagnat, est un travelling arrière représentant l'impact puis la projection du personnage qu'il incarne vers le mur du fond de la pièce. Ayant perdu toute notion de l'espace et du temps, ce dernier s'imagine maintenant dans l'appartement d'Alphonse (« On est bien chez toi ! Il est vraiment bon ton café ! ») et indique à son ami qu'il va « aller faire l'amour avec les vagues ». La raison d'être de cette mise en scène est claire : signifier, au travers d'une allégorie, le flash cannabique expérimenté par Scotch.

Sorti de ces quelques exemples et des techniques filmiques susmentionnées, on notera le peu d'originalité déployé pour représenter le phénomène en question tout au long de notre chronologie. Afin d'être exhaustif à ce sujet, évoquons tout de même brièvement deux contre-exemples. Le premier concerne le troisième moment de consommation du téléfilm *L'Ange noir*: plutôt que des gros plans intimistes ou empathiques sur les visages de ses jeunes héros, Bernard Rolland a choisi de les filmer de haut, afin de mettre l'accent sur l'immobilisme et le désœuvrement dans lesquels les plonge leur fréquentation de plus en plus assidue du cannabis. Devenus les esclaves du produit, Pat et sa bande prennent dans cette scène des allures quasi-fantomatiques, comme si la vie les abandonnait à mesure que tournent les joints : c'est en tout cas l'impression que donne ce point de vue surplombant, couplé à un lent dézoom et à un léger mais permanent mouvement de la caméra.

En 1969, Barbet Schroeder s'était lui inspiré de la peinture orientaliste pour rendre à l'écran les effets psychotropes de la marijuana. En effet, le quatrième et avant-dernier moment cannabique de *More* est une référence explicite au *Songe de l'eunuque* de Jean-Jules-Antoine Lecomte du Nouÿ (1874). Ce tableau, qui s'inscrit dans une série de toiles similaires réalisées par l'artiste dans le dernier quart du XIXe siècle, représente un homme étendu les yeux mi-clos sur une terrasse dominant une ville orientale éclairée par une nuit étoilée. De la longue pipe à opium qu'il tient dans la main sort une volute de fumée prenant la forme d'une femme nue et d'un petit Cupidon armé d'un couteau. Les exégètes divergent au sujet de la signification de l'œuvre : les propriétés hallucinogènes de la drogue permettent-elles à l'eunuque d'expérimenter en rêve un désir auquel sa condition ne l'autorise plus ? Ou le renvoient-elles au trauma de sa castration et au cauchemar de son impuissance ?[302] Quoi qu'il en soit, tout dans la scénographie imaginée par le réalisateur proche de la Nouvelle Vague rappelle cette composition : l'angle et la distance de prise de vue, la découpe des murs blanchis à la chaux de la maison ibizienne où se déroule l'histoire, la position affalée de Stefan, son regard vide, ses vêtements écrus et sa pratique de la fume, etc. **(Fig. 26)**

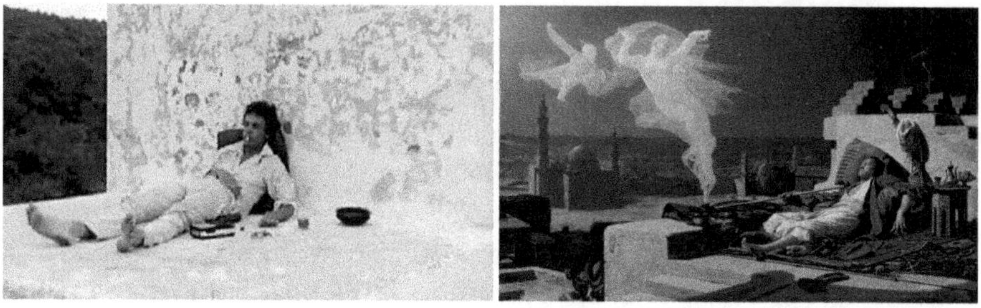

Fig. 26 : À gauche, *More* (Barbet Schroeder, 1969) ; à droite, *Le Songe de l'eunuque*, huile sur toile de Jean-Jules Lecomte du Nouÿ, 39.3 × 59.4, 1874 (Cleveland Museum of Art).

Comment interpréter cette filiation ? Commençons par dire qu'aucun des documents relatifs à la production et à la réalisation du long-métrage que nous avons pu consulter ne l'évoque. Il est probable que Schroeder, grand amateur de peinture durant sa jeunesse, soit aller puiser dans un répertoire d'images classique concernant les stupéfiants, à une époque où le répertoire moderne était encore relativement fruste, car en gestation. Pour un spectateur du film ayant de solides références en histoire de l'art, la signification de la ressemblance formelle entre ce plan de *More* et le tableau de Lecomte du Nouÿ coule de source : celle-ci permet à la fois d'exprimer la dimension « cauchemardesque » qu'est en train de revêtir le rapport du héros aux psychotropes – Stefan ayant pour la première fois, quelques scènes auparavant, goûté à l'héroïne -, sa déconnexion progressive d'avec la réalité et la dégradation sans retour de sa relation amoureuse avec Estelle – avec qui il ne partagera bientôt plus que l'amour pour la défonce.

L'analyse d'un élément manque cependant pour mesurer le caractère exceptionnel de cet extrait filmique de façon satisfaisante : celle du morceau de musique qui l'accompagne. Il semble ainsi que notre quête d'une esthétique cannabique doive, pour finir, nous conduire à étudier la bande-son des moments de consommation de notre corpus.

302 Emmanuelle Amiot-Saulnier, « Jean Lecomte du Nouÿ, Rêve d'Eunuque », *Dossier de l'art*, n° 185, 2011/5, p. 34-35.

Sonorités cannabiques : musique, acoustique et vocabulaire des moments de consommation

Malgré une tendance à l'amélioration depuis une vingtaine d'années, la plupart des ouvrages qui traitent de technique ou de théorie du cinéma ne manque pas de le rappeler : « la bande-son est la traditionnelle mal-aimée des "lectures de films"[303] ». Cet état de fait, lié au statut de l'image dans notre civilisation ainsi qu'à des difficultés d'ordre méthodologique[304], a longtemps conduit à séparer et à hiérarchiser de manière artificielle matière visuelle et matière sonore, la seconde n'étant souvent prise en compte que pour confirmer des résultats obtenus *via* l'étude de la première. Si notre démarche peut sembler s'inscrire dans cette voie, nous aimerions montrer qu'il n'en est rien. Bien conscient que la bande-son n'est ni inférieure ni indépendante de la « bande-image », nous avons choisi de la traiter à part, afin de mieux faire apparaître sa contribution spécifique à l'hypothétique esthétique cannabique dont nous cherchons à dessiner les contours. En nous appuyant sur la « tri-partition classique [de la bande-son] entre musique, paroles et bruits[305] », nous avons ainsi jugé pertinent de travailler, comme dans la première partie de ce chapitre, à partir de trois questions : quels morceaux ou genres musicaux habillent les moments de consommation ? Les cinéastes ont-ils travaillé sur la matière acoustique pour retranscrire l'ivresse cannabique ? Et quel vocabulaire est utilisé dans le cadre des dialogues pour évoquer le haschisch et son usage ?

Musique, genres musicaux et morceaux des moments cannabiques

Reprenons l'analyse là où nous l'avons laissée. Pour qui ne connait pas la peinture de Jean-Jules-Antoine Lecomte du Nouÿ, l'impression crépusculaire qu'il ressent à la vue du quatrième moment cannabique de *More* vient de l'opposition entre les signaux visuels et les signaux sonores qu'il perçoit. Celui-ci se déroule sur *Cirrus Minor* des Pink Floyd : les chants d'oiseaux qui ouvrent et referment le morceau, son absence de percussions, sa mélodie onirique à l'orgue et à la guitare acoustique, ainsi que ses paroles évoquant une déambulation pastorale (« In a churchyard by a river/ Lazing in the haze of midday/ Laughing in the grasses and

---

303 Laurent Jullier et Michel Marie, *Lire les images de cinéma*, Paris, Larousse, 2007, p. 29.
304 Laurent Jullier, *op. cit.*, p. 112.
305 Jacques Aumont et Michel Marie, *op. cit.*, p. 150.

the graves, etc. [306] »), concourent à donner un sentiment de quiétude, voire de légèreté, à l'auditeur. Ces états heureux, que sa situation amoureuse et sa relation intime aux drogues dures rendent inaccessibles à Stefan à ce moment-là du film, sinon de manière artificielle et passagère au moyen de la modification de conscience, contrastent cependant avec la lourdeur apparente et l'immobilité de son corps étendu sur le sol. Le spectateur comprend ainsi que le destin du héros est scellé : bien que le joint qu'il fume ici s'apparente à une pause – voire à un retour en arrière – dans l'escalade toxicomaniaque qu'il expérimente depuis le début de l'histoire, ses velléités de changement et de nouveauté initiales ne sont plus qu'une illusion, à laquelle seule la mort sera désormais susceptible de mettre un terme.

Peu de nos moments cannabiques offrent un exemple de co-construction du sens aussi abouti entre image et musique. Il faut dire que Barbet Schroeder avait lui-même choisi les Pink Floyd pour réaliser la bande-originale de son œuvre, en 1969, le groupe de rock « composant [alors sa] musique l'après-midi, en revoyant le film, puis enregistrant le soir, cinq jours de suite entre minuit et neuf heures du matin.[307] » Si les sonorités psychédéliques de *More* – l'album – ont largement contribué à faire de *More* – le film – « le » long-métrage français sur la consommation contre-culturelle de psychotropes, c'est parce que chacune des chansons qui le compose est expressément pensée pour le plan, la scène ou la séquence, qu'elle habille. Voilà une production visuellement, auditivement et thématiquement, pleinement ancrée dans son époque.

Comme nous l'avons précisé plus haut, l'extrait filmique en question constitue cependant un cas à part d'un point de vue esthétique. Pour apprécier pleinement cette constatation, il faut revenir à l'échelle du corpus. Commençons par citer un chiffre : seule la bande-son de 119 des 219 moments de consommation qu'il compte (soit 54%) comporte de la musique. Cela signifie que cette dernière est loin d'être une composante incontournable de la mise en fiction de l'usage du haschisch : presque aussi souvent que l'inverse, les cinéastes français ont jugé bon de ne représenter la pratique qu'à l'aide d'images en mouvement, agrémentées de dialogues et/ou de bruits. La question qui se pose ensuite est celle de la nature de la musique présente dans ces 119 moments cannabiques. Premièrement, il est intéressant de noter qu'aucun genre bien particulier ne se distingue franchement. La catégorie qui compte le plus de représentants (23 sur 119) n'est ni le rock, ni le hip-hop, ni la soul, ni le

[306] « Dans un cimetière près d'une rivière/ paressant dans la brume de midi/ Riant dans l'herbe entre les tombes, etc. » : [TdA].

[307] Philippe Paringaux, « Interview de Barbet Schroeder », art. cité.

classique, mais un ensemble hétéroclite d'airs extradiégétiques et sans paroles, la plupart du temps spécifiquement créés pour les besoins du long-métrage. En leur sein coexistent deux sous-ensembles qui trouvent leur distinction dans la fonction occupée par la musique vis-à-vis des images de la consommation du produit : d'un côté, les variations sur le thème musical du film, qui tendent à réduire l'acte à une péripétie de l'intrigue parmi les autres. Diffusée tout au long de cette fresque se déroulant sur près de quatre-vingt ans, la composition épique et entêtante écrite par Francis Lai et Gilbert Bécaud pour *Toute une vie*, donne à la massification des drogues l'image d'un phénomène inexorable, car historiquement circonscrit, diluant ainsi quelque peu sa gravité potentielle. Dans *Mon curé chez les nudistes*, les flonflons vaguement jazzy qui accompagnent la défonce du curé Daniel tendent à euphémiser le caractère puissant et nocif des propriétés psychotropes de la marijuana. De l'autre côté, on retrouve des musiques dont la seule raison d'être est « d'accentuer l'effet d'unité[308] » du moment cannabique : des sonorités angoissantes – comme dans les uniques moments d'usage de *Chobizenesse* et *Comme un boomerang* –, dramatiques – dans le troisième de *L'Ange noir* et le premier de *La Baleine blanche* -, tristes – dans le second de *La Fidélité* -, plus rarement joyeuses – dans le sixième de *La Chambre d'ami* – ou douces – dans l'unique de *La Squale* -, viennent confirmer ce que le spectateur voit à l'écran, c'est à dire le malaise, la détresse, la mélancolie, la gaieté ou le bien-être du haschischin. En ne conférant pas aux représentations filmiques de la pratique un habillage sonore propre ou culturellement marqué, il semble que ces longs-métrages aient indirectement participé à la normalisation de la substance, minimisant ou niant le caractère singulier de l'expérience cannabique, et l'ancrant finalement un peu plus dans le patrimoine commun.

La musique des moments cannabiques restant se répartit entre de nombreux genres, dont quatre comptent tout de même plus de représentants que les autres : le rock (19 cas), le hip-hop (13 cas), la musique électronique (11 cas) et les sonorités indiennes ou orientales (11 cas). Si une analyse fine des fonctions particulières de la présence de chacun d'eux dans chacun des moments de consommation concerné ferait probablement émerger des résultats plus nuancés, on remarquera tout de même que ceux-ci entretiennent un point commun : tous ont été - voire sont encore – l'apanage de la jeunesse et d'une culture alternative, sinon forcément contestataire, au moment de leur émergence. Bien qu'éminemment associé aux *baby-boomers* et à la contre-culture des *Sixties*, le premier est présent du début à la fin de notre chronologie dans des

308 Jacques Aumont et Michel Marie, *op. cit.*, p. 151.

films très différents. Outre la bande-originale de *More* composée par les Pink Floyd, on rappellera, par exemple, que l'unique moment d'usage de *La Route de Salina* se déroule sur *If All the City's Watching* de Clinic, le premier de *Sans toit ni loi* sur *The Changeling* des Doors, le troisième de *Janis et John* sur *Taking Some Time On* de Barclay James Harvest et le sixième de *La Beuze* sur *Free Bird* de Lynyrd Skynyrd. On rajoutera que le premier du *Beauf* se déroule au son d'un groupe de rock fictif formé par les quatre personnages principaux – Les Aborigènes -, le deuxième de *Mes meilleurs copains* sur *Walk on the Wild Side* de Lou Reed, l'unique d'*Elisa* (Jean Becker, 1994) sur *She Doesn't Wanna Go* de Drivin' and Cryin' et le second de *Grève party* sur un riff nerveux de guitare électrique. Pourquoi le choix de ce genre musical plutôt que d'un autre pour accompagner ou illustrer les images du joint ? Du fait de son statut matriciel dans la naissance et l'autonomisation d'une culture juvénile à la fin des années 1960, le rock constitue un signifiant par excellence de la jeunesse, de la révolte et du désordre[309], toutes valeurs positivement connotées attachées à la consommation du cannabis depuis les premiers temps de la massification. Si la ficelle s'avère parfois grossière – dans le téléfilm *Chien et chat*, le basculement d'une soirée dans la débauche est mis en scène au travers de jeunes gens fumant du haschisch sur *Sex & Drugs & Rock & Roll* des Blockheads -, les combinaisons audiovisuelles ainsi esquissées n'ont pu que participer à normaliser un peu plus la pratique, cette dernière se voyant, au travers de la bande-son, au pire réduite au rang d'erreur d'adolescence, au mieux élevée à celui de symbole de liberté.

Avant d'évoquer les cas du hip-hop et de la musique électronique, nous passerons rapidement sur les sonorités indiennes, leur connotation étant très proches de celles du rock dans notre filmographie. C'est le mouvement hippie qui, plusieurs décennies après le reflux de l'orientalisme littéraire et artistique, réactiva l'attrait de l'Europe pour les civilisations moyen-orientales et asiatiques : à la faveur d'un voyage initiatique en Iran, en Afghanistan ou dans le sous-continent indien, certains routards ramenèrent dans leurs bagages qui une tunique colorée, qui un ouvrage sur les enseignements de bouddha, qui de l'opium, qui du haschisch, qui un ney ou un sitar. Ces instruments intégrèrent rapidement les orchestrations des précurseurs du psychédélisme : les Yardbirds s'en servirent dès 1963 sur *Heart Full of Soul*, les Beatles dès 1965 sur *Norwegian Wood*, les Rolling Stones dès 1966 sur *Paint It Black*, puis The Animals, The Mamas & The Papas, Donovan, Elton John et même Serge Gainsbourg, les années suivantes. Depuis lors, les mélodies

309 Claude Chastagner, *De la culture rock*, Paris, Presses Universitaires de France, 2011, p. 9-21.

aigües et lancinantes du bansûri et les vibrations planantes du sitar sont intimement associées à cette période d'expérimentations sensorielles, sociales et spirituelles. Notre corpus en témoigne de façon éclatante : les deux tiers des moments de consommation (6 sur 9) dont elles composent la bande-son datent du tournant des années 1970 et mettent en scène les aventures sous influence d'individus faisant la route vers Katmandou – *Les Chemins de Katmandou* et *La Brigade en folie* –, ou se contentant de fumer en groupe dans une grange ou un appartement squatté – *Cannabis* (Pierre Koralnik, 1970), *Les Stances à Sophie* et *Le Gendarme en balade*. Leurs trois occurrences postérieures – dans *La Neige de Noël*, *Duos sur canapé* et *La Beuze* - ont toutes le même rôle : signifier à l'écran l'état modifié de conscience dans lequel se trouvent les haschischins. La chose est particulièrement claire dans le dernier. L'allégorie du flash psychotrope, que nous avons plus haut analysée, est précédée par la diffusion d'un léger air de sitar : c'est lui qui indique au spectateur le basculement de Scotch dans un autre ordre de réalité et marque le début de son hallucination.

En plus d'avoir été utilisés comme des connotateurs de la contre-culture hippie par les cinéastes français, il semble ainsi que les harmonies indiennes – mais plus généralement exotiques : les accords de guitare vaguement tahitiens obtenus à l'aide d'une pédale wah-wah qui accompagnent l'unique moment d'usage de *Serial lover* revêtent exactement la même fonction – ont ponctuellement servi de traduction sonore à l'ivresse cannabique dans la filmographie nationale depuis la fin des années 1960.

Terminons cette réflexion par le hip-hop et la musique électronique. Bien que ces genres prennent leurs racines dans les transformations technologiques, sociales et culturelles des décennies précédentes, tous deux ont en commun d'être devenus des « composantes essentielles du paysage musical mondial[310] » vers la fin des années 1980. Né dans les ghettos afro-américains, le premier s'est progressivement imposé en France sous la forme du rap à partir de cette époque, auprès d'une jeunesse d'abord populaire et banlieusarde. Pour la première fois, en 1984, *Le Thé au Harem d'Archimède* a associé à l'écran un beat rapide et un sample de funk à l'absorption du cannabis : en effet, c'est la musique qu'écoutent Pat et sa bande sur un Ghetto-blaster alors qu'ils font tourner un joint sur le perron de leur tour HLM. En 1993, c'est dans le téléfilm *Momo* que l'on retrouve ce motif, un air anonyme et extradiégétique de rap accompagnant la sortie du héros du tribunal pour

---

310 Renaud Epstein *et alii*, « Techno, une histoire de corps et de machines », *Mouvements*, n° 42, 2005/5, p. 5.

enfants, puis ses retrouvailles avec ses amis qui l'attendent en inhalant du haschisch dans une voiture garée devant le bâtiment. Le quatrième moment d'usage de *La Haine* met en scène Vinz et Hubert fumant de la marijuana dans un bâtiment communal squatté par les jeunes du quartier, alors en proie aux émeutes : les plans plus ou moins rapprochés les montrant s'adonnant à leur vice alternent avec des plans moyens sur des individus pratiquant le breakdance, au son de *More Bounce to the Ounce*, un morceau précurseur de la G-funk interprété par le groupe Zapp & Roger. Il serait erroné de croire que seuls les films de banlieue se sont livrés à de telles combinaisons audiovisuelles. Dans *Les Frères pétard*, deux moments d'usage se déroulent sur les chansons d'un rappeur fictif, Sammy Le Black, un dealer noir américain habillé comme un proxénète et se déplaçant en Cadillac[311]. *Pas de scandale* représente deux trentenaires désœuvrés trainant sur le canapé d'un appartement bourgeois un joint à la bouche, la télévision devant eux diffusant le clip de *Qu'est-ce qui fait marcher les sages ?* du groupe de rap français Les Sages Poètes de la Rue. Dans *Taxi* comme dans *Taxi 3*, c'est sur une instrumentale de hip-hop et sous influence cannabique qu'Émilien et Daniel mettent au point une stratégie aux frontières de la légalité, afin d'arrêter un gang de malfaiteurs qui sème la panique dans les rues de Marseille **(Fig. 27)**.

En sonorisant ainsi les images de la pratique à l'aide de ce genre musical issu des minorités ethniques et des marges socioéconomiques, les cinéastes français ont participé à accentuer son caractère sulfureux : intimement liée à une culture à la fois urbaine, juvénile, interlope et rebelle, en pleine affirmation, la substance est devenue un signe d'anticonformisme à part entière - voire de dissidence sociale - à mesure de ses apparitions dans la filmographie nationale. Nous avons déjà dit ce qu'il en était de ces valeurs et de ces attitudes dans la société hexagonale depuis la révolution des *Sixties* et les événements de mai-juin 1968. Inversement, cette association récurrente à l'écran a contribué à renforcer un cliché : celui de la porosité entre l'univers du rap et celui des stupéfiants, et donc, par extension, celui d'un jeune de banlieue ontologiquement délinquant[312].

---

311 On notera d'ailleurs qu'au cours du second de ces deux moments cannabiques, le personnage en question déclare au sujet d'une cargaison de haschisch qu'il a facilement vendue : « hip-hop, les doigts dans le nez ! », accentuant ainsi l'association entre le genre musical et la consommation du produit.

312 Julien Longhi, « Imaginaires, représentations et stéréotypes dans la sémiotisation du mythe de la banlieue et des jeunes de banlieue », *in* Marine Turpin (dir.), *Discours et sémiotisation de l'espace. Les représentations de la banlieue et de sa jeunesse*, Paris, L'Harmattan, 2012, p. 123.

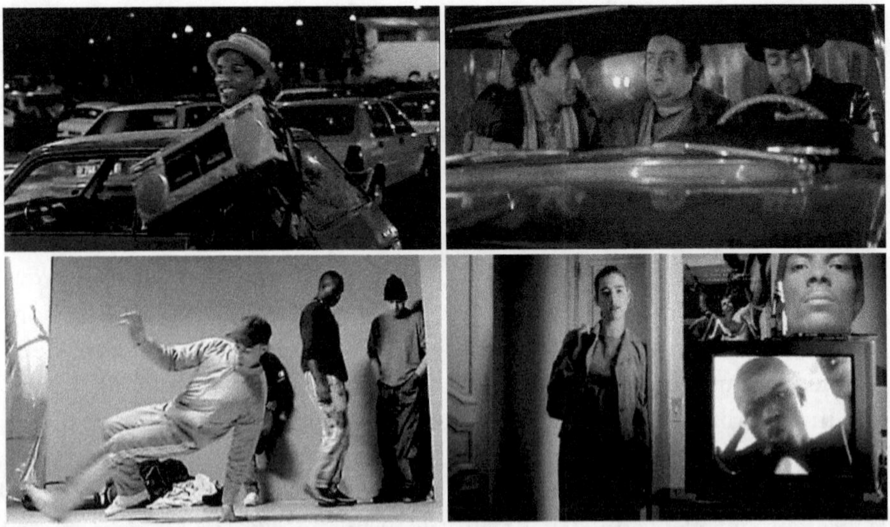

Fig. 27 : En haut à gauche, *Le Thé au harem d'Archimède* (Mehdi Charef, 1984) ; en haut à droite, *Les Frères Pétard* (Hervé Palud, 1986) ; en bas à gauche, *La Haine* (Mathieu Kassovitz, 1994) ; en bas à droite, *Pas de scandale* (Benoît Jacquot, 1999)

C'est finalement un schéma assez similaire qui se dessine avec la musique électronique. Hormis son apparition précoce dans le dernier moment cannabique du *Thé au harem d'Archimède*, on la retrouve plutôt tardivement dans notre corpus : ses dix autres occurrences sont toutes comprises dans des longs-métrages réalisés entre 1996 et 2002. Deux caractéristiques relient systématiquement les moments d'usage qu'accompagne ce genre musical : le jeune âge des haschischins représentés et le caractère festif de l'événement qui les accueille. Rien de bien étonnant à cela : la techno, la house, la trance, le big beat ou la minimale, sont indissociables du monde de la nuit, de ses clubs, de ses raves, de ses *free parties*, mais également de leurs excès et de leurs interdits. Si l'on associe volontiers les rythmes rapides, puissants et/ou répétitifs, de ces différents sous-genres de l'électro à l'ecstasy, aux acides ou à la MDMA, leurs sonorités doivent plus globalement être pensées comme des outils de libération des corps et des esprits[313]. À ce compte, leur utilisation pour accompagner les images du joint dans nos films prend tous son sens : la marijuana, souvent couplée à la danse – comme dans *Dobermann* (1996), *Les Parasites* (1998), *Peut-être* (1999), *Sexy boys*, *La Beuze*, *Snowboarder* (2002) et *Swimming pool* (2002) -, au sexe – comme dans *Exit* (2000), *La Beuze* et *Snowboarder* -, à une alcoolisation excessive – comme dans *Dobermann*, *Les Parasites*, *Peut-être*, *Les Jolies choses* (2001), *Sexy*

313 Renaud Epstein *et alii*, « Techno, une histoire de corps et de machines », art. cité, p. 7.

boys et *Swimming pool* -, voire à l'absorption d'autres stupéfiants – comme dans *Dobermann*, *Peut-être* et *Snowboarder* -, acquiert ici le statut d'exutoire pour la jeunesse. Son contexte de consommation – pénombre, jeux de lumière, haut niveau sonore, bruits pulsés, contact des peaux, transpiration, états modifiés de consicence, etc. – invite à tous les fantasmes et toutes les transgressions. Dans le même temps, ce cadre très particulier participe à désamorcer la gravité potentielle de la pratique représentée à l'écran : son intensité et sa semi-clandestinité même le condamnent à être passager. Dans nos œuvres, la musique électronique sonne ainsi comme une promesse : l'ivresse du haschisch et sa gueule de bois ne dureront pas.

Qu'ils aient privilégié un morceau de rock psychédélique, de rap américain, de techno ou un air de sitar pour habiller les moments cannabiques de leurs œuvres, les cinéastes hexagonaux semblent finalement avoir tous fait le même choix au cours de notre chronologie : insister sur le caractère éminemment générationnel de l'usage du produit et rappeler ses origines contre-culturelles. En illustrant régulièrement sa consommation par des morceaux issus de sous-cultures plus ou moins contestataires, plus ou moins minoritaires, mais toutes prisées par les moins âgés de leur époque, le cinéma et la télévision ont contribué à renforcer les liens entre le haschisch et un *habitus* de rebelle positivement perçu dans l'imaginaire collectif, à l'ère de la massification. Est-il, une nouvelle fois, besoin de préciser le rôle joué par ce procédé dans le processus d'accommodement des Français à la marijuana depuis près d'un demi siècle ?

Un usage parcimonieux des bruitages et des déformations acoustiques

L'altération des perceptions auditives faisant partie des effets classiquement expérimentés par les fumeurs de marijuana, il nous semblait logique de consacrer une partie de nos analyses aux jeux sur la matière sonore visant à retranscrire les propriétés psychotropes du produit que recèlent nos films. Cette entreprise nous paraissait d'autant plus pertinente que nous avons, plus haut, effectué une étude similaire sur la bande-image afin d'identifier les principales composantes d'une hypothétique esthétique cannabique.

Le moins que l'on puisse dire est que rares sont les moments de consommation a avoir eu recours à de tels de procédés : nous n'avons formellement identifié une utilisation des bruitages et des déformations acoustiques aux fins susmentionnées que dans les uniques moments d'usage de *Cannabis* et *La Route de Salina* ; dans le premier, le troisième et le cinquième de *La Haine* ; dans le second de *Sexy boys* ; ainsi que dans le deuxième, le cinquième et le septième de *La Beuze*.

Commençons par noter que six de ces neuf extraits filmiques se caractérisent par des combinaisons audiovisuelles plus ou moins complexes, faisant également intervenir un travail sur l'image : dans *La Route de Salina*, la modulation de la luminosité, le montage rapide et les gros plans visant à faire ressentir au spectateur la synesthésie expérimentée par le cercle des fumeurs, s'accompagnent d'une distorsion des voix des protagonistes de la scène. Dans le premier moment cannabique de *La Haine*, la séance de boxe d'Hubert est filmée au ralenti, les bruits de son souffle et de la percussion de ses gants sur le sac se voyant démesurément amplifiés par rapport au reste de la bande-son, comme pour signifier à l'écran la modification des perceptions de Vinz et Saïd qui le regardent, un joint à la bouche. Dans *Sexy boys*, la mise en scène de l'hallucination de Manu fait appel à la vue et à l'ouïe : le mouvement du pouf, rendu au moyen d'un effet spécial, se déroule au son de cris de plaisir, dont l'absence manifeste de source dans comme hors du champ de la caméra, permet au spectateur de comprendre qu'ils sont le seul fruit de l'imagination du personnage. Dans *La Beuze*, l'allégorie du flash cannabique, matérialisée à l'image par un plaquage du rugbyman Jonah Lomu et des variations de la vitesse de défilement de l'image, est ponctuée par des bruitages incongrus : les acclamations d'une foule, un chant de cétacé, une alarme, etc. Chacun d'eux vient appuyer un peu plus l'idée force de cette scène : l'herbe que viennent de découvrir Scotch et Alphonse dans le blockhaus est anormalement puissante, puisqu'elle dérègle tous les sens du consommateur.

Trois de nos moments d'usage seulement ont donc privilégié un travail sur les propriétés acoustiques du film pour retranscrire les propriétés psychoactives de la substance. Dans *Cannabis*, malgré un travelling rapproché sur les corps nus des haschischins affalés et des plans sur leurs regards vides, l'ivresse de ces derniers n'est véritablement perceptible pour le public qu'au travers de la voie auditive : les murmures presque érotiques qui émanent de la bande-son font l'effet d'une caresse sur la peau, qui traduit l'hypersensibilité susceptible d'être provoquée par l'inhalation du produit. Le cinquième moment de consommation de *La Haine* met en scène Vinz se cachant dans un cinéma alors qu'il est recherché par la police. Après s'être engouffré dans une première salle diffusant un polar, une seconde un film d'horreur et une troisième un film d'action, le banlieusard finit par opter pour le spectacle plus rassurant d'un dessin-animé. Là, il s'allume un joint dont la fumée dérange visiblement une mère et son jeune fils : la hauteur anormale du niveau sonore de l'œuvre qu'il regarde indique cependant l'insensibilité au monde dans laquelle l'a plongé le stupéfiant. Happé par l'œuvre enfantine, il se met à interagir avec elle de manière tout à fait incongrue, mimant avec ses doigts un pistolet qu'il braque vers l'écran situé hors du champ de la caméra. Enfin, le septième moment cannabique de *La Beuze* reprend plusieurs des éléments formels de la fameuse scène du plaquage : lorsque Julius, le goûteur de marijuana du rappeur Lord Fatal, aspire une bouffée de « mongolienne », il voit apparaître Jonah Lomu auréolé d'une lumière bleutée. C'est pourtant le retour de l'air de sitar et d'une succession de bruitages similaires à ceux entendus dans le deuxième moment de consommation de l'œuvre – rugissement d'un lion, coup de sifflet, acclamations de supporters – qui permettent au spectateur de comprendre ce qui est en train d'arriver au fumeur avant que ne frappe le choc psychotrope – ici dépeint par un coup de tête en accéléré et en vue subjective.

Ainsi, dans les rares cas où ils ont décidé de mettre la matière filmique au service d'une dépiction des effets du cannabis, les cinéastes français ont presque unanimement fait le choix des combinaisons audiovisuelles, plus rarement celui d'un jeu sur la seule bande-image, mais presque jamais celui d'un jeu sur la seule bande-son. Cet état de fait, qui confirme le rôle premier des images comme médiateur de sens dans notre civilisation, confirme également celui de la primauté de notre vue par rapport à nos autres sens : dans l'imaginaire collectif contemporain, une modification de l'état de conscience, comme peut l'entraîner l'ivresse cannabique, se confond d'abord avec une modification des perceptions visuelles.

Les mots pour le dire : vocabulaire des moments de consommation

Étudier l'imaginaire collectif de la consommation du cannabis en faisant l'économie d'une analyse des manières dont la pratique est nommée dans nos films nous parraissait impensable. En effet, la précision de la provenance du produit, l'utilisation de termes techniques liés à son commerce, sa préparation ou son absorption, celle du verlan ou encore de petits noms affectueux, constituent autant d'indices du degré de proximité qu'entretiennent les personnages d'une œuvre au produit. Derrière les éventuelles vélléités réalistes qui se logent dans le choix des mots, se cache également une transaction entre le cinéaste et son public : lui-même plus ou moins familier du stupéfiant, le premier est chargé de mettre en fiction une pratique illicite qui, malgré sa normalisation rampante depuis le tournant des années 1970, reste semi-clandestine. Il doit donc tenir compte du degré de connaissance supposé du second, en usant de shibboleths pour les initiés ou en mobilisant, au contraire, des expressions connues de tous pour les néophytes, quitte à reconduire des idiomes hors d'usage et un imaginaire surrané de la substance. Pour ces deux raisons au moins, le vocabulaire des moments de consommation participe à la stylisation des représentations filmiques de la marijuana : voilà pourquoi nous avons décidé d'achever notre réflexion par une approche lexicale du phénomène en question.

Commençons, comme à chaque fois, par un chiffre : sur les 219 moments d'usage que compte notre corpus, seuls 79 mettent des mots sur l'acte montré à l'écran. Cela signifie que près des deux tiers d'entre eux ne le verbalisent pas, se contentant de le dépeindre, lui et ses effets, à l'aide d'images et/ou de musiques, d'ambiances sonores et de bruitages. Plusieurs raisons peuvent être avancées pour expliquer cette configuration : des signaux visuels se suffisant à eux-mêmes – c'est, par exemple, le cas de la séance de roulage de joint au début de *More*, de la taille démesurée du pétard dans *Marche à l'ombre*, ou de l'ivresse manifestement engendrée par l'inhalation de la cigarette dans *Sexy boys* -, l'inutilité de la chose du fait d'un recours au langage pour éclairer la pratique dans un précédent moment cannabique – c'est ici le cas dans le deuxième et le troisième de *Duos sur canapé*, la drogue ayant été qualifiée de « hasch » et de « marie-jeanne » dans le premier -, ou encore la volonté de brouiller les pistes quant à la nature exacte du produit – seuls des élements de contexte (passage de main en main, style vestimentaire du fumeur, caractère festif de l'événement, etc.) nous permettent de déduire qu'il s'agit bien de marijuana dans les uniques moments de consommation de *Tapage nocturne*, *Le Bébé d'Elsa* ou *L'Art (délicat) de la séduction.* La première conclusion que nous pouvons tirer de cet état de fait est donc que si le champ lexical du haschisch constitue bel et bien une composante de l'esthétique cannabique, il est en une composante secondaire, disons non-nécessaire, à l'instar de la musique, des jeux sur la luminosité et le montage, ou des distorsions de la matière sonore et visuelle.

Intéressons-nous, à présent, aux 79 extraits filmiques qui désignent la substance et son usage. Ce qui frappe le plus à l'échelle du corpus, c'est l'extrême diversité des termes utilisés par les haschischins de pellicule : les indications sur la provenance – « Congo » dans *Le Charme discret de la bourgeoisie*, « colombienne » dans *Alors…heureux ?*, « Hong-Kong » dans *Mon curé chez les nudistes*, « africaine » dans *Les Frères Pétard* ou « marocain » dans *Filles uniques* – côtoient les appelations vernaculaires et leurs diminutifs – « haschisch » dans *Les Chemins de Katmandou,* « hash » et « pot » dans *More*, « shit » dans *Sans toit ni loi*, « chichon » dans *Va mourire*, « teuch » dans *Grève party*, « beuh » dans *Baise moi* ou « kif » dans *L'Homme qui ne savait pas être un ami* -, les différents nom de la préparation destinée à être fumée – « joint » dans *La Neige de Noël*, *Marche à l'ombre* et *Le plaisir (et ses petits tracas)*, « pétard » dans *Mes meilleurs copains*, *Homard* et *En danger de vie*, « pet' » dans *Le Thé au harem d'Archimède*, « cierge » dans *Le Péril jeune* ou « bédo » dans *La Haine* -, les remarques sur la puissance ou la qualité du produit - « premier choix » dans *Chobizenesse*, « champ de mine » dans *Le Plein de super*, « de la bonne » dans *Les Babas cool*, « du bon » dans *Le Placard* ou de la « de-mer » dans *Wesh wesh, qu'est-ce qui se passe ?* -, et les qualificatifs plus ou moins affectueux ou fantaisistes – « calumet de la paix » dans *La Brigade en folie*, « haschisch parmentier » dans *Les Hommes préfèrent les grosses*, « magnum » dans *Belle maman*, « seine-et-marnaise » dans *Trafic d'influence* ou « mongolienne » et « beuze » dans le film éponyme. Ce vocabulaire fleuri et bigarré témoigne de la pleine pénétration de la consommation du cannabis dans la culture nationale : en effet, la communauté des haschischins, ici médiatisée par la fiction, s'est servie des nombreuses possibilités offertes par la langue – emprunts aux langues étrangères, métonymies, périphrases, images, apocopes, inversions syllabiques, etc. – pour mettre sur pied, puis étoffer, un champ lexical spécifique à la pratique. Il semble ainsi que son existence même confirme l'assertion de l'historien Didier Nourrisson : « le train des appellations géographiques et des sobriquets complices [donnés au] cannabis [est un signe de l'] énorme popularité[314] » dont jouit ce dernier, en France, depuis les débuts de la massification.

Cette hétérogénéité ne va cependant pas sans poser problème. Afin de déceler des clins d'œil, des exagérations ou des anachronismes, de conférer un sens précis aux paroles de tous nos moments cannabiques, bref, de proposer des résultats plus précis et plus nuancés, chacun des termes relevés au cours de nos analyses mériterait d'être éclairé par l'identité et le niveau de langage de l'usager et de ses interlocuteurs, l'époque diégétique de l'œuvre qui les met en scène, le genre de cette dernière, voire l'âge de et le rapport au produit entretenu par son scénariste et son réalisateur. Plutôt que ce travail titanesque et heuristiquement incertain, nous avons cherché à identifier les principales fonctions de la désignation et de la qualification de la marijuana dans notre filmographie. Celles-ci sont au nombre de trois : donner des clés de lecture au spectateur, le faire rire et faire vrai.

Passons rapidement sur la première, dont nous avons déjà dit quelques mots. Plus haut dans ce travail, nous avons en effet montré comment certains cinéastes du tournant des années 1970, postulant une

---

314 Didier Nourrisson, « Le cannabis dans tous ses états », *Alcoologie & addictologie*, vol. 28, 2006/2, p. 97.

méconnaissance collective à une époque où la consommation ne faisait qu'émerger dans l'Hexagone, avaient entrepris de nommer explicitement la substance au moyen des dialogues ou de l'image : c'est notamment le cas de Barbet Schroeder dans *More*, d'André Cayatte dans *Les Chemins de Katmandou* ou d'Alain Corneau dans *France Société Anonyme*. Plus près de nous, on retrouve quelques morceaux de pédagogie similaires : dans le deuxième moment d'usage des *Frères Pétard*, par exemple, Sammy Le Black insiste lourdement sur l'essence et les appellations de la substance qu'il a demandé à Manu et Momo de convoyer depuis Amsterdam, comme s'il s'adressait à un public de néophytes : « C'est de l'africaine, des feuilles de cannabis séchées. Chez vous, vous appelez ça marijuana. » Nous avons également mis en évidence le rôle de premier plan joué par les répliques des personnages et leurs conversations dans l'appréhension de la culture matérielle du haschisch représentée à l'image : c'est parce que Romain dit : « c'est d'la skunk », que nous savons qu'il fume de l'herbe et non de la résine dans le troisième moment d'usage de *Déjà mort* ; même chose dans *Sexy boys* : sans le monologue à haute-voix de Manu – « Oh putain, y'a un mec de ton école il a une beuh …Oh ! C'est l'effet David Douillet ! » -, impossible de déterminer précisément la nature de la substance qu'il a ingérée. Cette information n'est pas anodine car, comme l'explique l'ethnologue Mélanie Roustan :

> « il n'y a pas de représentations du cannabis en tant que tel, mais seulement des représentations de formes matérielles du cannabis : l'herbe, le "shit", le "joint" […] L'herbe apparait comme "naturelle", c'est une plante aux vertus riches et variées ; le "shit" est littéralement de la "merde", il se situe du côté de la drogue, de celle que la loi prohibe et que les dealers s'échangent sous le manteau… Là où l'herbe symbolise la puissance intrinsèque d'une production de la terre, le "shit" vient signifier le déchet, le rebut d'un processus de dégénérescence d'un produit consommé. Dans les discours, l'herbe est saine car don de la Nature, même si ses effets sont à manier avec la précaution que sa puissance implique ; le "shit" apparait d'emblée comme malsain.[315] »

Du décalage qui existe entre, d'un côté, la forte prévalence de la résine par rapport à l'herbe dans notre pays, et de l'autre, la légère surreprésentation des apparitions identifiables de la seconde par rapport à la première dans notre corpus (37 contre 25), nous devons donc tirer une conclusion : à l'ère de la massification, les Français ont été confrontés à une image euphémisée - si ce n'est embellie - de la consommation du cannabis, leur filmographie ayant fait la part belle à une forme matérielle de la substance positivement chargée dans leurs représentations collectives. Loin d'être neutre, les mots choisis par les scénaristes et les réalisateurs pour guider le public dans la compréhension

---

315 Mélanie Roustan, « De la dualité du cannabis », art. cité, p. 144.

des œuvres ont donc pu constituer l'une des voies inconscientes de l'accommodement culturel à la pratique.

La deuxième grande fonction que l'on peut attribuer au vocabulaire cannabique dans nos œuvres est humoristique. Pour le prouver, nous nous contenterons de trois exemples. Dans *Le Plein de super*, lorsque Charles déclare, l'air malicieux, que la tartine au haschisch qu'il a faite ingérer à Klouk à son insu est un « champ de mine », il aiguise l'impatience du spectateur en lui faisant miroiter une scène d'ivresse cannabique particulièrement intense et délirante. Assez logiquement, c'est avec un certain plaisir que ce dernier accueille les premières suées du personnage et l'incohérence croissante de ses propos, comprenant avant lui ce qui lui arrive. La lente dégradation de l'état de conscience de Klouk ne peut que combler son horizon d'attente : il est ainsi mûr pour partager l'incontrôlable fou-rire des occupants de la voiture - véritable point d'orgue de cette séquence de douze minutes -, avant que le *bad trip* du consommateur ne fasse redescendre la tension comique. Dans *Mon curé chez les nudistes*, le caractère exotique de la provenance du « petit joint » qu'offrent les deux autostoppeuses au curé Daniel – « Hong-Kong » -, tranche avec le provincialisme du héros qui officie dans la petite bourgade de Saint Albert sur Tine. Ici aussi, le contenu des dialogues a valeur d'anticipation sur la suite de l'intrigue : le hiatus ainsi esquissé annonce le piège psychotrope dans lequel va immanquablement tomber le curé naïf. Défoncé après quelques taffes, celui-ci perd le contrôle de son véhicule devant les gendarmes et égare ses bagages sur la route, pour le plus grand plaisir du public. En tant que *stoner comedy*, *La Beuze* est d'abord destiné à des adolescents et à de jeunes adultes non-cinéphiles et plutôt complaisants à l'égard de l'usage de cannabis. L'invention d'une herbe fictive dans le cadre de l'intrigue – la « mongolienne » - est explicitement destinée à les amuser : en faisant maladroitement référence à la trisomie 21, son nom même est censé évoquer son anormalité – elle a, pour rappel, été génétiquement modifiée par les nazis pendant la Seconde Guerre mondiale -, et donc le haut degré de modification de conscience que son absorption entraîne sur les haschischins. Plutôt qu'un plan marketing savamment préparé, l'invention du terme est une fulgurance d'Alphonse Brown qui essaye d'en vendre à Lord Fatal dans le septième moment d'usage : de ce fait, celle-ci surprend aussi bien le rappeur que le spectateur. Devenue, à partir de ce moment, l'appellation officielle de la substance qui donne son nom au long-métrage, la « mongolienne » contribue à étoffer un peu plus l'esprit bon-enfant qui entoure les représentations de la marijuana en son sein. Ce sobriquet potache confirme ainsi que *La Beuze* doit être regardé comme un pur divertissement : nul doute qu'une telle grille de lecture n'a pu que renforcer l'idée de la banalité, voire du bienfondé, de la consommation du produit, auprès d'un public probablement déjà convaincu par la chose.

Si une partie de nos œuvres a volontairement privilégié des dénominations excentriques ou imagées du cannabis afin de faire rire son audience, une autre s'est, au contraire, échinée à choisir ses mots dans le but de coller le plus fidèlement possible à la réalité de la pratique. Cette ambition naturaliste se retrouve notamment dans les films de banlieue. Dans la postface du dictionnaire *Tchatche de banlieue*, la linguiste Henriette Walter note que les cités ont produit leur propre dialecte, ce dernier jouant avant tout comme « signe de reconnaissance » entre des individus désireux de s'affirmer comme appartenant à un « même groupe social[316] ». Dans ses divers travaux sur « la langue des cités », son collègue Jean-Pierre Goudaillier a lui recensé la présence de très nombreux termes relatifs au haschisch, ceux-ci relevant aussi bien d'emprunts à des langues étrangères – anglais, arabe, romani -, que d'apocopes ou d'inversions syllabiques : joint, oinj, pétard, tarpé, pet', bédo, bédav, kif, etc.[317]. C'est donc pour retranscrire de manière fidèle à l'écran cette mini-société possédant son propre vocabulaire que des cinéastes parfois issus de ses rangs – c'est le cas de Mehdi Charef, réalisateur du *Thé au harem d'archimède*, de Jean-François Richet, réalisateur de *Ma 6-T va crack-er* ou de Rabah Ameur-Zaïmeche, réalisateur de *Wesh wesh, qu'est-ce qui se passe ?* –, parfois non – comme Mathieu Kassovitz, réalisateur de *La Haine* ou Thomas Gilou, réalisateur de *Raï* -, ont doté leurs personnages d'un riche lexique cannabique : dans *Le Thé au harem d'Archimède*, Pat demande ainsi à Anita de préparer un « pet' » ; dans *La Haine*, Vinz, Hubert et Saïd, disent « shit » ou « teuchi » pour évoquer le haschisch, et « oinj » ou « bédo » pour la cigarette, quand Djeff et Pete la désignent sous le nom de « spliff » dans *Ma 6-T va crack-er* ; dans *Wesh wesh, qu'est-ce qui se passe*, les remarques en verlan sur la mauvaise qualité du « shit » - « chelou », « de-mer » - traduisent l'habitude qu'ont Mousse et ses amis d'évoluer à son contact. Inversement, l'emploi de tels termes hors des films de banlieue vise justement à signifier l'appartenance du haschischin au monde de la cité : c'est, par exemple, le cas dans *Zonzon* ou Kader, une petite frappe interprétée par Djamel Debbouze, signale la fin du dernier « oinj » à ses codétenus ; ça l'est également dans *Le Ciel, les oiseaux…et ta*

---

316 Henriette Walter, « Postface. Les mots de la banlieue : fragments de notre histoire contemporaine », *in* Philippe Pierre-Adolphe, Max Mamoud et George-Olivier Tzanos, *Tchatche de banlieue*, Paris, Éditions Mille et Une Nuits, 1998, p. 123.

317 Par exemple : Jean-Pierre Goudaillier, « La langue des cités », *Communication & Langages*, n° 112, 1997/2, p. 96-110.

mère (Djamel Bensalah, 1998) ou Youssef, joué par le même acteur, conseille à Mike de « fume[r] un oinj » afin de mieux incarner le stéréotype du « trafiquant-toxicomane » qu'il cherche à mettre en scène avec ses amis dans le cadre d'un concours de courts-métrages. Quel que soit le genre filmique considéré, on voit cependant que le choix de cet argot n'a qu'une seule fonction : « faire banlieue » ou, par extension, faire vrai.

Peut-on parler d'une esthétique cannabique dans les films de fiction français réalisés depuis la fin des années 1960 ?

Au vu des multiples réserves que nous avons émises tout au long de ce chapitre, la question apparait plus que légitime : peut-on considérer que les jeux sur la matière visuelle et acoustique que nous avons identifiés, le recours à des morceaux de musique culturellement marqués et à un riche champ lexical, constituent une esthétique des représentations filmiques du haschisch et de sa consommation ? Nous aurions tendance à répondre par la négative. En effet, nos analyses nous ont permis de constater que la combinaison de ces différents procédés de stylisation des moments cannabiques ne concernait qu'un nombre relativement restreint d'œuvres de notre corpus. Dans l'ordre chronologique : *More*, *La Route de Salina*, *Cannabis*, *Mon curé chez les nudistes*, *Les Frères Pétard*, *Mes meilleurs copains*, *La Haine*, *Sexy boys*, *Janis et John* et *La Beuze*.

Cette liste est loin d'être anodine. On constate, premièrement, que les téléfilms en sont totalement absents. Outre de probables contraintes techniques et financières, nous avons déjà expliqué que les programmateurs, les scénaristes et les réalisateurs travaillant pour le petit écran, s'étaient montré réticents à proposer des représentations trop esthétisées de la pratique, par crainte de séduire le jeune public. On constate, ensuite, que la circonscription du phénomène ne s'arrête pas là, puisque l'on peut schématiquement regrouper les longs-métrages identifiés en trois sous-ensembles : les films sur la contre-culture des années 1960, les comédies potaches et les *stoner comedies*. « L'effet-clip[318] » au service de la mise en scène de l'usage de marijuana n'a ainsi concerné

---

[318] Si, classiquement, l' « effet-clip » sert à qualifier un extrait filmique qui privilégie l'esthétique au sens, Laurent Jullier et Julien Péquignot considèrent que le concept peut s'appliquer à toute scène ou toute séquence combinant des jeux visuels et une musique « appart[enant] aux genres rock, pop, soul, rap, etc. », afin de produire un « effet synesthésique » : Laurent Jullier et Julien Péquignot, « L'effet-clip au cinéma », *Kinephanos*, vol. 4, 2013/1, p. 64-80.

que quelques productions cinématographiques appartenant à quelques genres bien particuliers, à l'ère de la massification, l'immense majorité de nos moments de consommation revêtant des caractéristiques formelles beaucoup plus classiques. Il en résulte, finalement, une hypertrophie de la place occupée par ces exceptions dans la mémoire audiovisuelle nationale. Mis de côté *Le Péril jeune* et *Marche à l'ombre*, systématiquement cités, presque toutes appartiennent au club restreint des œuvres spontanément mentionnées par nos interlocuteurs - amis, parents, collègues, cinéphiles ou consommateurs de cannabis - lorsque nous évoquons avec ou devant eux notre objet d'étude. Si d'autres causes peuvent également être avancées pour expliquer cet état de fait – nostalgie, appartenance générationnelle, patrimonialisation, succès public, rediffusions multiples à la télévision, etc. -, il est certain que l'originalité, la complexité, voire la qualité de leur travail sur le matériau filmique pour dépeindre les effets psychotropes du premier des stupéfiants, ont participé à démarquer ces longs-métrages de la masse des autres mises en fiction du phénomène.

Cette prime mnésique à l'esthétisme n'a donc pas été sans conséquence sur l'imaginaire collectif de la substance : par contrecoup, elle a contribué à rejeter dans l'ombre plusieurs dizaines de représentations de la pratique moins singulières, moins identifiables et, de ce fait, moins mémorables. Qui se souvient qu'un joint apparait furtivement dans *Les Suspects* de Michel Wyn, *Tapage nocturne* de Catherine Breillat ou *Elisa* de Jean Becker ? Qui se souvient des téléfilms *L'Ange noir*, *La Chambre d'ami* ou *Homard*, qui contiennent chacun plus de quatre moments d'usage ? Ce sont pourtant tous ces extraits oubliés qui constituent la majeure partie du répertoire français d'images et de sons cannabiques : nous avons montré dans quelle mesure la banalité de leur format, leur tendance à occulter la culture matérielle du produit ou à ne pas le nommer dans les dialogues, avaient constitué des voies souterraines de la normalisation de sa consommation. Nul doute que la fade multitude de ces derniers, autant que les combinaisons audiovisuelles marquantes de notre poignée de « films stars », a participé à l'accommodement des Français au cannabis à l'ère de sa massification.

CONCLUSION

Les six voies de l'accommodement culturel

L'analyse en synchronie que nous achevons nous a permis de mettre au jour six procédés filmiques, correspondant à autant de ressorts rhétoriques et psychologiques, qui ont contribué à l'accommodement culturel des Français au cannabis : l'invisibilisation et son corollaire, la surreprésentation ; l'euphémisation ; la neutralisation ; la valorisation et le couple esthétisation/absence d'esthétisation.

La combinaison des deux premiers constitue probablement le plus haut degré de déformation de la réalité de la pratique à l'écran. Qu'il s'agisse de la dimension problématique de la consommation des cadres et des professions intellectuelles, des rapports de la substance avec le monde criminel ou des dommages sociaux, sanitaires et psychiques, qu'est susceptible d'engendrer son usage au long cours et à haute dose, un pan entier de l'existence du haschisch dans nos sociétés est tout simplement absent de la filmographie nationale. Ce silence autour des facettes les moins reluisantes de la massification est d'autant plus assourdissant qu'il coexiste, dans nos œuvres, avec l'omniprésence de certains aspects plus positifs ou plus valorisés du phénomène : la consommation heureuse et sans conséquence du produit ; celle des franges les plus favorisées de la population et, avec elle, l'écrin rassurant de leurs grandes demeures et de leurs tables accueillantes ; ou encore celle de l'herbe, forme du cannabis plus favorablement connotée que la résine dans l'imaginaire collectif.

Un cran au-dessus en matière d'adéquation des représentations fictionelles à la réalité matérielle, on trouve la tendance récurrente des longs-métrages français à minimiser la puissance des propriétés psychoactives du haschisch, le caractère illégal de l'acte commis par le fumeur de joints ou encore le rôle de la consommation du produit dans l'économie de l'intrigue. Cette entreprise d'euphémisation s'accompagne parfois d'une entreprise de neutralisation, nombre de nos œuvres se caractérisant par leur souci de proposer des dépictions équilibrées de l'usage du psychotrope, comme si à chaque mise en scène susceptible d'être perçue comme trop complaisante par le public ou les instances de régulation audiovisuelle devait correspondre son pendant raisonnable, tragique ou moralisateur.

Cette compensation ne s'observe cependant pas forcément à l'échelle du moment cannabique, si bien que certains d'entre eux sont porteurs d'une image plutôt attrayante de la pratique : nous pensons, notamment, à la leçon de roulage de joint dispensée dans *More*, sur *Cymbaline* des Pink Floyd ; au petit goûter sous influence qu'organisent Les Charlots au mitard, dans *Les Bidasses s'en vont en guerre* ; au pique-nique champêtre ponctué d'un pétard dans *Milou en mai* ; ou au moment d'intimité décisif qui se noue dans les volutes du stupéfiant entre les deux héros de *Taxi*, Daniel et Émilien. Peut-être plus importante que ces quelques présentations sous un jour favorable, on rappellera l'association systématique de la consommation du haschisch à la jeunesse et à l'hédonisme, tout au long de notre chronologie, deux valeurs dotées d'une charge positive dans notre société depuis la révolution des *Sixties*. Pour compléter ce tableau, on s'étonnera de l'existence même des trois *stoner comedies* françaises - *Les Frères Pétard*, *Les Parasites* et *La Beuze* –, dont on aurait pu penser que le caractère franchement promotionnel de leur présentation de la substance les condamne à tomber sous le coup de la loi.

Terminons ce tour d'horizon par le couple esthétisation/absence d'esthétisation des moments d'usage. Alors que le premier a participé à faire des productions le contenant le noyau dur de la filmographie cannabique hexagonale, le second a contribué à reléguer plusieurs heures de mise en fiction du produit sous les radars de l'attention du public, et dans les oubliettes de la mémoire collective. Un peu à la manière du duo invisibilisation/surreprésentation, chacun de ces deux procédés a activement participé à la normalisation de la pratique, soit en rendant ses apparitions à l'écran séduisantes, soit en les rendant parfaitement anodines.

Il serait faux d'affirmer que la filmographie française ne contient pas de représentations négatives ou franchement hostiles à la consommation du cannabis. Tout au long de ce travail, nous avons croisé des figures de fumeurs de joints possédant une face sombre et des longs-métrages véhiculant une image peu amène, voire repoussante, de la substance. À plusieurs reprises, nous avons souligné le cas particulier des téléfilms, parfois étrangers aux mécanismes rhétoriques ici décrits. Il n'empêche, les procédés que nous avons mis au jour se retrouvent à toutes les époques, dans tous les genres et dans presque toutes nos productions, à un degré ou à un autre, le plus souvent en combinaison. Le constat est ainsi sans appel : durant le dernier tiers du XXe siècle, c'est un répertoire d'images - et, ce faisant, un imaginaire - plutôt bienveillant à l'égard du premier des stupéfiants qui a circulé sur nos écrans.

Conclusion

De la normalisation à la légitimité sociale, un pas infranchissable pour l'usage du cannabis ?

Au terme de nos analyses, l'hypothèse émise en introduction semble vérifiée : dans le sillage de la massification des usages de drogues, les Français se sont accommodés à la consommation du cannabis. S'il était déjà certain que la pratique s'était démocratisée depuis la fin des années 1960, notre travail aura participé à prouver que le regard posé sur elle avait changé à partir de cette époque, passant de l'indifférence méfiante à une relative complaisance. Nous avons, d'abord, montré que ce basculement avait été progressif, l'idée que le produit faisait désormais partie de la culture nationale ne s'imposant qu'au fil des années 1980, et les représentations franchement complices à son endroit ne devenant hégémoniques que durant la décennie suivante. Nous avons, ensuite, mis en lumière les principaux mécanismes rhétoriques qui parcourent la filmographie nationale et expliquent, en partie au moins, cet élan collectif vers la tolérance : invisibilisation ou contrebalancement systématique des aspects les plus problématiques du phénomène, mise en avant de ses facettes les plus positives, présentation sous un jour favorable des effets psychosomatiques du stupéfiant, esthétisation de sa consommation, etc.

La dynamique ainsi identifiée ne s'est pas arrêtée en 2002. En prolongeant nos investigations de manière systématique jusqu'à l'année 2005, nous avons constaté que le rythme des mises en scène françaises de l'absorption du haschisch était resté stable à un haut niveau par-delà la date de clôture de notre chronologie. Au cours de ces trois années supplémentaires, ce sont au moins vingt-six longs-métrages cinématographiques et trois téléfilms qui ont dépeint la pratique[319].

[319] Pour le cinéma : *Mariage mixte* (Alexandre Arcady, 2003), *Osmose* (Raphaël Fetjö, 2003), *Le Clan* (Gaël Morel), *Albert est méchant* (Hervé Palud, 2003), *L'Esquive* (Abdellatif Kechiche, 2003), *Le Convoyeur* (Nicolas Boukhrief, 2003), *Père et fils* (Michel Boujenah, 2003), *Les Gaous* (Igor Sekulic, 2003), *Les Clefs de bagnole* (Laurent Baffie, 2003), *Ze film*

Depuis, de très nombreuses productions sont venues compléter le vaste répertoire d'images que nous achevons d'étudier : nous pensons, par exemple, à *LOL* de Lisa Azuelos (2008), à *Paulette* de Jérôme Enrico (2012) ou, plus récemment, au *Grand bain* de Gilles Lellouche (2018). Ces œuvres, qui contiennent chacune un ou plusieurs moments de consommation dépeignant le joint avec légèreté, ont réuni entre un et quatre millions de spectateurs au moment de leur sortie en salles. Récemment, deux séries relatives au trafic de cannabis ont vu le jour : la première, *Cannabis* (Hamid Hiloua, 2016), est une co-production franco-espagnole diffusée par ARTE, qui met en fiction les réseaux criminels tissés entre le Rif marocain et les cités de l'Hexagone. La seconde, *Family business* (Igor Gotesman, 2019), est une création originale de la plateforme Netflix : elle narre, sur un ton humoristique, la reconversion d'une boucherie familiale en PME de la drogue. Sans parler de son traitement de la substance plus que complaisant, on signalera la mise en scène tout à fait singulière de sa promotion médiatique : entourés de faux plants d'herbe, ses principaux acteurs étaient interrogés sur leur « premier pétard », sur leur connaissance de la filmographie cannabique et sur ce qui « a[vait] été le plus planant » au cours du tournage. Il semble ainsi qu'une nouvelle étape a été franchie en direction de l'accommodement culturel depuis 2002, puisque la consommation récréative du haschisch est aujourd'hui susceptible d'être utilisée comme argument de vente dans le cadre de stratégies commerciales visant le grand public **(Fig. 28)**.

(Guy Jacques, 2004), *Camping à la ferme* (Jean-Pierre Sinapi, 2004), *Crustacés et coquillages* (Olivier Ducastel et Jacques Martineau, 2004), *Neg Marron* (Jean-Claude Flamand-Barny, 2004), *Cavalcade* (Steve Suissa, 2004), *Clean* (olivier Assayas, 2004), *Ma vie en l'air* (Rémy Bezançon, 2004), *Un vrai bonheur, le film* (Didier Caron, 2004), *Le Petit lieutenant* (Xavier Beauvois, 2004), *Tu vas rire, mais je te quitte* (Philippe Harel, 2004), *Travaux, on sait quand ça commence…* (Brigitte Roüan, 2005), *Sheitan* (Kim Chapiron, 2005), *Zim & Co.* (Pierre Jolivet, 2005), *Palais Royal !* (Valérie Lemercier, 2005), *Les Amants réguliers* (Philippe Garrel, 2005), *Président* (Lionel Delplanque, 2005) et *Fracassés* (Franck Llopis, 2005) ; Pour la télévision : *Une femme si parfaite* (Bernard Uzan, 2003), *L'Adorable femme des neiges* (Jean-Marie Vervoort, 2003) et *Un fils sans histoire* (Daniel Vigne, 2004).

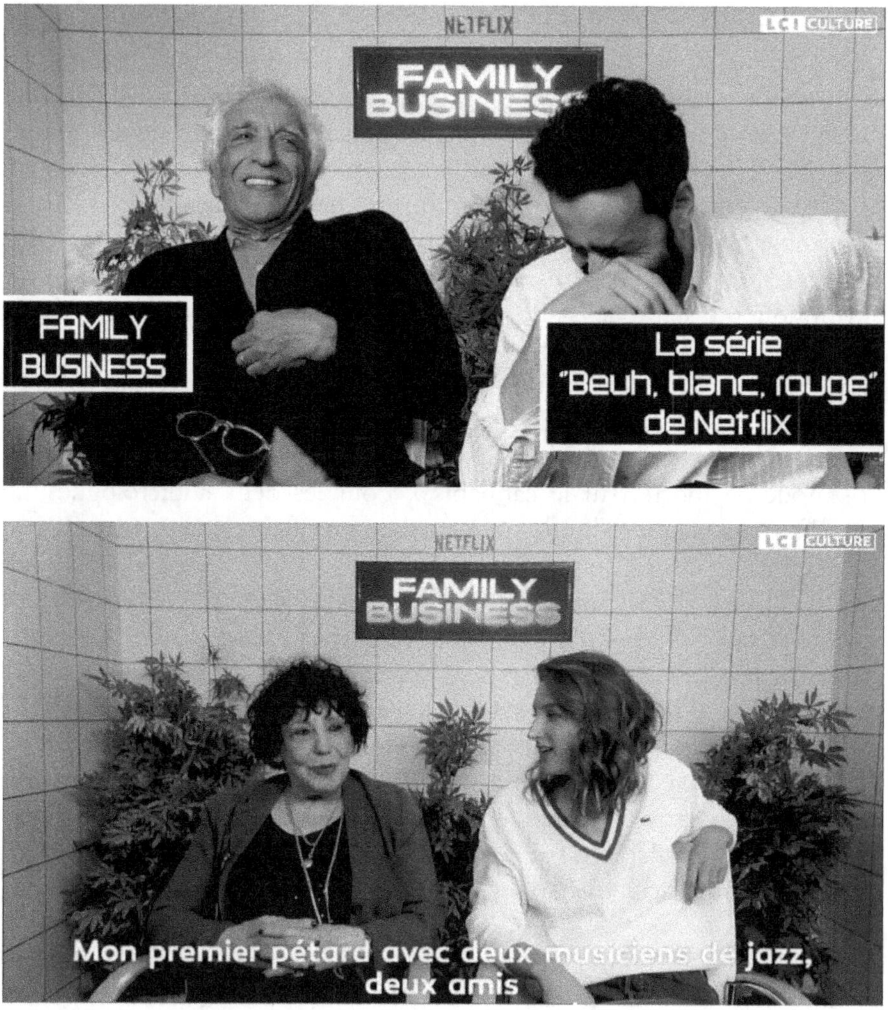

Fig. 28 : Images de la tournée promotionnelle de la série *Family business* (Igor Gotesman, 2019), diffusées sur LCI en 2019

Résumons. Depuis la fin des années 1960, le cannabis est devenu un produit de consommation courante en France, ses expérimentateurs se comptant par millions et ses usagers réguliers par centaines de milliers. L'essor de l'autoculture et l'uberisation de son trafic se sont ajoutés au traditionnel *deal* de rue pour en faire une drogue qu'il est relativement facile de se procurer[320]. Dans le même temps, la population s'est habituée à sa présence croissante sur le territoire national, dans son

320 À ce sujet, on lira notamment : Michel Gandilhon, Stanislas Spilka et Caroline Masson, *Les mutations du marché du cannabis en France. Produits, approvisionnements, nouvelles pratiques*, Paris, OFDT, 2019, 34 p.

environnement sensible et dans les productions culturelles qui tout à la fois fondent, construisent et témoignent de son identité. Bref, il est aujourd'hui possible d'affirmer que la période « moderne » de l'histoire du cannabis correspond autant à celle de la massification de ses usages qu'à celle de sa normalisation dans l'Hexagone.

Peut-on pour autant dire que la consommation du haschisch et de la marijuana a accédé au rang des pratiques légitimes aux yeux des Français ? La chose n'est pas si sûre. Début 2021, un énième sondage sur l'évolution du statut légal du produit montrait qu'ils n'étaient qu'une courte majorité à se montrer favorable à la légalisation de sa culture et de son commerce[321]. Ce hiatus apparent entre un imaginaire plutôt bienveillant et une volonté de maintenir l'interdit s'explique peut-être par ce que Didier Touzeau et Aimé Charles-Nicolas appellent « le regard postmoderne [porté] sur le cannabis ». Pour les deux addictologues, ce qui différencie aujourd'hui le premier des stupéfiants de ses congénères, c'est qu'il « s'inscrit dans des niches de complexité et d'ambiguïté assumées, presque célébrées. » Dans le cannabis auraient été investies les valeurs permissives héritées de la révolution des *Sixties*, dont nous avons conscience qu'elles se heurtent à ce que nous considérons être le fonctionnement juste ou raisonnable de la société : « la sympathie pour la transgression[,] l'individualisme[,] l'inclination pour un art de vivre "peace and love"[322] », etc. À cette aune, nulle contradiction ou dissonance cognitive de grande ampleur : l'usage de la substance serait simplement un plaisir coupable, que nous entendons conserver en l'état, car il fait écho à des affects et à des pulsions que nous condamnons par ailleurs.

L'impossibilité pour la consommation du cannabis d'être reconnue comme une pratique socialement acceptable tient également - voire surtout - à l'inertie des responsables publics qui, par idéologie, par méconnaissance, par désintérêt, par électoralisme ou par un mélange des quatre, refusent d'abroger la loi du 31 décembre 1970 afin d'inventer un nouveau cadre juridique pour la pratique, à la fois plus efficace sur les plans pénal et sécuritaire, plus protecteur sur le plan sanitaire, mais surtout plus en phase avec sa réalité épidémiologique et les connaissances que nous possédons au sujet de sa toxicité et de son addictivité. « Si une drogue est vraiment banale, il n'y a aucune raison pour que sa

---

321 Étude Ifop pour CBD-grams.com réalisée par questionnaire auto-administré en ligne du 11 au 17 mai 2021 auprès d'un échantillon de 2 025 personnes, représentatif de la population française âgée de 18 ans et plus résidant en France métropolitaine.

322 Didier Touzeau et Aimé Charles-Nicolas, « La drogue de la postmodernité », *in* Patrick Huerre et François Marty (dir.), *op. cit.*, p. 96-99.

consommation soit à l'origine de tracasseries inutiles », affirmaient avec justesse le psychiatre Rodolphe Ingold et le sociologue Mohamed Toussirt dans *Le Cannabis en France*, publié en 1998[323]. « La drogue, c'est de la merde » a pour sa part déclaré l'actuel ministre de l'Intérieur, Gérald Darmanin, dans une interview récente. Gageons qu'avec de tels arguments, « l'impossible débat[324] » sur le statut légal des addictions et de la modification de conscience n'est pas près de s'ouvrir dans notre pays.

---

323 Rodolphe Ingold et Mohamed Toussirt, *Le cannabis en France*, Paris, Economica, 1998, p. 113.

324 Jean-Michel Costes, « De la guerre à la drogue à la prévention des addictions : à quand l'ouverture de l'impossible débat ? », *Psychotropes*, vol. 19, 2013/1, p. 9-26.

Films du corpus

1969
Les Chemins de Katmandou (André Cayatte)
More (Barbet Schroeder)

1970
Les Stances à Sophie (Moshe Mizrahi)
La Route de Salina (Georges Lautner)
Le Gendarme en balade (Jean Girault)
Cannabis (Pierre Koralnik)

1972
Quelques messieurs trop tranquilles (Georges Lautner)
La Brigade en folie (Philippe Clair)
Le Charme discret de la bourgeoisie (Luis Buñuel)

1973
France Société Anonyme (Alain Corneau)
Le Magnifique (Philippe de Broca)
Toute une vie (Claude Lelouch)

1974
Les Suspects (Michel Wyn)
Les Bidasses s'en vont en guerre (Claude Zidi)

1975
Le Plein de Super (Alain Cavalier)
Chobizenesse (Jean Yanne)

1976
Comme un boomerang (José Giovanni)
Je te tiens, tu me tiens par la barbichette (Jean Yanne)

1977
La Neige de Noël (Michel Wyn) **TV**

1978
Passe ton bac d'abord (Maurice Pialat)

1979
Duos sur canapé (Marc Camoletti)
Tapage nocturne (Catherine Breillat)
Alors...heureux ? (Claude Barrois)

1981
Les Babas cool (François Leterrier)
Les Hommes préfèrent les grosses (Jean-Marie Poiré)
Le Grand frère (Francis Girod)
L'Ange noir (Bernard Roland) **TV**

1982
Ca va pas être triste (Pierre Sisser)
Mon curé chez les nudistes (Robert Thomas)

1983
La Femme de mon pote (Bertrand Blier)
Tchao Pantin (Claude Berri)

1984
Marche à l'ombre (Michel Blanc)
Le Thé au harem d'Archimède (Mehdi Charef)

1985
Sans toit ni loi (Agnès Varda)
Subway (Luc Besson)

1986
La Vie dissolue de Gérard Floque (Georges Lautner)
Le Beauf (Yves Amoureux)

1987
Si tu vas à Rio...tu meurs (Philippe Clair)
La Baleine blanche, 2ème partie (Jean Kerchbron) **TV**

1988
Mes meilleurs copains (Jean-Marie Poiré)
La Chambre d'ami (Caroline Huppert) **TV**

1989
Milou en mai (Louis Malle)
Un monde sans pitié (Éric Rochant)

1991
Chien et chat (Philippe Galland) **TV**

1992
Homard (Philippe Condroyer) **TV**

1993
Le Péril jeune (Cédric Klapisch)
L'Eau froide (Olivier Assayas)
Momo (Jean-Louis Bertuccelli) **TV**

1994
Gazon maudit (Josiane Balasko)
La Haine (Mathieu Kassovitz)
Élisa (Jean Becker)
Va mourire (Nicolas Boukhrief)
Les Cent et une nuits de Simon Cinéma (Agnès Varda)

1995
Raï (Thomas Gilou)
Adultère (mode d'emploi) (Christine Pascal)
Pédale douce (Gabriel Aghion)
Les Apprentis (Pierre Salvadori)

1996
Dobermann (Jan Kounen)
Ma 6-T va crack-er (Jean-François Richet)
À toute vitesse (Gaël Morel)
En danger de vie (Bruno Gantillon) **TV**
Le Bébé d'Elsa (Michel Perrota) **TV**

1997
Grève party (Fabien Ontoniente)
Taxi (Gérard Pirès)
Zonzon (Laurent Bouhnik)
Le Cinquième élément (Luc Besson)
Déjà mort (Olivier Dahan)

1998
Belle maman (Gabriel Aghion)
Les Parasites (Philippe de Chauveron)
La Vie rêvée des anges (Éric Zonca)
Le plaisir (et ses petits tracas) (Nicolas Boukhrief)
Le ciel, les oiseaux…et ta mère (Djamel Bensalah)
Serial lover (James Huth)
Trafic d'influence (Dominique Farrugia)
Le Derrière (Valérie Lemercier)

1999
Peut-être (Cédric Klapisch)
Un pur moment de rock'n roll (Manuel Boursinhac)
Le Goût des autres (Agnès Jaoui)
Les Rivières pourpres (Mathieu Kassovitz)
Pas de scandale (Benoît Jacquot)
La Fidélité (Andrzej Zulawski)
Une affaire de goût (Bernard Rapp)
Baise-moi (Virginie Despentes et Coralie Trinh Thi)

2000
Le Placard (Francis Veber)
Loin (André Téchiné)
Total Western (Éric Rochant)
Tanguy (Étienne Chatiliez)
L'Art (délicat) de la séduction (Richard Berry)
La Squale (Fabrice Généstal)
Exit (Olivier Megaton)

2001
Féroce (Gilles de Maistre)
Les Jolies choses (Gilles Paquet-Brenner)
Sauvage innocence (Philippe Garrel)

Sexy boys (Stéphane Kazandjian)
Nid de guêpes (Florent-Emilio Siri)
Ah ! Si j'étais riche (Michel Munz et Gérard Bitton)
L'Auberge espagnole (Cédric Klapisch)
Le Boulet (Alain Berbérian)
Absolument fabuleux (Gabriel Aghion)
Wesh wesh, qu'est-ce qui se passe ? (Rabah Ameur-Zaïmeche)
L'Homme qui ne savait pas être un ami (Benoît Graffin) **TV**
Autrement (Christophe Otzenberger) **TV**

2002
Swimming pool (François Ozon)
La Beuze (François Desagnat et Thomas Sorriaux)
Janis et John (Samuel Benchetrit)
Taxi 3 (Gérard Krawczyk)
Snowboarder (Olias Barco)
Le Cœur des hommes (Marc Esposito)
Filles uniques (Pierre Jolivet)

Bibliographie indicative

Histoire politique, sociale et culturelle de la France depuis les années 1960

Bantigny Ludivine, *La France à l'heure du monde. De 1981 à nos jours*, Paris, Seuil, 2013, 528 p.

Becker Jean-Jacques, *Histoire politique de la France depuis 1945*, Paris, Armand Colin, 2015, 288 p.

Bernard Mathias, *La France de mai 1958 à mai 1981. La grande mutation*, Paris, La librairie générale française, 2003, 248 p.

Goetschel Pascale et Loyer Emmanuelle, *Histoire culturelle de la France, de la Belle Epoque à nos jours*, Paris, Armand Colin, 2018, 285 p.

Ory Pascal, *L'Entre-deux-mai. Histoire culturelle de la France, Mai 1968-Mai 1981*, Paris, Seuil, 1983, 282 p.

Ory Pascal (dir.), *La Censure en France à l'ère démocratique (1848-...)*, Bruxelles, Complexe, 1997, 358 p.

Pawin Rémy, *Histoire du bonheur en France depuis 1945*, Paris, Robert Laffont, 2013, 380 p.

Pléssis Céline, Topçu Sezin, Bonneuil Christophe (dir.), *Une autre histoire des "Trente Glorieuses". Modernisation, contestations et pollutions dans la France d'après-guerre*, Paris, La Découverte, 2013, 309 p.

Provenzano François et Sindaco Sarah (dir.), *La Fabrique du Français moyen. Productions culturelles et imaginaire social dans la France gaullienne (1958-1981)*, Bruxelles, Le Cri/CIEL-ULB-ULg, 2009, 280 p.

Rioux Jean-Pierre et Sirinelli Jean-François (dir.), *La Culture de masse en France de la Belle époque à aujourd'hui*, Paris, Fayard, 2002, 462 p.

Sirinelli Jean-François, *Les Vingt Décisives. Le passé proche de notre avenir (1965-1985)*, Paris, Fayard, 2007, 324 p.

Histoire du cinéma et de la télévision

Barnier Martin et Jullier Laurent, *Une brève histoire du cinéma (1895-2015)*, Paris, Fayard, 2017, 456 p.

Bourdon Jérôme, *Haute fidélité. Pouvoir et télévision (1935-1994)*, Paris, Seuil, 1994, 378 p.

Bourdon Jérôme, *Histoire de la télévision sous de Gaulle*, Paris, Presses des Mines, 2014, 352 p.

Cohen Évelyne et Lévy Marie-Françoise (dir.), *La Télévision des Trente Glorieuses*, Paris, CNRS Éditions, 2007, 318 p.

Darré Yann, *Histoire sociale du cinéma français*, Paris, La Découverte, 2000, 120 p.

Garreau Laurent, *Archives secrètes du cinéma français (1945-1975)*, Paris, Presses Universitaires de France, 2009, 343 p.

Hervé Frédéric, *Censure et cinéma dans la France des Trente Glorieuses*, Paris, Nouveau Monde éditions, 2015, 544 p.

Jeanneney Jean-Noël (dir.), *L'Écho du siècle. Dictionnaire historique de la radio et de la télévision en France*, Paris, Hachette Littératures et Arte-Éditions, 1999, 815 p.

King Geoff, *New Hollywood Cinema: An Introduction*, London, I.B. Tauris, 2002, 296 p.

Montagne Alain, *Histoire juridique des interdits cinématographiques en France (1909-2001)*, Paris, L'Harmattan, 2007, 258 p.

Montebello Fabrice, *Le Cinéma en France depuis les années 1930*, Paris, Armand Colin, 2005, 224 p.

Papin Bernard, *L'Invention du carré blanc. Images convenables, images inconvenantes sur le petit écran des années 1960*, Paris, L'Harmattan, 2006, 100 p.

Prédal René, *Le Cinéma français des années 1990. Une génération de transition*, Paris, Armand Colin, 2008, 192 p.

Quart Leonard and Auster Albert, *American Film and Society since 1945*, Santa Barbara, ABC-Clio, 2011, 305 p.

Sauvage Monique et Veyrat-Masson Isabelle, *Histoire de la télévision française : de 1935 à nos jours*, Paris, Nouveau Monde éditions, 2012, 401 p.

Schaefer Eric, *"Bold! Daring! Shocking! True!" A History of Exploitation Films, 1919-1959*, London, Duke University Press, 1999, 474 p.

Histoire du cannabis et des autres drogues

Abel Ernest L., *Marihuana: the First Twelve Thousand Years*, New York, Springer, 1980, 289 p.

Arveiller Jacques, « Le cannabis en France au XIXe siècle : une histoire médicale », *L'Évolution psychiatrique*, n° 78, 2013/3, p. 451-484.

Bachmann Christian et Coppel Anne, *La Drogue dans le monde, hier et aujourd'hui*, Paris, Albin Michel, 1991, 666 p.

Bachmann Christian et Coppel Anne, *Le Dragon domestique. Deux siècles de relations étranges entre l'Occident et la drogue*, Paris, Albin Michel, 1989, 564 p.

Booth Martin, *Cannabis: a History*, London, MacMillan Publishers, 2003, 448 p.

Boyd Susan C., *Hooked: Drug War Films in Britain, Canada and the United States*, Toronto, University of Toronto Press, 2009, 250 p.

Courtwright David, *Forces of habit: Drugs and the Making of the Modern World*, Cambridge, Harvard University Press, 2001, 264 p.

Davenport-Hines Richard, *The Pursuit of Oblivion. A Social History of Narcotics*, New York, Norton, 2002, 576 p.

De Taillac Pierre, *Les Paradis artificiels. L'imaginaire des drogues de l'opium à l'ecstasy*, Paris, Hugo & Cie, 2007, 159 p.

Escohotado Antonio, *Historia general de la drogas*, Madrid, Espasa Calpe, 2008, 1542 p.

Fabre André-Julien, *Haschich, chanvre et cannabis : l'éternel retour*, Paris, L'Harmattan, 2011, 126 p.

Lee Martin A., *Smoke Signals. A Social History of Marijuana – Medical, Recreational and Scientific*, New York, Scribner, 2012, 528 p.

Lefebvre Thierry, « Dépénalisation du cannabis. La presse alternative s'engage (1970-1976) », *Alcoologie & addictologie,* vol. 28, 2006/2, p. 119-125.

Manning Paul, *Drugs and Popular Culture in the Age of New Media*, London, Routledge, 2013, 236 p.

Marchant Alexandre, *L'Impossible prohibition. Drogues et toxicomanie en France (1945-2017)*, Paris, Perrin, 2018, 563 p.

Mauger Gérard, « L'apparition et la diffusion des drogues en France (1970-1980). Éléments pour une analyse sociologique », *Contradictions*, n° 40-41, 1984, p. 131-148.

Milner Max, « Haschisch et littérature », *Alcoologie & addictologie,* vol. 28, 2006/2, p. 99-105.

Milner Max, *L'Imaginaire des drogues, de Thomas de Quincey à Henri Michaux*, Paris, Gallimard, 2000, 457 p.

Nahoum-Grappe Véronique, *La Culture de l'ivresse. Essai de phénoménologie historique*, Paris, Quai Voltaire, 1991, 216 p.

Pitsos Nicolas, *Les Sirènes de la Belle Époque. Histoire des passions toxicomanes en France au début du XXe siècle*, Paris, Le Manuscrit, 2012, 140 p.

Pointeau-Lagadec Erwan, « L'action publique française en matière d'usage de cannabis : les fondements historiques d'un échec », *Hypothèses*, n° 19, 2016/1, p. 121-132.

Pointeau-Lagadec Erwan, « Les premières représentations cinématographiques du cannabis en France au tournant des années 1970 », *Alcoologie & addictologie*, vol. 36, 2014/4, p. 329-334.

Pointeau-Lagadec Erwan, *Le Club des hachichins : du mythe à la réalité*, Paris, Le Manuscrit, 2020, 112 p.

Retaillaud-Bajac Emmanuelle, « Du haschichin au drogué : constances et mutations de la sociologie des usagers de stupéfiants (1916-1939) », *Le Mouvement Social*, n° 197, 2001/4, p. 83-104.

Retaillaud-Bajac Emmanuelle, *Les Paradis perdus : drogues et usagers de drogues dans la France de l'entre-deux-guerres*, Rennes, Presses Universitaires de Rennes, 2009, 467 p.

Starks Michael, *Cocaine Fiends and Reefer Madness. History of Drugs in the Movies (1894-1978)*, Berkeley, Ronin Publishing, 2015, 380 p.

Tsikounas Myriam et Yvorel Jean-Jacques (dir.), « Art sous dépendance : Toxicomanies et création », *Sociétés & Représentations*, n° 1, 1995/1, 269 p.

Yvorel Jean-Jacques, « Pour une histoire du cannabis », *Alcoologie & addictologie*, vol. 28, 2006/2, p. 107-112.

Yvorel Jean-Jacques, *Les Poisons de l'esprit. Drogues et drogués au XIXe siècle*, Paris, Quai Voltaire, 1992, 320 p.

Structures éditoriales du groupe L'Harmattan

L'Harmattan Italie
Via degli Artisti, 15
10124 Torino
harmattan.italia@gmail.com

L'Harmattan Hongrie
Kossuth l. u. 14-16.
1053 Budapest
harmattan@harmattan.hu

L'Harmattan Sénégal
10 VDN en face Mermoz
BP 45034 Dakar-Fann
senharmattan@gmail.com

L'Harmattan Cameroun
TSINGA/FECAFOOT
BP 11486 Yaoundé
inkoukam@gmail.com

L'Harmattan Burkina Faso
Achille Somé – tengnule@hotmail.fr

L'Harmattan Guinée
Almamya, rue KA 028 OKB Agency
BP 3470 Conakry
harmattanguinee@yahoo.fr

L'Harmattan RDC
185, avenue Nyangwe
Commune de Lingwala – Kinshasa
matangilamusadila@yahoo.fr

L'Harmattan Congo
67, boulevard Denis-Sassou-N'Guesso
BP 2874 Brazzaville
harmattan.congo@yahoo.fr

L'Harmattan Mali
ACI 2000 - Immeuble Mgr Jean Marie Cisse
Bureau 10
BP 145 Bamako-Mali
mali@harmattan.fr

L'Harmattan Togo
Djidjole – Lomé
Maison Amela
face EPP BATOME
ddamela@aol.com

L'Harmattan Côte d'Ivoire
Résidence Karl – Cité des Arts
Abidjan-Cocody
03 BP 1588 Abidjan
espace_harmattan.ci@hotmail.fr

Nos librairies en France

Librairie internationale
16, rue des Écoles
75005 Paris
librairie.internationale@harmattan.fr
01 40 46 79 11
www.librairieharmattan.com

Librairie des savoirs
21, rue des Écoles
75005 Paris
librairie.sh@harmattan.fr
01 46 34 13 71
www.librairieharmattansh.com

Librairie Le Lucernaire
53, rue Notre-Dame-des-Champs
75006 Paris
librairie@lucernaire.fr
01 42 22 67 13

www.ingramcontent.com/pod-product-compliance
Lightning Source LLC
LaVergne TN
LVHW011247061026
849535LV00005B/1175